言語聴覚士のための

# 摂食嚥下リハビリテーションQ&A

臨床がわかる
50
の
ヒント

福岡 達之 編著

協同医書出版社

装幀…どいちはる

# 序　文

摂食嚥下障害のアプローチは，患者とその家族を中心に医師，歯科医師，看護師，言語聴覚士など多くの専門職種が関わるチーム医療であるが，とりわけ言語聴覚士に期待される役割は大きい．これは摂食嚥下リハビリテーションに携わるすべての言語聴覚士に共通の認識であると思われる．臨床場面では，摂食嚥下障害の症状の把握，スクリーニング検査の実施，嚥下機能の詳細な評価および訓練，家族指導，環境調整など，これらすべてに言語聴覚士が関わっている．

摂食嚥下障害を持つ患者は，医療機関だけでなく，介護施設や在宅（地域）にも存在し，今やさまざまな場面でその対応が求められる時代である．さらに，摂食嚥下リハビリテーションの対象も多様化しつつあり，脳卒中や神経筋疾患に限らず，認知症，サルコペニア，他疾患に合併する嚥下障害など，複雑な病態やニーズにも対応しなければならない．

このような状況から，摂食嚥下リハビリテーションを実践する言語聴覚士には，多くの知識と経験に基づく臨床的なセンスを身につける必要があると思われる．摂食嚥下障害に関する教科書や文献は，今や豊富に存在するため，基礎的な知識を習得することはそれほど難しくはない．次に臨床での実践と経験によりレベルアップを図っていくことになるが，これはそう簡単にはいかない．得られた知識を活用する際には，「自分の行っている評価や訓練はこれで正しいのか？」「こんな場面，こんな症例に対して，どうすればよいのか？」「治療方針は間違っていないか？」など，日々の臨床で多くの疑問が生じるはずである．同じ職場に臨床のエキスパートがいる場合はよいが，周囲にそのような指導者がいないことも多い．そこで，摂食嚥下リハビリテーションに携わる言語聴覚士のための臨床の手引書となるようなテキストが必要と考え，協同医書出版社の協力を得て本書を企画することにした．

本書の特徴は，摂食嚥下リハビリテーションの流れを意識し，臨床のヒントとなる50のQuestionを取り上げていることである．各項目は，その領域に関して臨床経験の豊富な言語聴覚士が担当し，基礎的な知識や理論的根拠を盛り込みつつ，臨床的なセンスを身につけるためのエッセンスを執筆していただいた．執筆者はすべて臨床家の言語聴覚士であることも特徴といえる．構成の概要として，第1章と第2章では言語聴覚士が行う嚥下評価と訓練について詳述し，第3章では臨床現場で経験することの多い疾患別の対応について紹介している．本書は，臨床場面で学習ができるテキストを目指しているため，他書にあるような摂食嚥下障害に関する解剖学や生理学などの基本的知識はできる限り省略するようにした．読者対象は，臨床経験の少ない言語聴覚士やこれから摂食嚥下リハビリテーションを学ぶ養成校の学生を想定しているが，すでに臨床を実践している経験者や摂食嚥下障害に関わる他職種にとっても大いに役立つ内容であると信じている．読者の知識の整理および臨床への応用に活用していただければ幸いである．

これまでの私の臨床と研究に関して，多大なるご指導を賜った兵庫医科大学リハビリテーション医学教室の道免和久主任教授に深謝する．また，多忙な臨床の中での執筆にご協力いただいた言語聴覚士の方々ならびに編集にご尽力いただいた協同医書出版社の関川宏氏に感謝申し上げる．

本書が，摂食嚥下リハビリテーションに携わる言語聴覚士の臨床に役立ち，摂食嚥下障害患者のQOL向上に少しでも貢献できれば，これ以上の喜びはない．

2016年5月

福岡 達之

編著者

福岡 達之（ふくおか・たつゆき）兵庫医科大学病院 リハビリテーション部
（現・広島国際大学 総合リハビリテーション学部 リハビリテーション学科 言語聴覚療法学専攻）

執筆者（五十音順）

今井 教仁（いまい・たかひさ）市立芦屋病院 リハビリテーション科

大黒 大輔（おおぐろ・だいすけ）地方独立行政法人大阪府立病院機構 大阪はびきの医療センター リハビリテーション科

齋藤 翔太（さいとう・しょうた）兵庫医科大学病院 リハビリテーション部
（現・医療法人おかむらクリニック）

杉下 周平（すぎした・しゅうへい）高砂市民病院 リハビリテーション室

南都 智紀（なんと・ともき）兵庫医科大学病院 リハビリテーション部
（現・京都先端科学大学 健康医療学部 言語聴覚学科）

萩野 未沙（はぎの・みさ）独立行政法人地域医療機能推進機構 中京病院 リハビリテーションセンター

宮田 恵里（みやた・えり）関西医科大学附属病院 耳鼻咽喉科・頭頸部外科

渡邊 光子（わたなべ・みつこ）医療法人社団朋和会 西広島リハビリテーション病院 リハビリテーション部

# 目 次

## 〈直接訓練〉

## 第3章 病態に応じた評価・訓練・対処法 ……………… 133

# 第1章

# 言語聴覚士が行う嚥下評価

# 1 意識レベルと呼吸状態はどのようにみる?

**要旨** 意識と呼吸は，嚥下機能と密接に関連している．意識障害や呼吸不全を伴う患者の摂食嚥下リハビリテーションにおいては，その状態をよく観察し，評価や訓練の際に細心の注意を払う必要がある．本項では，意識レベルと呼吸状態について，臨床場面で観察すべきポイントを述べる．

## I 意識レベル，呼吸機能と嚥下機能の関係

意識が清明で呼吸機能が安定していることは，摂食嚥下リハビリテーションを進める際の前提条件となる．意識障害がある患者では，食物を認識することができない（先行期），咀嚼・食塊形成の嚥下運動が緩慢になる（準備期，口腔期），嚥下反射が遅延する（咽頭期）など，嚥下機能全般に影響を受ける．また，嚥下機能を正確に評価することや，訓練の協力が得られにくいことからも経口摂取獲得が遅れる傾向にある[1]．

嚥下は呼吸とも密接に関連している．通常，咽頭期は呼気相で誘発され，声門閉鎖による嚥下性無呼吸の後は呼気から再開される．これは，嚥下の際，気道に侵入しかけた食塊を呼気により排出するための防御機構と考えられている．慢性閉塞性肺疾患（COPD）など呼吸不全のある患者では，息止めによる嚥下性無呼吸が負担となり，呼吸数の増加や呼吸苦，嚥下後の吸気再開などが生じ，嚥下と呼吸の協調性が障害される可能性がある．

嚥下機能の評価および訓練を実施する前には，患者の意識レベル，呼吸機能を必ず観察し，状態に応じた対応を行うことが重要である．

## II 意識障害と意識レベルの評価

### 1. 意識障害の原因[2]

意識障害の原因は，脳血管障害や頭部外傷など，頭蓋内病変による一次性障害と，循環障害，電解質異常，血糖異常など，全身性疾患に伴う二次性障害に分けられる．意識障害は，傾眠，昏睡など覚醒度の低下や見当識障害，会話が成立しないなどの認知機能が低下した状態である．意識障害を起こす病態は様々であるが，原因を考える際には，カーペンターの分類（AIUEOTIPS：アイウエオチップス）（表1）が参考になる．

表1 ● 意識障害の原因 カーペンターの分類（AIUEOTIPS；アイウエオチップス）

| | | |
|---|---|---|
| A | Alcohol（アルコール） | 急性アルコール中毒 |
| I | Insulin（インスリン） | 低/高血糖 |
| U | Uremia（尿毒症） | 尿毒性急性腎不全 |
| E | Encephalopathy（脳症） | 高血圧性脳症，肝性脳症 |
| O | Oxygen（低酸素）<br>Overdose（薬物中毒） | 低酸素血症，一酸化炭素中毒<br>薬物過剰摂取 |
| T | Trauma（外傷）<br>Temperature（体温異常） | 脳挫傷<br>低/高体温 |
| I | Infection（感染症） | 脳炎，敗血症，呼吸器感染症 |
| P | Psychogenic（精神疾患） | 精神疾患 |
| S | Seizure（痙攣）<br>Shock（ショック）<br>Stroke（脳血管障害） | てんかん<br>ショック症状<br>脳梗塞，脳出血，クモ膜下出血 |

表3 ● Glasgow Coma Scale（GCS）

| | | |
|---|---|---|
| 開眼：E（eye opening） | 4 | 自発的に開眼 |
| | 3 | 呼びかけにより開眼 |
| | 2 | 痛み刺激により開眼 |
| | 1 | なし |
| 最良言語反応：V（best verbal response） | 5 | 見当識あり |
| | 4 | 混乱した会話 |
| | 3 | 不適当な発語 |
| | 2 | 理解不明の音声 |
| | 1 | なし |
| 最良運動反応：M（best motor response） | 6 | 命令に応じて可 |
| | 5 | 疼痛部へ |
| | 4 | 逃避反応として |
| | 3 | 異常な屈曲運動 |
| | 2 | 伸展反応（除脳姿勢） |
| | 1 | なし |

正常ではE，V，Mの合計が15点，深昏睡では3点となる
気管挿管，気管切開中のVは「T」と表記
記載例）E3 V4 M5 合計12点

表2 ● Japan Coma Scale（JCS）

| | | |
|---|---|---|
| Ⅰ．刺激しないでも覚醒している状態（1桁） | 1 | 意識清明とは言えない |
| | 2 | 見当識障害がある |
| | 3 | 自分の名前，生年月日が言えない |
| Ⅱ．刺激すると覚醒する状態（2桁） | 10 | 普通の呼びかけで容易に開眼する |
| | 20 | 大きな声または体を揺さぶることにより開眼する |
| | 30 | 痛み刺激を加えつつ呼びかけを繰り返すと辛うじて開眼する |
| Ⅲ．刺激をしても覚醒しない状態（3桁） | 100 | 痛み刺激に対し，払いのけるような動作をする |
| | 200 | 痛み刺激で少し手足を動かしたり顔をしかめる |
| | 300 | 痛み刺激に全く反応しない |

R：Restlessness（不穏），I：Incontinence（失禁），A：Akinetic mutism（無動性無言）
例）覚醒しているが名前，生年月日が言えず，不穏状態：I-3R

## 2. 意識レベルのスケール[2)]

意識レベルの評価は，Japan coma scale（JCS）（表2）やGlasgow coma scale（GCS）（表3）などのスケールを用いて行う．JCSは，緊急時など，迅速に患者の意識状態（主に覚醒状況）を表すときに使用される．GCSは開眼，発語，運動の各側面を評価し，患者の意識状態を合計点数で表している．特に急性期患者の対応が多い病院では，言語聴覚士も日頃から客観的スケールにより患者の意識状態を評価できることが大切である．

## 3. 患者の第一印象

患者に対面したとき，見た目の第一印象も重要な所見である．意識の状態，顔色や皮膚の色，表情，呼吸の仕方，姿勢などが観察のポイントになる．また，声かけによる患者の反応や注意機

能，言語表出の内容が適切かどうかについても観察する．「何か様子がおかしい」「いつもと反応がちがう」といった所見があれば，意識レベルの評価や血圧，脈拍，呼吸，体温などのバイタルサインを測定する．

## Ⅲ 呼吸状態の評価

### 1. 呼吸数[3)]

呼吸数はバイタルサインの一つであるが，血圧，脈拍，体温と違い，意識的に調節することができる．したがって，「今から呼吸の回数を数えます」のように説明すると，患者が緊張し，意識的に呼吸数を変化させる可能性がある．呼吸数を観察するときは，患者に呼吸を意識させずに，リラックスした状態で測定することがポイントである．脈拍を計るように患者の手首に指を置き，その状態で呼吸を観察すると，患者の意識を逸らすことができる．呼吸数は14～20回／分が正常範囲であり，24回／分以上は頻呼吸，30回／分以上の場合は緊急性が高い疾患の可能性がある．

### 2. 呼吸パターン（リズム，深さ）[3)]

正常な呼吸では，吸気：呼気は1：1.5～2程度で，呼気の後には休止時間がある．呼吸パターンは，頸部筋（呼吸補助筋），胸郭，腹部の動きを観察する．呼吸のリズムと深さ，胸郭運動の左右差を視診と触診により評価する．異常呼吸とは，呼吸数と換気量およびリズム，胸郭の左右差，呼吸パターンが不規則となるもので，呼吸器の異常の他，発熱，心不全，代謝異常，中枢神経系の異常などが関連している．

### 3. 経皮的酸素飽和度

パルスオキシメーターを用いて経皮的酸素飽和度（$SpO_2$）を測定する．$SpO_2$の正常値は95％以上（$PaO_2$：80～120mmHg相当）であり，95％以下では呼吸不全が疑われる．$SpO_2$の測定は安静時だけでなく，食事中や食後の呼吸状態のモニタリングとしても利用される．

### 4. 食事場面での観察

呼吸状態は安静時だけでなく，食事場面においても観察することが大切である．食事前の安静時呼吸を基準に，食事中や食後に呼吸の変化がないか，呼吸数や呼吸の乱れを観察し，$SpO_2$測定によるモニタリングを行う．呼吸不全のある患者では，食事前半は安定していても食事後半になると，呼吸疲労により呼吸数の増加や呼吸の乱れが生じて嚥下機能が低下することがある．

#### 文献


1）藤原葉子，長谷公隆，他：急性期病院における嚥下障害患者の意識レベルと経口摂取確立の成否との関係．日摂食嚥下リハ会誌 19：117-126，2015.

2）佐野成美：高齢者に起こりやすい急変とその対応 ①意識障害．Nursing Today 29：14-18，2014.

3）河野裕美，今　明秀：3．呼吸数・呼吸音．Emergency Care 27：23-28，2014.


（福岡　達之）

# 2 栄養状態はどうやって把握する?



**要旨** 栄養状態の把握は，質問票，体重，BMI，体重減少率などの身体計測，食事摂取量の調査，血液生化学検査（血清アルブミン，ヘモグロビン，リンパ球数など）などの複数の栄養指標を用いて行う．摂食嚥下障害患者が低栄養状態になると，免疫機能の低下による呼吸器感染，嚥下関連筋の筋力低下を招き，摂食嚥下障害の増悪につながりかねない．摂食嚥下障害のリハビリテーションを行うと同時に，栄養状態の把握と適切な栄養管理が必要不可欠である．

## I 嚥下障害と低栄養

低栄養状態は，免疫機能の低下による呼吸器感染や嚥下関連筋の筋力の低下を招き，摂食嚥下障害をさらに重度化させる可能性がある．また，回復期リハビリテーション病棟に入院する脳卒中患者の43.5％に栄養障害が存在するとの報告があり[1)]，栄養状態の把握は摂食嚥下障害のリハビリテーションを行う上で重要である．言語聴覚士は栄養状態を把握し，医療チームに適正な栄養管理が行えるよう働きかけながら，摂食嚥下障害のリハビリテーションを進めていくことが必要である．

## II 栄養状態の評価

### 1. 栄養状態の評価の流れ

栄養状態の評価は，①スクリーニングにより低栄養状態の可能性のある患者を見出し，次に②詳細な栄養状態の評価（アセスメント）を行い，低栄養患者の判断を行う，という流れで進められる[2)]．その後，低栄養状態の患者の栄養管理計画が立てられ，効果を検証しながら栄養状態の改善を目指していく（図1）．

### 2. 栄養状態のスクリーニング

低栄養状態の可能性がある患者を抽出するために行う．すべての患者に行うため，質問紙などの簡便な方法が望まれる．我が国で使用されている簡易質問票に，簡易栄養状態評価表（Mini Nutritional Assessment-Short Form；MNA®-SF）がある（図2）．

**① MNA®-SF**（図2）

6項目の質問項目で，最大14ポイントのスクリーニング値によって，「栄養状態良好：12～14ポ

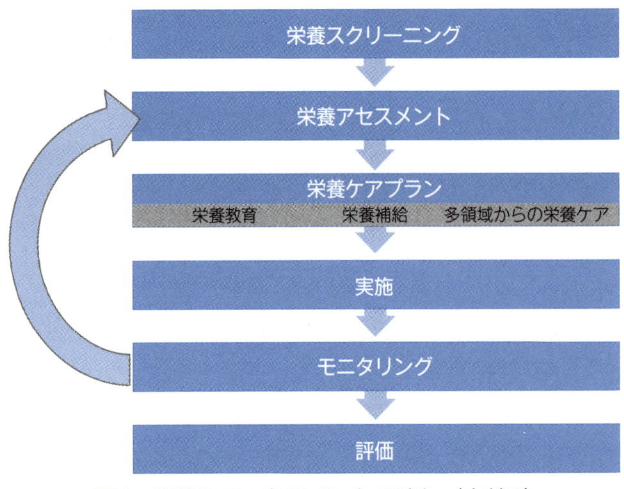


図1 ● 栄養ケアマネジメントの流れ（文献2）

イント」，「低栄養のおそれあり（at risk）：8～11ポイント」，「低栄養：0～7ポイント」の3群に分類される．評価にかかる時間は4分以内と短く，検査データを必要とせず，簡便に使用することができる．

急性期病院や回復期リハビリテーション病棟の入院患者にMNA®-SFを実施すると，質問項目の内容から，低栄養のおそれあり（at risk）または低栄養に大多数の患者が分類される．急性期病院や回復期リハビリテーション病棟の患者は，低栄養もしくは低栄養のリスクがあるということを前提として，詳細な栄養評価を行う必要があると考えられる．

## 3. 栄養状態の評価指標

栄養状態の評価は，一つの検査値のみで判断することは難しい．例えば，血清アルブミン値は，栄養状態を確認するための指標として広く用いられている．一般的にアルブミン値が3.5 g/dL以下になると低栄養を疑うが，炎症や肝・腎疾患の影響によりアルブミン値は低値となることがある．また，逆に炎症や発熱により脱水となった患者は，血液が濃縮し，血清アルブミン

簡易栄養状態評価表
Mini Nutritional Assessment-Short Form
MNA®

Nestlé
NutritionInstitute

氏名:
性別:　年齢:　体重:　kg　身長:　cm　調査日:

下の□欄に適切な数値を記入し、それらを加算してスクリーニング値を算出する。

**スクリーニング**

A 過去3ヶ月間で食欲不振、消化器系の問題、そしゃく・嚥下困難などで食事量が減少しましたか？
0＝著しい食事量の減少
1＝中等度の食事量の減少
2＝食事量の減少なし

B 過去3ヶ月間で体重の減少がありましたか？
0＝3 kg 以上の減少
1＝わからない
2＝1～3 kg の減少
3＝体重減少なし

C 自力で歩けますか？
0＝寝たきりまたは車椅子を常時使用
1＝ベッドや車椅子を離れられるが、歩いて外出はできない
2＝自由に歩いて外出できる

D 過去3ヶ月間で精神的ストレスや急性疾患を経験しましたか？
0＝はい　2＝いいえ

E 神経・精神的問題の有無
0＝強度認知症またはうつ状態
1＝中程度の認知症
2＝精神的問題なし

F1 BMI　体重(kg)÷[身長(m)]$^2$
0＝BMI が19 未満
1＝BMI が19 以上、21 未満
2＝BMI が21 以上、23 未満
3＝BMI が 23 以上

BMI が測定できない方は、F1 の代わりに F2 に回答してください。
BMI が測定できる方は、F1 のみに回答し、F2 には記入しないでください。

F2 ふくらはぎの周囲長(cm)：CC
0＝31cm未満
3＝31cm以上

スクリーニング値
(最大：14ポイント)

12-14 ポイント:　栄養状態良好
8-11 ポイント:　低栄養のおそれあり (At risk)
0-7 ポイント:　低栄養

Ref. Vellas B, Villars H, Abellan G, et al. *Overview of the MNA® - Its History and Challenges.* J Nutr Health Aging 2006;10:456-465.
Rubenstein LZ, Harker JO, Salva A, Guigoz Y, Vellas B. *Screening for Undernutrition in Geriatric Practice: Developing the Short-Form Mini Nutritional Assessment (MNA-SF).* J. Geront 2001;56A: M366-377.
Guigoz Y. *The Mini-Nutritional Assessment (MNA®) Review of the Literature - What does it tell us?* J Nutr Health Aging 2006; 10:466-487.
Kaiser MJ, Bauer JM, Ramsch C, et al. *Validation of the Mini Nutritional Assessment Short-Form (MNA®-SF): A practical tool for identification of nutritional status.* J Nutr Health Aging 2009; 13:782-788.
® Société des Produits Nestlé, S.A., Vevey, Switzerland, Trademark Owners
© Nestlé, 1994, Revision 2009. N67200 12/99 10M
さらに詳しい情報をお知りになりたい方は、www.mna-elderly.com にアクセスしてください。

図2 ● 簡易栄養状態評価表（MNA®-SF）
http://www.mna-elderly.com/mna_forms.htmlより転載

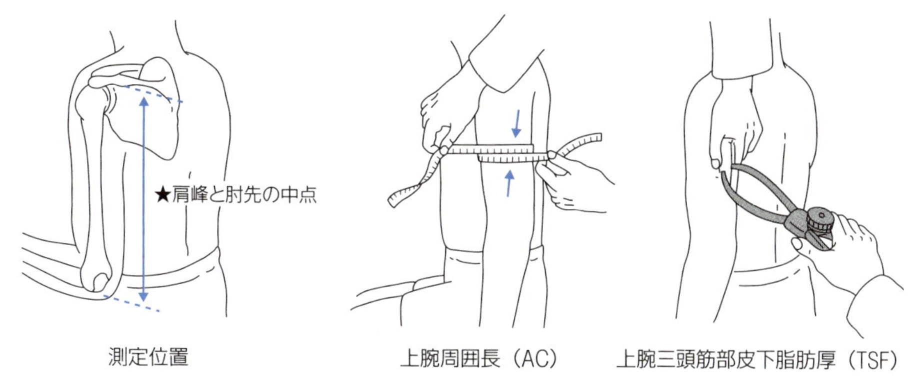


図3● 上腕周囲長（AC），上腕三頭筋部皮下脂肪厚（TSF）の測定方法

値がみかけ上，上昇することもある．栄養状態は個別の血液データのみで判断せず，身体計測や食事摂取状況などの観察も合わせて行うことが大切である．

以下に，主な栄養状態の評価の指標を挙げる．

**①身体計測**

**身長・体重・体重変化率**：身長と体重を定期的に計測する．体重の変化率が大きい場合は栄養状態が低下しており，特に，1カ月間で5%，3カ月間で7.5%，6カ月間で10%以上の場合は有意な体重変化と判断され，低栄養のリスクとなる[3]．体重変化率の求め方は，以下の通りである．

体重変化率（%）＝（通常時体重（kg）－現体重（kg））／通常時体重（kg）×100

**BMI**（body mass index）：BMIは次の式で求めることができ，特にBMI 18.5未満においては低栄養の注意が必要である．

BMI＝体重（kg）／身長$^2$（m）

BMI＜18.5　痩せ

18.5≦BMI＜25　正常

25≦BMI　肥満

**上腕三頭筋部皮下脂肪厚**（triceps skinfolds；TSF），**上腕周囲長**（arm circumference；AC）（図3）：TSFは体脂肪量を反映している．ACは体脂肪量と筋肉量の指標となる．TSFとACを用いて，上腕筋囲（AMC；midupper arm muscle circumference）を求めることができる．TSF，AC，AMCは「日本人の新身体計測基準値JARD2001」と比較した割合（%）で評価する[4]．AMCの計算式は，以下の通りである．

AMC（cm）＝AC（cm）－3.14×TSF（cm）

**観察**：身体計測は重要であるが，患者を前にして観察すべき点は次のようなものが挙げられる．皮膚の状態（乾燥していないか，皮膚が粉を噴いたように剥がれていないか，褥瘡の有無），体型の観察（皮下脂肪があるか，筋肉があるか），浮腫，口腔内の観察（口腔乾燥がないか，口内炎や口唇炎がないか）などからも栄養状態の低下を推測する．

**②血液生化学的検査**（表1，表2）

**血清アルブミン値**（albumin；Alb）：血清のたんぱくの60%を占め，栄養状態を評価する指標として用いられる．半減期が17〜23日であるため，長期的な栄養状態を評価することができる．

表1●栄養状態の評価指標（文献5を改変）

| | | アルブミン | トランスフェリン | トランスサイレチン |
|---|---|---|---|---|
| 半減期 | | 17～23日 | 8～10日 | 2～3日 |
| 基準値 | | 3.5～5.0g/dL | 200～400mg/dL | 16～40mg/dL |
| 栄養障害 | 軽度 | 3.0～3.5g/dL | 150～200mg/dL | 10～15mg/dL |
| | 中等度 | 2.0～3.0g/dL | 100～150mg/dL | 5～10mg/dL |
| | 重度 | 2.0g/dL以下 | 100mg/dL以下 | 5mg/dL以下 |

RTP（rapid turnover protein）：Albより半減期が短いたんぱく（RTP）を指標とすると，直近の栄養状態を知ることができる．RTPにはトランスサイレチン（transthyretin；TTR，プレアルブミンとも呼ばれる），トランスフェリン（transferrin；Tf），レチノール結合たんぱく質（retinal-binding protein；RBP）がある．

表2●栄養状態の評価指標（文献4）

| | |
|---|---|
| ヘモグロビン（Hb） | 男性：14～18g/dL<br>女性：12～16g/dL |
| 尿素窒素（BUN） | 8～20mg/dL |
| クレアチニン | 男性：0.7～1.1mg/dL<br>女性：0.5～0.8mg/dL |

ヘモグロビン（hemoglobin；Hb）：栄養状態が低下すると，ヘモグロビン値も低下する．

血清尿素窒素（blood urea nitrogen；BUN），クレアチニン（creatinine；Cre）：BUNはたんぱく質の摂取が少ないと低値を示す．またCreは筋肉量が低下している際に低値となる．

### ③身体構成成分の測定

機器を使用し，筋肉組織，脂肪組織などを測定する方法である．①生体電気インピーダンス法，②CT，MRI，③二重エネルギーX線吸収測定法（dual energy X-Ray absorptiometry；DXA法）などがある．

生体電気インピーダンス法などを用いて身体構成成分を評価することができる．今後，栄養管理のモニタリングやリハビリテーションの評価として用いられることが期待される．

### 文献


1）西岡心大，高山仁子，他：本邦回復期リハビリテーション病棟入棟患者における栄養障害の実態と高齢脳卒中患者における転帰，ADL帰結との関連．静脈経腸栄養 30：1145-1151，2015．
2）日本摂食嚥下リハビリテーション学会編集：第5分野摂食・嚥下障害患者の栄養．医歯薬出版，2011，p13．
3）日本静脈経腸栄養学会：静脈経腸栄養ハンドブック．南江堂，2011．p113．
4）足立香代子，小山広人：NSTで使える栄養アセスメント＆ケア．学研，2007．p11-12，24-27．
5）武田英二：臨床病態栄養学，第3版．文光堂，2013．p88．


（渡邉 光子）

# 3 見逃してはいけない嚥下障害の症状は?

**要旨** 嚥下障害が疑われる患者では，その兆候を見逃さないことが重要である．そのためには，むせ，痰の増加といった嚥下障害の典型的な症状だけでなく，間接的に嚥下障害が疑われる所見まで幅広い視点を持つことが必要である．嚥下器官の所見としては，口腔機能は舌や軟口蓋，歯牙の状態，そして咀嚼が効率良く行われているか確認する．咽頭機能としては湿性嗄声の有無や痰の吸引状況から，誤嚥のリスクを推測する．このほかにも体重の変化は嚥下障害患者の多くにみられる症状であり，必ず確認が必要である．既往歴や薬剤の服薬状況なども嚥下障害の可能性を示す所見となるため，見逃してはいけない．

嚥下障害は，ADLを低下させ，食べる楽しみを脅かし，やがて生命予後に直結する問題へと転帰する．そのため，病初期から嚥下機能を評価し，早期に介入を行うことが望ましい．しかし，高齢者はむせなどの嚥下障害のサインに気づきにくいことや，気づいていても年齢によるものと問題視されないために肺炎にまで症状が進行してしまうことも多い．言語聴覚士は，各種スクリーニング検査だけでなく，患者の症状から嚥下障害の有無やその程度を推測できる知識を養っておく必要がある．そのためにも，むせや痰の増加といった直接的に嚥下障害が疑われる症状だけでなく，既往歴や栄養状態など間接的に嚥下障害を疑う所見まで幅広い視点で嚥下障害をとらえることが必要である．本項では，嚥下障害の見逃してはいけない症状について，嚥下機能の所見から，間接的に嚥下障害を疑うべき既往歴，栄養状態，そして嚥下機能に影響する薬剤まで紹介する．

## I 嚥下障害が疑われる症状 (表1)

### 1. 嚥下器官の症状

口腔機能としては，口腔内が汚染されていないか，歯牙の欠損状況（咬合歯の有無）などは基本的な情報として確認しておく必要がある．また，高齢者では義歯が適合していないことも多く，必ず触診にて適合を確認すべきである．舌は形状（萎縮や肥大）や運動障害の有無を確認する．軟口蓋は鼻咽腔閉鎖機能について視診や聴覚的印象だけでなく，患者に鼻腔から食物の逆流がないか問診にて確認する必要がある．口腔機能については咀嚼力が十分に保たれているかも見逃してはいけない所見である．現在では，咀嚼機能は，患者にガムを一定時間咀嚼させ，その際の色の変化で簡便に評価することができる．

咽頭機能については，嚥下時の咽頭違和感，食塊の咽頭残留感などは訴えとして多い症状である．このような場合には，どのような食品で症状が出現しやすいかを聞き取ることで介入の手が

表1 ● 嚥下障害を疑うべき症状

嚥下機能に関連するポイント
- 口腔機能
  - ・舌の形状（萎縮，肥大）と運動障害
  - ・歯牙の状態（咬合歯の有無，義歯の適応状態も含む）
  - ・食塊の口腔内残留
  - ・流涎
  - ・発話明瞭度低下
- 咽頭機能
  - ・むせ
  - ・食塊の咽頭残留感
  - ・痰の増加
  - ・嚥下後の呼吸数の増加
  - ・湿性嗄声の有無

間接的に嚥下障害が疑われるポイント
- ・脳血管障害，呼吸器疾患，神経疾患，繰り返す肺炎，長期の絶食
- ・体重減少，食事摂取量の低下，
- ・嚥下機能へ影響する薬剤の服用

かりとする．また，呼吸数増加や湿性嗄声などの誤嚥が疑われる所見がないかを確認することも忘れてはいけない．特に，湿性嗄声や吸引が頻回に必要な状況にある場合で炎症反応が高値であったり，レントゲンやCTで肺炎像が確認される場合には，早急な対応が必要となる．

表2 ● 嚥下機能に不利に働く薬剤（文献5より一部改変）

| 嚥下機能への影響 | 薬効分類等 | |
|---|---|---|
| 意識レベルや注意力を低下させる薬物 | 抗不安薬　睡眠薬 | |
| | 抗うつ薬 | 三環系抗うつ薬<br>選択的セロトニン再取り込み阻害薬 |
| | 抗精神病薬 | 定型抗精神病薬<br>非定型抗精神病薬 |
| | 抗てんかん薬 | |
| | 第1世代抗ヒスタミン薬 | |
| | 中枢性筋弛緩薬 | |
| 唾液分泌低下（口腔内乾燥）を起こす薬物 | 末梢性抗コリン薬 | |
| | 中枢性抗コリン薬 | |
| | 三環系抗うつ薬　定型抗精神病薬 | |
| | 第1世代抗ヒスタミン薬 | |
| | 利尿剤 | |
| 運動機能を障害する薬物 | 錐体外路症状 | 定型抗精神病薬 |
| | | 制吐剤 |
| | | 消化性潰瘍治療薬 |
| | 筋力低下 | 骨格筋弛緩薬 |
| | | 抗不安薬　睡眠薬 |
| 粘膜障害を起こす薬物 | 非ステロイド性抗炎症薬 | |
| | 抗悪性腫瘍薬 | |
| | 骨粗しょう症治療薬 | |

## 2. 栄養状態から嚥下機能の低下を疑う

体重減少は，嚥下障害患者に多い経過である．体重の減少を把握する利点は，嚥下障害の有無だけに留まらず，体重の減少量や減少した期間から緊急に対応が必要であるかを判断できることにある．そのためには「1カ月，3カ月，6カ月間でどの程度の体重が減少したか」を把握することが必要である．体重減少が1カ月で5%，3カ月で7.5%，6カ月で10%以上であった場合は，低栄養の背景に嚥下障害の存在を疑うべきである．体重の減少率が大きい場合には，嚥下造影検査（VF）や嚥下内視鏡検査（VE）で詳細な検査を行うのと併せて早急に適切な栄養管理を検討すべきである．近年，嚥下関連筋の筋肉量減少が嚥下障害のリスク因子なることが指摘され，筋の廃用予防と併せて栄養管理の重要性が認識されている[1]．そのため，全身的に筋肉量が減少しているような患者も注意が必要である．

## 3. 嚥下障害を合併しやすい疾患

### ①脳血管障害

大脳基底核に病変が存在すると，ドーパミンの産生が不良となることでサブスタンスPが減少し，嚥下反射や咳反射が減弱する．特に片側に比べ両側の基底核に病巣がある場合には，不顕性誤嚥による肺炎の発症率が高くなる．このような患者には，まず口腔内の清潔が保たれているか観察を行い，必要であれば歯科へ紹介するなどの対応を行い，誤嚥性肺炎のリスクを軽減してお

くべきである．

### ②慢性閉塞性肺疾患（COPD）

COPDはスクリーニング検査では問題が抽出されず，場合によっては嚥下造影検査でも嚥下障害の存在が明らかになりにくい．そのため，これまでに肺炎を繰り返している場合には，評価で明らかな問題が確認されなかった場合でも，誤嚥を強く疑う必要がある．もう一つの注意点として，COPDは診断に至っていないことも多く，喫煙者（元喫煙者も含む）で痩せている患者などは，その存在を疑っておく必要がある．

### ③肺炎および発熱症状

発熱は，病初期の嚥下障害患者に多くみられる症状である．肺炎の既往についても嚥下障害の存在を疑う重要なポイントになる．この場合の肺炎とは，入院加療が必要なものから，入院加療が必要なほどの既往はないが，37～38度程度の発熱をするたびに抗生剤治療や痰切り薬を処方されている程度の症状まで幅広くチェックを行うことが重要である．仮に，このような症状が確認された場合には，スクリーニング検査で問題がなくとも，より詳しい精査を行うことが望ましい．

### ④高齢者の絶食

高齢者の場合には，1週間であっても絶食期間があると嚥下機能が低下する．絶食の理由は様々であると思われるが，できる限り絶食期間を作らないこと，完全に経口摂取を停止しないことが大切である．特に見逃されがちなのは，手術目的で入院してきた独歩の患者は，術後の絶食による嚥下機能の低下が念頭に置かれていない印象がある．食事再開時に嚥下障害に気がつかずに予期せぬ肺炎を発症することがあるので，高齢者で絶食期間が長くなるような場合には，嚥下障害のリスクとして見逃してはいけない．

## 4. 嚥下機能に影響する薬剤（表2）

嚥下機能に不利に働く薬剤は多く存在する[2]．高齢者は複数の薬剤を服薬していることが多く，それらが嚥下機能へ影響を及ぼしていないか注意が必要である．嚥下機能へ不利に働く薬剤としては，抗精神病薬がドーパミン受容体の遮断作用により錐体外路症状を引き起こすことが知られている．定型抗精神病薬においては20～50％の割合で嚥下障害を発症するといわれている[3]．そのため，現在では定型抗精神病薬に代わり副作用の発生しにくい非定型抗精神病薬が開発されているが，嚥下機能への影響はなくなったわけではない[4]．薬剤が原因と思われる嚥下障害を発症した場合に速やかな対応ができるように，言語聴覚士も薬剤の知識を持ち，日頃から患者の服薬状況をチェックすることが大切である．

### 文献

1）若林秀隆，藤本篤士：サルコペニアの嚥下障害 リハビリテーション栄養の可能性と実践．医歯薬出版．2011，pp86-119.
2）才藤栄一，向井美惠：摂食・嚥下リハビリテーション．医歯薬出版．1998，pp304-306.
3）Dziewas R, Warnecke T, et al：Neuroleptic-induced dysphagia：case report and literature review. Dysphagia 22：63-67, 2007.
4）杉下周平，今井教仁，他：非定型抗精神病薬が嚥下機能に与える影響の検討．日摂食嚥下リハ会誌 18：249-256, 2014.

（杉下 周平）

# 4 むせのない誤嚥（不顕性誤嚥）をどうやって判断する?

**要旨** 不顕性誤嚥は，高齢者の肺炎の最大のリスク因子である．高齢者の場合には，肺炎により寝たきりや認知症，そして経口摂取が困難になるリスクが生じることも問題である．そのため，不顕性誤嚥を発見し対策を講じることは重要であるが，不顕性誤嚥は自覚しにくいために，発見は容易ではない．そこで，発生メカニズムからハイリスク群を想定し，不顕性誤嚥を起こすリスクを最小限に留める取り組みを行うことが，最も効果的な予防策であると思われる．

高齢者は，肺炎をきっかけとして身体機能の低下による寝たきりや認知機能低下，そして経口摂取が困難になるリスクが生じる．高齢者の肺炎の最大のリスク因子が不顕性誤嚥である．現在，日本人の死因の第3位が肺炎で，65歳以上ではその約7割に不顕性誤嚥が関係しているといわれている[1]．今後も高齢者が増加することを考えると，不顕性誤嚥の発見や予防はますます重要な課題となる．しかし，不顕性誤嚥を発見することは容易ではなく，実際には肺炎になってからその存在が明らかになることも珍しくない．本項では，不顕性誤嚥のメカニズムとそこから考えられる不顕性誤嚥の見つけ方，そして予防法について紹介する．

## I 不顕性誤嚥の見つけ方

不顕性誤嚥を引き起こしやすい疾患と状態を表1に記す．このような，不顕性誤嚥を引き起こしやすい疾患や状態，そして発症メカニズムを知ることは重要である．なぜならば，リスク因子を予想することができれば，その予防および発生に備えた対策を講じることができるからである．以下に，不顕性誤嚥の発症メカニズムからのリスク因子と予防法を紹介する．

表1 ● 不顕性誤嚥を起こしやすい疾患と状態

| |
|---|
| 意識障害を来たす疾患 |
| 陳旧性または急性期の脳血管障害 |
| 変性疾患，神経筋疾患 |
| 認知症 |
| 嘔吐や胃食道逆流を来たす可能性のある消化器疾患 |
| 抗精神病薬常用者 |
| 経鼻経管栄養（非経口摂取患者） |
| 気管切開，人工呼吸管理を受けている患者 |
| 寝たきり |
| 口腔衛生不良 |

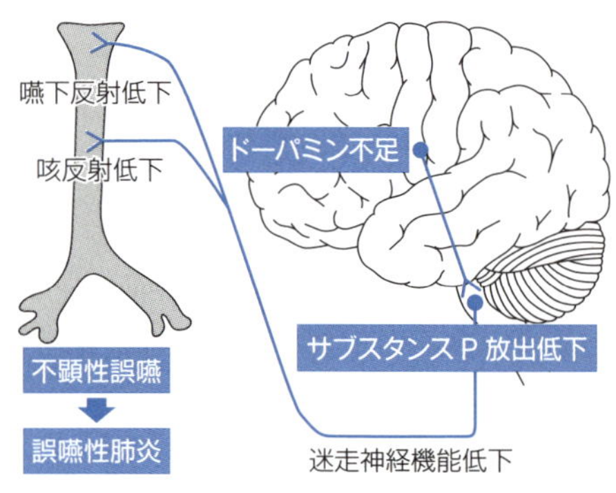


図1 ● サブスタンスP減少による不顕性誤嚥の発生機序（文献2より改変）

不顕性誤嚥には，嚥下反射や咳反射といった知覚神経の低下が影響する．不顕性誤嚥の多くが夜間の唾液誤嚥と，胃食道逆流であるといわれている．嚥下反射や咳反射が低下する理由として，大脳の黒質線条体のドーパミン産生不足によって，迷走神経の知覚枝から放出されるサブスタンスPが減少する[2]．このサブスタンスPは嚥下反射や咳反射のトリガーとなる神経伝達物質であるために，その減少は嚥下反射や咳反射の低下を招き唾液誤嚥を引き起こしやすくする（図1）．

このように，不顕性誤嚥のキーワードは「ドーパミン減少」「サブスタンスP減少」「嚥下反射，咳反射の減弱」「唾液誤嚥」であるといえる．まずは，これら4つのキーワードを念頭に置きながら，不顕性誤嚥の起こりやすい疾患や状態，そしてリスク対策を考えるべきである．

まず，「ドーパミン減少」「サブスタンスP減少」の代表的な疾患としては，脳血管障害では大脳基底核の病変が有名である．特に両側の基底核に病巣のある患者は，片側のみの病巣の患者に比べ，不顕性誤嚥の頻度および肺炎の発症率が高いことが報告されている[3]．そして，大脳基底核の病変例と同じ機序でパーキンソン病関連の疾患についても不顕性誤嚥のリスクは高いと考えられる．このほかにも，抗精神病薬の一部（特に定型抗精神病薬）にはドーパミンの受容体への結合を阻害することでドーパミンの神経伝達をブロックし統合失調症の症状を抑制する働きをする．しかし，嚥下の観点から考えるとドーパミンの神経伝達がブロックされることでサブスタンスPの合成が減少し，不顕性誤嚥のリスク因子となることがある．

次に「嚥下反射，咳反射の減弱」の状態としては，臨床的には咽喉頭の放射線治療後，心疾患術後，気管切開患者が該当する．特に日中から咽頭で唾液の貯留音が聞かれる患者に不顕性誤嚥が多い印象があり，このような状態の場合には誤嚥性肺炎の高リスクととらえて発生に備えることが必要である．

最後のキーワード「唾液誤嚥」については，口腔ケアの有効性は周知のことと思われる．特に口腔衛生が自分で保てない寝たきり患者や，非経口摂取患者なども注意を怠ってはいけない．これらのほかにも，不顕性誤嚥のリスク因子となる疾患や状態は多く存在し，幅広い知識と視野を持つことを心がける必要がある（表1）．

### 1. 不顕性誤嚥の見つけ方

不顕性誤嚥の存在を評価できる方法として咳テストがある．咳テストは，超音波ネブライザを用いて1%クエン酸生理食塩水を経口より吸入させ，咳の回数が1分間で5回以上であれば正常とする検査である．この検査法の特徴は，気管切開患者や認知症患者といった評価が困難な患者へも実施可能なことも特徴の一つであり，不顕性誤嚥を客観的に評価する方法として有効である．

言語聴覚士として気をつけなければいけないのは，訓練中や食事中に起こっている不顕性誤嚥である．簡便に評価できる方法として，血中の酸素飽和度を測定する方法が知られている．嚥下後に血中の酸素飽和度が2～3%程度低下すると誤嚥の可能性が疑われるとされている．一方では，血中の酸素飽和度は姿勢など誤嚥以外の要因で変動するため不顕性誤嚥の検出には不向きであるとの指摘もある．しかし，頸部聴診を併用することで，食塊の喉頭侵入音や残留音，呼吸変化などの所見と照らし合わせながら血中の酸素飽和度を見ていくことによって，不顕性誤嚥の発見に有用な情報となる可能性がある．

## 2. 不顕性誤嚥の対処法および予防

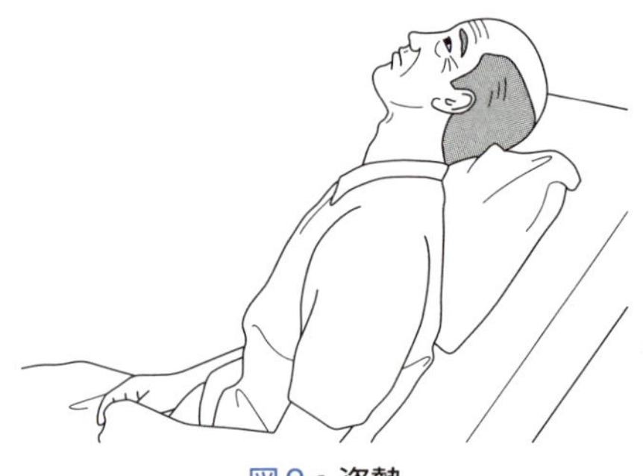

図2 ● 姿勢
枕の位置が不適切なため頸部伸展位となっている．長時間背挙げ座位でいると，体幹が足側へずれ，その代償で頸部伸展位になりやすい．

不顕性誤嚥による肺炎予防には，まず口腔ケアにて唾液中の細菌数を減少させることが大切である．我々は，口腔ケアに合わせて咽頭ケアも行っている．咽頭ケアは，咽頭内の吸引を行い不衛生な唾液や残留物を除去しておくことを目的とする．具体的な手技としては，食後や就寝前に梨状窩（吸引チューブを口唇から約15～18cmまで挿入する）の吸引を行う．そうすることで，口腔から咽頭までの清潔が保たれ肺炎の発症リスクを軽減させるものと思われる．

次に，不顕性誤嚥のリスクとして胃食道逆流も見逃せない所見である．対策としては，食後1～2時間は座位を保つことが有効と思われる．しかし，臨床では1時間も座位を保つことができる患者は少なく，実行することは難しい．そのような場合の工夫として，ベッド上であれば疲れたら一度は患者の楽な姿勢（角度）に調整するが，その後はまた座位に戻し少しでも食後の座位時間を長くとるようにしている．それでも座位が困難な場合には，クッションを利用して頭部を高く保つように心がけている（図2）．在宅の場合には食後（特に夕食後）に何かしらの家事や用事をしてもらい，気が付けば1～2時間は動いている状況をあえて作るような指導を心がけている．

最後に，基本的ではあるが最も大切な予防法を紹介する．不顕性誤嚥は起こっても必ず肺炎になるものではない．逆に考えると，不顕性誤嚥があっても肺炎になりにくい状態を作ることが予防対策として大切である．その方法として喀出力を強化し肺のクリアランスを保つことや，免疫力を高めるために栄養状態を高めておくことが重要である．

# Ⅱ 不顕性誤嚥のリスクをさらに高める絶食

誤嚥性肺炎のために，やむを得ず絶食になることがある．治療上に必要な絶食は「ある程度仕方のないこと」「主治医の判断だから」と考えがちである．しかし，肺炎の程度によっては必ずしも絶食が必要ではなく，食形態や環境調整で経口摂取の継続が可能なこともある．そのため，肺炎の治療と並行して経口摂取の継続が可能であるか評価を行い，たとえ全量の経口摂取が困難な状態でも直接訓練で少しでも嚥下機能を使用できないかを検討することも言語聴覚士の重要な仕事である．なぜならば，高齢者にとって絶食は嚥下機能の廃用だけでなく認知機能を低下させる原因となり，さらに嚥下障害や不顕性誤嚥のリスクを高めてしまう可能性があるからである．

### 文献


1）厚生労働省：平成26年(2014)人口動態統計の年間推計 <http://www.mhlw.go.jp/toukei/saikin/hw/jinkou/suikei14/>(accessed, 2016-2-17).
2）Yamaya M, Yanai M, et al：Interventions to prevent pneumonia among older adults. J Am Geriatr Soc 49：85-90, 2001.
3）Nakagawa T, Sekizawa K, et al：High incidence of pneumonia in elderly patients with basal ganglia infarction. Arch Intern 157：321-324, 1997.


（杉下 周平）

# 5 嚥下障害の問診のとり方は？



**要旨** 嚥下障害がある，もしくは疑われる方に問診をとることは，嚥下機能のスクリーニングとしての意味を持つ．問診はいつでも，誰にでも可能であるが，より有用な情報を得るには決まった質問紙を使用する，主訴をよく聞く，継時的な変化をとらえる，本人および家族・介護者の両者から情報を得るなど，いくつかのポイントがある．また認知症などにより本人が回答できない場合は，症状の観察が重要になる．問診をとることで，嚥下障害に対して注目すべき項目を提示することができ，本人や家族・介護者に対する教育的意義もある．

## I 質問紙を利用した問診

摂食嚥下障害を効率良くスクリーニングでき，簡便に使用できる質問紙として大熊らの摂食嚥下障害の質問紙（図1）[1]がよく知られている．この質問紙は15項目からなり，肺炎の既往，栄養状態，咽頭期，口腔期，食道期，声門防御機構などが反映されるようになっている．「Aに一つでも回答のあったもの」を「嚥下障害あり」と判定し，「AがなくBに一つ以上回答あり」は「嚥下障害疑い」ないし，「臨床上問題ないレベル」と判定する．EAT-10（10-item Eating Assessment Tool）は，2008年にBelafskyらにより米国で開発された質問紙であり，10項目の質問に対しそれぞれ0～4点で評価し，40点中3点以上であれば「嚥下障害の疑いあり」と判断される．渡邊らにより暫定版（表1）が作成され，原版同様カットオフポイント3点以上にて我が国でも使用可能であるとされている[2]．その後，若林らにより日本語版の作成と信頼性・妥当性の検証がされている[3]．いずれの質問紙も自記式であるため，家族など他者の評価も確認する必要がある（本人の自覚と他者の評価が異なる場合があるため）．本人の回答が困難な場合は，日常の様子をよく知る者による観察に基づく回答を得る．

## II 摂食嚥下障害を疑う症状，病歴の把握

摂食嚥下障害を疑う主な症状を表2に挙げた[4]．症状はいつから出現し，悪くなっているのか，横ばいか，軽快傾向かを聴取する．むせは嚥下障害の症状としてよく知られているが，いつ（嚥下前・嚥下中・嚥下後？，食べ始め・食事の終盤？），何で（固形物・液体・特定の食品・内服？）むせるのかを聴取する必要がある．むせの程度・頻度も確認する．咳は食事に関係するものだけではなく，夜間の咳にも注目すべきである．胃食道逆流により咳が誘発されている場合があり，夕食時間を早めて摂食量を控えめにし，就寝時の10度ヘッドアップで夜間の咳が軽快した患者を経験

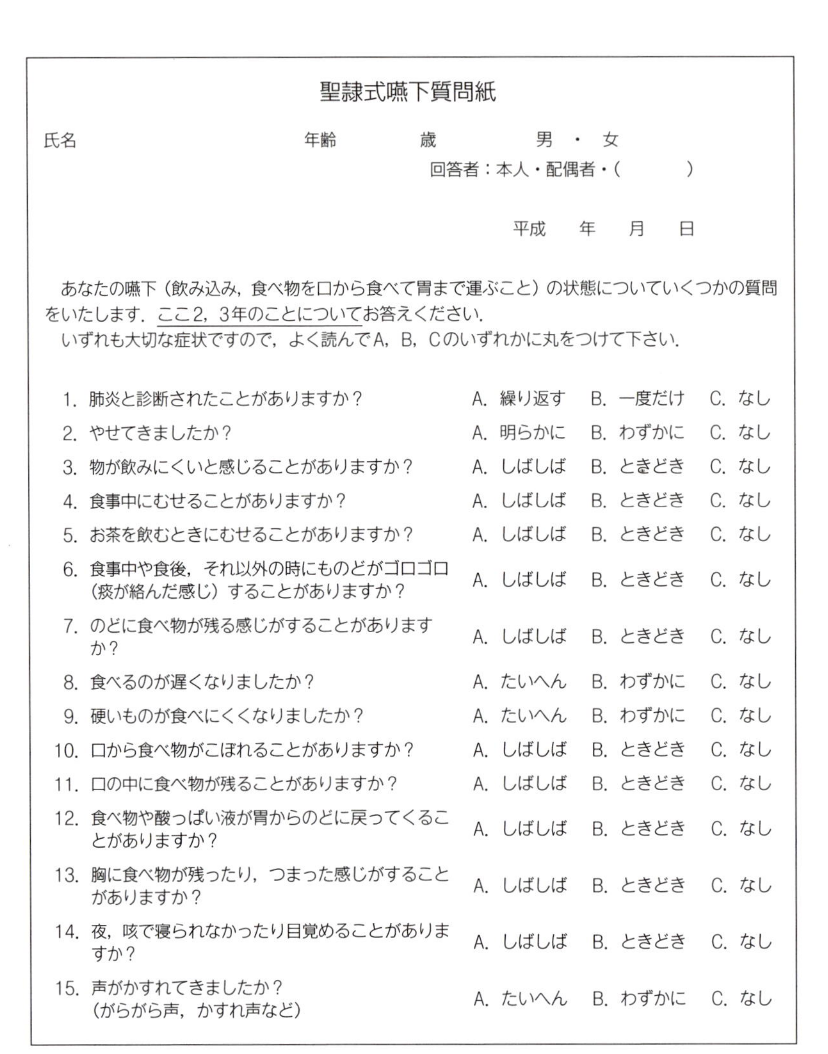

聖隷式嚥下質問紙

氏名　　　　　　　　　　　　年齢　　　歳　　　男・女
回答者：本人・配偶者・(　　　)

平成　年　月　日

あなたの嚥下（飲み込み，食べ物を口から食べて胃まで運ぶこと）の状態についていくつかの質問をいたします．ここ2，3年のことについてお答えください．
いずれも大切な症状ですので，よく読んでA，B，Cのいずれかに丸をつけて下さい．

| | | | |
|---|---|---|---|
| 1. 肺炎と診断されたことがありますか？ | A. 繰り返す | B. 一度だけ | C. なし |
| 2. やせてきましたか？ | A. 明らかに | B. わずかに | C. なし |
| 3. 物が飲みにくいと感じることがありますか？ | A. しばしば | B. ときどき | C. なし |
| 4. 食事中にむせることがありますか？ | A. しばしば | B. ときどき | C. なし |
| 5. お茶を飲むときにむせることがありますか？ | A. しばしば | B. ときどき | C. なし |
| 6. 食事中や食後，それ以外の時にものどがゴロゴロ（痰が絡んだ感じ）することがありますか？ | A. しばしば | B. ときどき | C. なし |
| 7. のどに食べ物が残る感じがすることがありますか？ | A. しばしば | B. ときどき | C. なし |
| 8. 食べるのが遅くなりましたか？ | A. たいへん | B. わずかに | C. なし |
| 9. 硬いものが食べにくくなりましたか？ | A. たいへん | B. わずかに | C. なし |
| 10. 口から食べ物がこぼれることがありますか？ | A. しばしば | B. ときどき | C. なし |
| 11. 口の中に食べ物が残ることがありますか？ | A. しばしば | B. ときどき | C. なし |
| 12. 食べ物や酸っぱい液が胃からのどに戻ってくることがありますか？ | A. しばしば | B. ときどき | C. なし |
| 13. 胸に食べ物が残ったり，つまった感じがすることがありますか？ | A. しばしば | B. ときどき | C. なし |
| 14. 夜，咳で寝られなかったり目覚めることがありますか？ | A. しばしば | B. ときどき | C. なし |
| 15. 声がかすれてきましたか？（がらがら声，かすれ声など） | A. たいへん | B. わずかに | C. なし |

図1 ● 摂食嚥下障害の質問紙（文献1）

した．嚥下困難感は，よく話を聞くと食道の通過障害を疑う症状の場合があり注意が必要である．症状と共に病歴の確認も行う（表3）[5]．認知症の進行や高次脳機能障害など認知機能の低下は，先行期に影響するため注意する．

## Ⅲ その他の情報

### 1. 食事について

食形態（主食，副食，水分とろみの有無），自己摂取か介助摂取か（介助者は誰か），食事時の姿勢（リクライニング：角度，座位：背もたれ有無，座面の安定性など）や環境，食具および一口量，摂取スピード，食事にかかる時間，水分の飲み方（コップ・ストロー・吸いのみ，一口ずつ・連続嚥下），1日の食事回数・摂取量，嗜好，食後の過ごし方（すぐに横になる，など），義歯の有無や適合等を聴取する．しっかり食べることができていたのはいつごろまでかなど，継時的な変化も確認する．摂取量の減少について本人に尋ねると「食べたくない」という返答が得られることがある．

表1 ● EAT-10暫定版（文献2）

1. 飲みにくくなってから，痩せてきたか
   0：痩せていない　1：分からない　2：過去3ヶ月間で0〜1kg痩せた
   3：過去3ヶ月間で1〜3kg痩せた　4：過去3ヶ月間で3kg以上痩せた
2. この3ヶ月間で飲み込みが難しくなり，自宅や病院以外の食事は食べられなくなったと感じるか
   0：全く感じない　1：滅多に感じない　2：時々感じる　3：頻繁に感じる　4：常に感じる
3. 液体を飲み込むことが難しいと感じるか
   0：全く感じない　1：滅多に感じない　2：時々感じる　3：頻繁に感じる　4：常に感じる
4. 固形物を飲み込むことが難しいと感じるか
   0：全く感じない　1：滅多に感じない　2：時々感じる　3：頻繁に感じる　4：常に感じる
5. 錠剤を飲み込むことが難しいと感じるか
   0：全く感じない　1：滅多に感じない　2：時々感じる　3：頻繁に感じる　4：常に感じる
6. 飲み込む時に，のどに痛みを感じるか
   0：全く感じない　1：滅多に感じない　2：時々感じる　3：頻繁に感じる　4：常に感じる
7. うまく飲み込めないと，食事の楽しさが減ると感じるか
   0：全く感じない　1：滅多に感じない　2：時々感じる　3：頻繁に感じる　4：常に感じる
8. 飲み込んだ時，食べ物がのどにくっつく感じがするか
   0：全く感じない　1：滅多に感じない　2：時々感じる　3：頻繁に感じる　4：常に感じる
9. 食べる時にせきがでるか
   0：全くでない　1：滅多にでない　2：時々でる　3：頻繁にでる　4：常にでる
10. 飲み込むことに，とてもストレスを感じるか
   0：全く感じない　1：滅多に感じない　2：時々感じる　3：頻繁に感じる　4：常に感じる

表2 ● 嚥下障害を疑う主な症状（文献4）

| | |
|---|---|
| むせ | どういう食品でむせるか？食べ始めにむせるか？疲れるとむせるか？ |
| 咳 | 食事中や食後の咳は多くないか，夜間の咳はないか？ |
| 痰の性状，量 | 食物残渣はないか，食事を開始してから量は多くないか？ |
| 咽頭異常感，食物残留感 | 部位はどこか？ |
| 嚥下困難感 | 食品による差違はあるか？日内変動はないか |
| 声 | 食後に声の変化はないか，がらがら声ではないか？ |
| 食欲低下 | むせたり，苦しいから食べないなど嚥下障害が原因のことがある |
| 食事内容の変化 | 飲み込みやすい物だけを選んでいないか？ |
| 食事時間の延長 | 口の中にいつまでも食べ物をためている，なかなか飲み込まない |
| 食べ方の変化 | 上を向いて食べる，汁物と交互に食べている，口からこぼれる |
| 食事中の疲労 | 食事に伴う低酸素血症はないか？嚥下は努力性になっていないか？ |
| 口腔内の汚れ | ひどい歯垢，食物残渣，口臭は口腔期の問題と関係があるか？ |

表3 ● 病歴（文献5）

| | |
|---|---|
| 脳卒中の既往 | ・肺炎およびその他の呼吸器疾患の既往<br>・放射線治療，手術（頭頸部，食道）の既往<br>・その他の基礎疾患（神経筋疾患，糖尿病など） |
| 生活様式 | ・食生活，食嗜好およびその変化<br>・家族歴 |

この場合は，食べたくない理由（おいしく感じない，空腹を感じない，食形態が合わないなど）により背景要因が異なる可能性があり，主訴をよく聞くのが重要である．おいしく感じない原因として味覚変化がある場合は，薬剤性や亜鉛欠乏性などの可能性を考慮する．実際の患者では，脳卒中の既往（明らかな後遺症なし）のある男性がむせを主訴に外来受診し，問診で「辛いものが好きで食べるペースが速い」ことが分かった．むせやすい食べ物があることを伝え，ゆっくり食べるように指導し症状が軽快した．本人は問診されるまで自身の行動とむせの関係に気づいておらず，問診で問題の抽出が可能な場合は多い．

## 2. 生活について

日常生活活動（Activities of Daily Living；以下ADL），1日の生活パターンや週単位のスケジュール（定期的な外出の有無など）を確認し，活動性や身体機能を把握する．嚥下障害の有無や経口摂取の可否において，ADLとの関連性が報告されており[6]，嚥下障害に対し身体機能を確認するのは重要である．

### 文献


1）大熊るり，藤島一郎，他：摂食・嚥下障害スクリーニングのための質問紙の開発．日摂食嚥下リハ会誌 6：3-8，2002.
2）渡邉光子，沖田啓子，他：嚥下スクリーニング質問紙 EAT-10 暫定版の有用性の検討．日摂食嚥下リハ会誌 18：30-36，2014.
3）若林秀隆，栢下　淳：摂食嚥下障害スクリーニング質問紙票 EAT-10 の日本語版作成と信頼性・妥当性の検証．静脈経腸栄養 29：871-876，2014.
4）聖隷嚥下チーム：嚥下障害ポケットマニュアル第 3 版．医歯薬出版，2001，p38.
5）聖隷嚥下チーム：嚥下障害ポケットマニュアル第 3 版．医歯薬出版，2001，p39.
6）寺岡史人，西　眞歩，他：脳卒中に伴う嚥下障害の予後予測．リハ医 41：421-428，2004.


（萩野 未沙）

# 6 脳神経からみた嚥下機能評価とは？



**要旨** 脳神経には12種類あり，嗅神経と視神経は中枢神経，その他は末梢神経に属している．嚥下機能の評価において，脳神経の神経学的所見をとることは，嚥下障害を推測したり，病態を理解する上で大変重要である．嚥下障害のスクリーニング検査に先立ち，嚥下機能に関係する脳神経を視診と触診により正しく評価する必要がある．

## I 脳神経と摂食嚥下機能

脳神経には12種類あるが，嚥下機能に深く関係するのは，嗅神経（Ⅰ），視神経（Ⅱ），三叉神経（Ⅴ），顔面神経（Ⅶ），舌咽神経（Ⅸ），迷走神経（Ⅹ），舌下神経（Ⅻ）である．脳神経の障害と嚥下機能は必ずしも一致するものではないが，嚥下障害の病態を理解する上で神経学的所見は重要である．脳神経の詳しい機能解剖については成書に譲ることとし，本項では嚥下機能を司る脳神経の臨床評価に重点を置いて説明する．

## II 脳神経からみた嚥下機能評価[1-5)]

### 1. 嗅神経（Ⅰ）

中枢神経に属し，嗅覚を司る感覚神経である．食物の匂いを嗅ぐことで食欲や食思を感じ，過去に食べた物の記憶にも影響する．パーキンソン病患者では，運動症状が現れる以前より嗅覚障害を来たすことが知られている．

### 2. 視神経（Ⅱ）

中枢神経に属し，視覚を司る感覚神経である．嗅覚とともに食物の認知に関わり，嚥下の先行期に影響する．

### 3. 三叉神経（Ⅴ）

眼神経（第1枝，V1），上顎神経（第2枝，V2），下顎神経（第3枝，V3）の3枝に分かれる感覚神経と運動神経の混合機能性脳神経である．顔面，口腔粘膜，歯牙，舌の前2/3の一般体性感覚と下顎周囲筋の運動に関与している．三叉神経の障害によって，これらの領域の感覚障害や咀嚼力の低下，舌骨の運動制限が生じる．

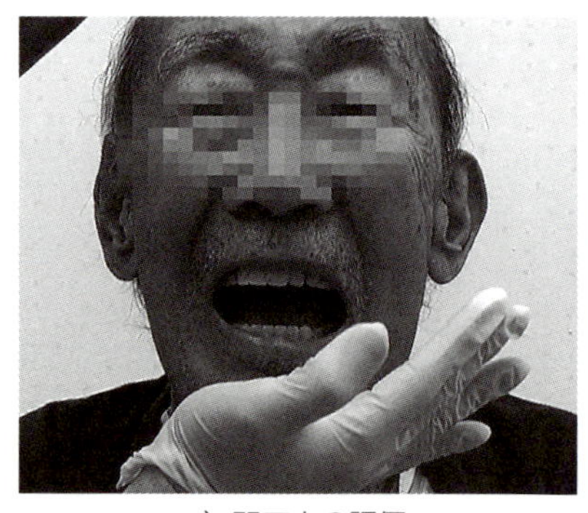

a）開口力の評価

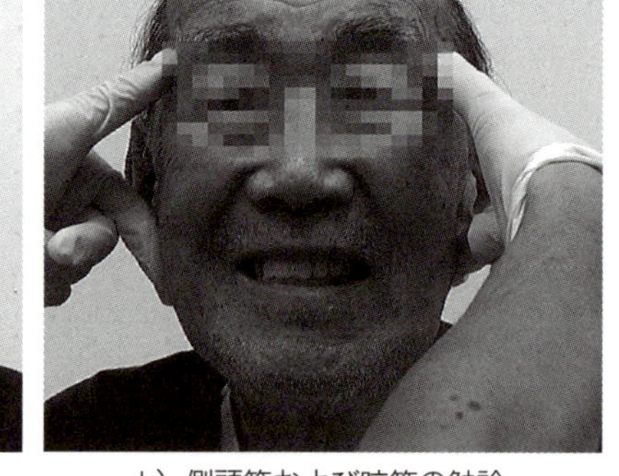

b）側頭筋および咬筋の触診

図1●開口と閉口の評価

**評価の方法**

①顔面，口腔粘膜，舌の前2/3を綿棒や舌圧子などで触り，感覚障害（触覚，温痛覚）の有無と左右差がないか確認する．

②下顎の運動について，開口量と麻痺側への偏位がないか評価する．徒手的な抵抗に対する開口力も確認しておく（図1-a）．閉口時に強く噛んでもらい，咬筋と側頭筋について筋収縮の程度を評価する．両手の人差し指と親指で触診すれば左右差を確認することができる（図1-b）．

③三叉神経の第3枝（V3）は，顎舌骨筋，顎二腹筋を支配しているため，嚥下時の舌骨運動を触診にて評価する．

## 4. 顔面神経（Ⅶ）

顔面の表情筋，唾液・涙の分泌，舌の前2/3の味覚など複数の機能を司る混合機能性脳神経である．これらの機能が障害されると，顔面筋の運動低下や唾液分泌の減少，味覚障害などにより主に準備期，口腔期の嚥下障害を生じる．口唇や頬の運動が不十分になると，口の中に食物を上手く取り込めない，口からこぼれる，咀嚼能力が低下する，口腔内圧が上がらないといった症状がみられ，食物を効率よく送り込むことが難しくなる．

**評価の方法**

①安静時の顔貌を観察し，額のしわ，眼瞼，鼻唇溝などに左右差がないか確認する．

②指示にて額にしわを寄せる，閉眼する，口角を横に引く，口をすぼめる，頬をふくらますなどの運動を行わせ，麻痺の有無と左右差について評価する（図2）．指で一側の口角を横に引き，抵抗に抗して口唇閉鎖をさせると口輪筋の筋力を評価できる（図3）．顔面上部（前額部）は両側性支配であるため，一側の一次ニューロンの損傷（中枢性麻痺）では運動麻痺は生じない．

③味覚障害について聴取し，唾液分泌の低下による口腔乾燥がないか確認する．

## 5. 舌咽神経（Ⅸ）

茎突咽頭筋の運動，舌の後ろ1/3の感覚と味覚，耳下腺の唾液分泌，咽頭の感覚を司る混合機能性脳神経である．咽頭領域からの感覚情報は延髄の孤束核に伝わり，そこから嚥下のパターン形成器に至る．

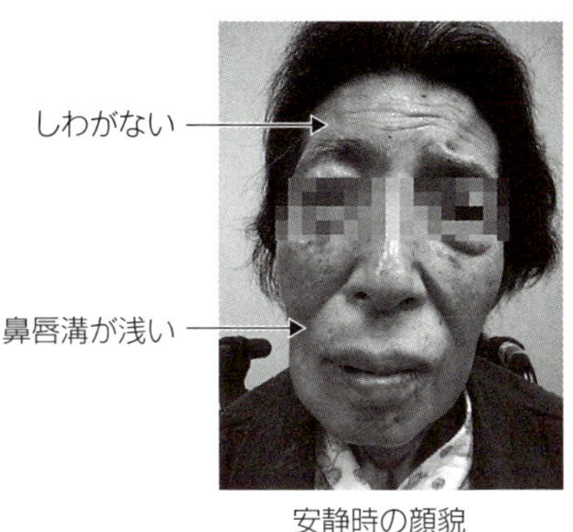


安静時の顔貌

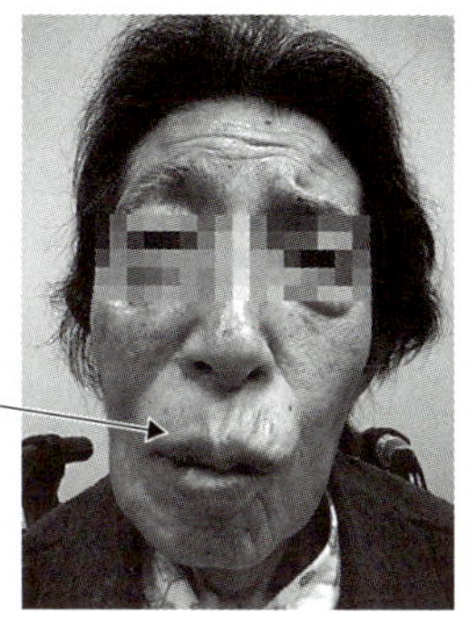


口唇突出時

図2 ● 末梢性顔面麻痺

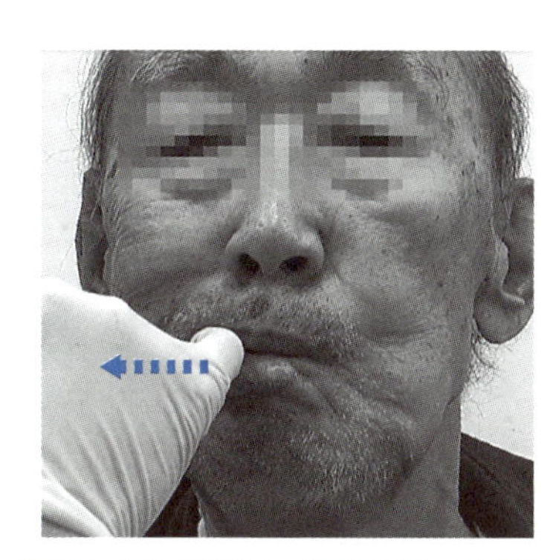

図3 ● 口唇閉鎖力（口輪筋）の評価

**評価の方法**

①舌圧子や綿棒で舌根部や咽頭後壁を刺激し，咽頭収縮による咽頭の閉鎖（絞扼），軟口蓋挙上，舌の後退が生じるか絞扼反射（gag reflex，催吐反射）を評価する．絞扼反射が起こらないのは必ずしも異常ではないが，一側のみ消失する場合は重要な所見となる．

②偽性球麻痺では，前口蓋弓の刺激による口蓋反射が減弱する．

③味覚障害，唾液分泌異常を確認する．

## 6. 迷走神経（X）

ほとんどの咽頭筋を支配し，軟口蓋挙上，咽頭収縮（上・中・下咽頭収縮筋）に関わる．上喉頭神経の外枝は，輪状咽頭筋に分布する運動神経であり，内枝は咽頭，喉頭，声帯，口蓋垂の感覚情報を孤束核に伝え，舌咽神経とともに嚥下反射の誘発に重要な役割を担っている．反回神経は喉頭筋群を支配し，声帯運動による発声や咳嗽に関与している．

**評価の方法**

①発声時の軟口蓋挙上の範囲と左右差を評価する．開口位で発声を行う前に鼻で息をするように指示すると，軟口蓋の安静位を確認しやすい．一側の麻痺がある場合は，健側の口蓋弓のみ挙上し，咽頭後壁は健側に傾斜するカーテン徴候がみられる．

②発声時の声質について評価する．反回神経麻痺による声帯運動障害がある場合，かすれるような気息性嗄声となる．反回神経麻痺の症例では，特に液体での誤嚥を生じやすいため，問診と

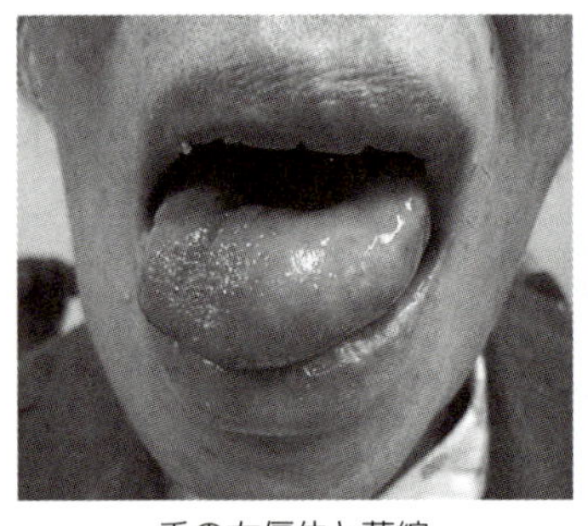
舌の右偏位と萎縮

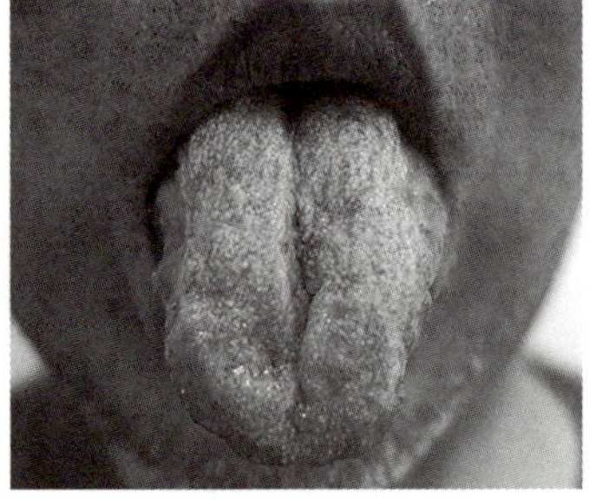
両側舌縁の萎縮

図4　舌下神経麻痺

水飲みテストで評価しておく．

③嚥下反射の惹起性，咽頭収縮，食道入口部開大（輪状咽頭筋弛緩）については，嚥下造影検査（VF）で評価する．

## 7. 舌下神経（XII）

舌運動を司る運動神経である．内舌筋，外舌筋，オトガイ舌骨筋，顎舌骨筋，甲状舌骨筋を支配している．一次ニューロンの損傷による核上性障害の場合，挺舌時に舌は損傷側とは反対側に偏位する（中枢性障害）．二次ニューロンが損傷されると，舌の偏位のほか，舌萎縮や線維束性収縮を認める（末梢性障害）．舌運動は咀嚼・食塊形成や送り込み，咽頭期嚥下の開始に関与する重要な器官であり，舌下神経の損傷により準備期，口腔期の問題を生じる可能性がある．また，オトガイ舌骨筋や顎舌骨筋は嚥下時に舌骨を上前方に牽引する作用がある．

**評価の方法**

①安静時の舌を観察し，舌の萎縮，線維束性収縮の有無を評価する（図4）．指で舌を触診して筋緊張の状態を確認しておく．

②舌の前後移動と運動範囲を観察する．麻痺がある場合は，挺舌時，舌は麻痺側に偏位する．

③舌で左右の口角を舐めるよう指示し，運動範囲を観察する．麻痺がある場合は，健側への運動に制限がみられる．

④やや大きく開口させ，舌尖部で上顎切歯乳頭を舐めるよう指示し，運動範囲を観察する．バイトブロックを臼歯部で保持させ，「あか，あか，あか」の発音により，奥舌の挙上を確認する．舌の筋力は，指や舌圧子，舌圧測定器を用いて舌背挙上の程度を評価する．

**文献**

1）三鬼達人：今日からできる！摂食・嚥下・口腔ケア．照林社，2013.
2）田崎義昭，齋藤佳雄：ベッドサイドの神経の診かた．南山堂，2010.
3）馬場元毅，鎌倉やよい：深く深く知る 脳からわかる摂食・嚥下障害．学研メディカル秀潤社，2013.
4）日本摂食・嚥下リハビリテーション学会・編：日本摂食・嚥下リハビリテーションｅラーニング対応－第３分野・摂食・嚥下障害の評価．医歯薬出版，2011.
5）藤島一郎：脳卒中の摂食・嚥下障害，第２版．医歯薬出版，1998.

（福岡 達之）

# 7 舌圧はどうやって計る?



**要旨** 舌圧とは，舌が口蓋に接触することによって産生される圧力のことであり，舌運動能力を評価するための客観的指標となる．舌圧には，「嚥下時舌圧」と「随意的に舌を押し付ける最大舌圧」の2つの測定方法がある．最大舌圧はバルーン型の舌圧測定器を用いることで簡便に評価することができる．機器がない場合は，指で計る主観的な方法により舌圧を評価しておく．

## I 舌圧とは

舌は咀嚼や食塊形成に関与するとともに，食塊を咽頭へ送り込むための最大の原動力である．舌圧とは，舌が口蓋に接触することによって産生される圧力と定義されており，舌運動能力を評価する際の客観的指標となる．舌圧には，「嚥下時舌圧」と「随意的に舌を押し上げたときの最大舌圧」の2種類があり，評価する舌の動きや測定方法は異なる．以下，2つの舌圧測定法について解説する．

### 1. 嚥下時舌圧

嚥下するときの舌と口蓋の接触圧を測定する方法であり，口蓋部に3～5カ所の圧センサを貼付して記録する（図1）．圧センサによる嚥下時舌圧の測定では，口蓋部位ごとに舌の接触圧，持続時間，積分値などが算出され，接触する順序などのパターン解析を行うことができる．高齢者では若年者と比較し，口蓋前方部の舌圧が低く，代償的に口蓋周縁部の舌圧を高めて嚥下するといわれている．

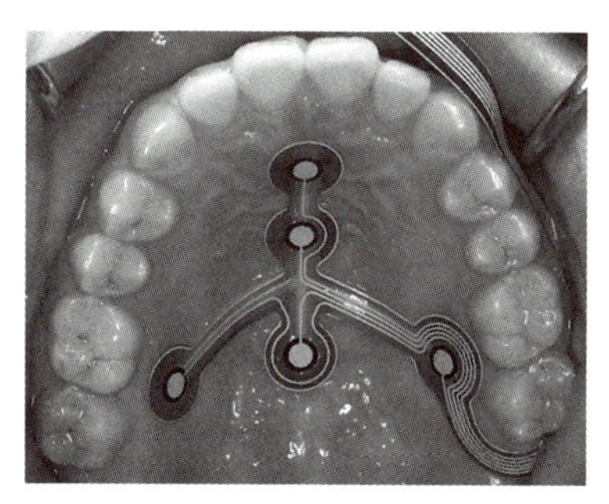

図1 ● 舌圧センサシート（SwallowScan，ニッタ）

### 2. 最大舌圧

舌を口蓋に対して最大に押し付ける力を評価する方法であり，舌圧測定器により測定する．バルーン型のプローブを口蓋前方部と舌の間に置き，舌でプローブを押しつぶしたときの圧力を最大舌圧として評価する[1]．最大舌圧は舌の筋力の指標となり，握力と同じように値が大きければよく，値が小さければ舌機能が低下しているということで患者にも理解がしやすい．最大舌圧は，舌運動機能の評価だけでなく，舌に対する機能訓練の効果判定にも用いることができる．

嚥下時舌圧の測定は，嚥下時の舌口蓋接触の様相を評価する優れた方法であるが，国内で市販されている機器はなく，現在は研究目的で使用されることが多い．一方，最大舌圧の測定は，国内で市販されている機器が利用でき，舌運動能力を簡便に数値化できることから臨床応用も進んでいる．本項では，舌圧測定器を用いた最大舌圧の測定と臨床での活用方法について解説する．

## Ⅱ 最大舌圧の測定方法

### 1. 使用機器

海外では，IOPI（Iowa Oral Performance Instrument）が広く普及しており，舌圧評価のみならず訓練にも臨床応用されているが，本邦での入手は困難である．国内では医療機器として承認されているJMS舌圧測定器が利用できる．舌圧測定器は，デジタル舌圧計本体，連結チューブ，舌圧プローブから構成されている（図2）．舌圧プローブはディスポーザルだが，同一患者では繰り返し使用することができる．

### 2. 測定の手順

舌圧プローブのバルーン部を口蓋前方部にあてがい，硬質リングを上下切歯で軽く保持し，口唇を閉鎖するよう指示する（図3，図4）．舌圧プローブは測定者または患者自身が持って操作してもよい．患者には，「その風船を舌で思い切り上あごに押し付けてつぶしてください」と指示する．その際，バルーン部が滑って位置がずれていないか，硬質リングを強く噛んでいないか確認し，必要に応じて指示を加える．認知症や口腔顔面失行，その他，指示に従えない場合は測定が困難である．前歯が欠損した患者では，硬質リングを保持できないためマニュアル通りの測定はできないが，舌による押しつぶしができれば個人の参考値として有用である．口腔内に唾液が多い患者では，バルーン部が滑りやすく，舌で上手く押し付けられないことがある．そのような場

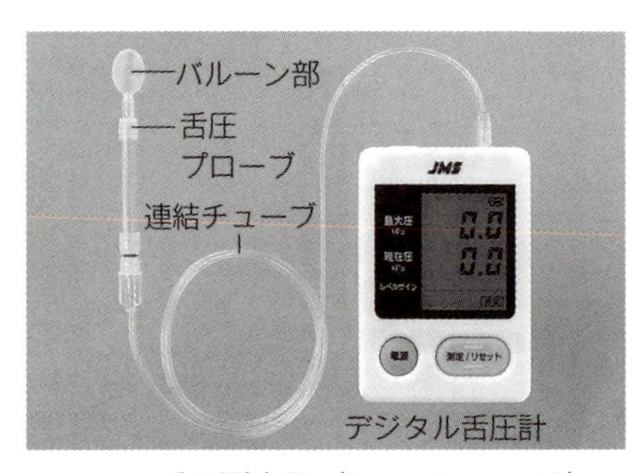


図2 ● 舌圧測定器（TPM-01，JMS）

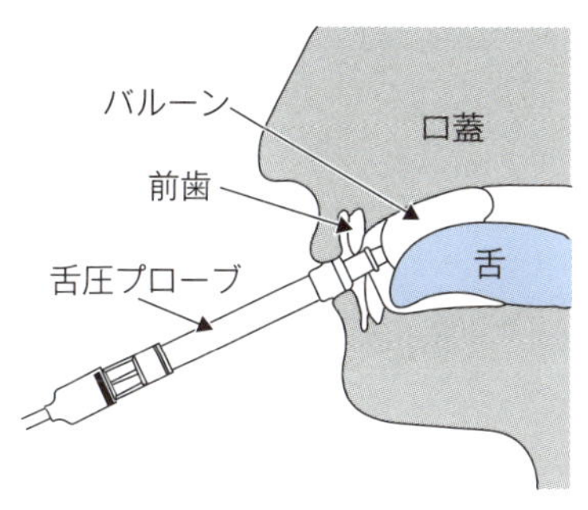


図3 ● 舌圧の測定方法

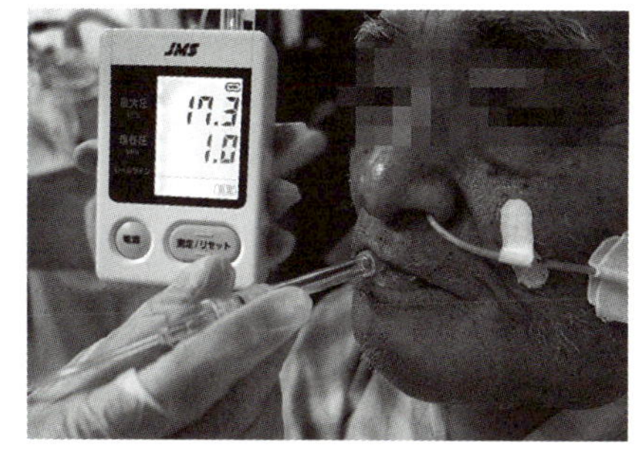


図4 ● 舌圧測定器を用いた最大舌圧の測定場面

表1 ● 年代別最大舌圧の基準値（文献1より一部改変）

| | 平均値±SD | 目安 |
|---|---|---|
| 成人男性（20〜59歳） | 45±10 | 35〜 |
| 成人女性（20〜59歳） | 37±9 | 30〜 |
| 60歳代（60〜69歳） | 38±9 | 30は欲しい |
| 70歳以上 | 32±9 | 20は必要 |

（kPa）

合は，測定ごとにガーゼ等で舌や口蓋の唾液を拭き取っておく．舌の押しつぶしは5〜7秒程度行い，測定中は最大の力が発揮できるように声かけを行うことが有効である．初回評価時には1〜2回の練習を行っておくと数値のばらつきが少なくなる．測定回数は3〜5回行い，すべての値をカルテに記録しておく．

### 3. 最大舌圧の基準値

基準値は，Utanohara ら[2]の年代別最大舌圧が参考になる（表1）．最大舌圧は若年層で男性よりも女性が低い値となるが，加齢とともに男女差はなくなり，60歳代以降で低下する．健常成人や要介護高齢者，嚥下障害患者のデータから，舌運動能力に問題があるとする最大舌圧は20kPa未満とされている．

### 4. 指で計る舌圧

舌圧測定器がない場合は，舌の押し付ける力を指で評価しておく．測定者の指腹を口蓋前方部に置き，舌で爪の部分を押し付けるよう指示する（図5a）．次に1〜2本の指腹を舌上に置き，できるだけ強く押し上げたときの力を評価する（図5b）．指で計る舌圧は，押し上げる力が「十分に強い」，「やや弱い」，「非常に弱い」などのように主観的に評価しておく．

## III 最大舌圧と嚥下機能の関係−臨床場面での活用方法−

嚥下障害を有する脳卒中，神経筋変性疾患の患者では，最大舌圧が低下することが知られてい

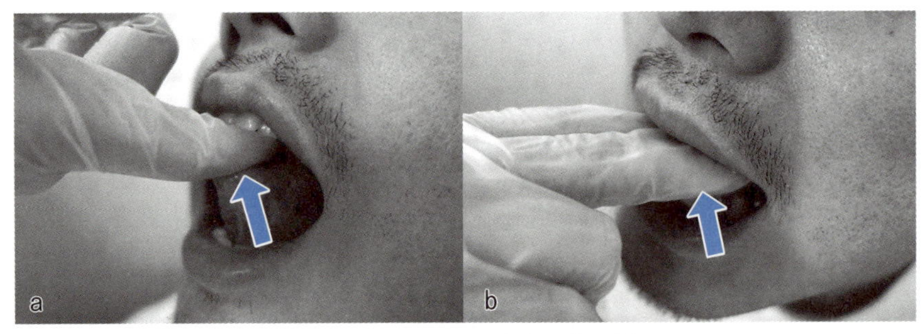


図5●舌の押しつぶし能力を指で計る

る．また，舌圧の低下は，食事中のむせや嚥下時の食物残留といった嚥下障害の症状とも関連する．武内らは，構音障害を有する嚥下障害患者の最大舌圧は平均18.7 kPaであり，健常対照群の28.5 kPaと比較し有意に低下していたと報告している[3]．男性の嚥下障害患者を対象とした高木らの研究によると，最大舌圧が低下した患者（平均19.3 kPa）では咽頭残留を認めると報告している[4]．サルコペニアによる嚥下障害は，舌を含む嚥下筋に筋萎縮を生じ，嚥下運動の出力低下によって口腔や咽頭への食物残留，誤嚥を来たすと考えられる．嚥下障害の評価として，舌の筋力を計測することは重要であり，最大舌圧の値が有用な指標となる．舌圧と食形態との関連を調査した研究によると，常食摂取者と比較し，調整食（五分食，刻み食，ミキサー食など）を摂取している患者では，最大舌圧の値は有意に低下している[5]．常食を摂取するための目安は約25 kPa以上で，20 kPa未満では何らかの食形態の調整が必要という目安が参考になる．

舌圧は舌運動能力と嚥下機能を評価するための有用な指標であり，臨床場面で活用する機会は多い．嚥下障害の診断だけでなく，舌圧測定器を用いた訓練とその効果判定にも利用することができる．客観的な数値は患者にも理解しやすく，舌圧値の経時的変化を見せることで訓練の動機づけにもなる．舌癌術後患者では，舌と口蓋の接触が不足する場合に舌接触補助床（PAP）を適用するが，作成の際には舌圧測定を指標とした調整が有効である．

### 文献


1）津賀一弘，吉川峰加，他：「舌圧」という新しい口腔機能の評価基準が歯科医療にもたらす可能性．GC CIRCLE 139：28-34，2011．

2）Utanohara Y, Hayashi R, et al：Standard values of maximum tongue pressure taken using newly developed disposable tongue pressure measurement device. Dysphagia 23：286-290, 2008.

3）武内和弘，小澤由嗣，他：嚥下障害または構音障害を有する患者における最大舌圧測定の有用性～新たに開発した舌圧測定器を用いて～．日摂食嚥下リハ会誌 16：165-174，2012．

4）高木大輔，藤島一郎，他：嚥下評価時の咽頭残留と握力・舌圧の関連．日摂食嚥下リハ会誌 18：257-264，2014．

5）田中陽子，中野優子，他：入院患者および高齢者福祉施設入所者を対象とした食事形態と舌圧，握力および歩行能力の関連について．日摂食嚥下リハ会誌 19：52-62，2015．


（福岡 達之）

# 8 頸部筋力の見方は?



**要旨** 頸部筋力は，舌骨上筋群の筋力の一部を反映すると考えられ，舌骨喉頭挙上の評価および訓練の指標として重要である．頸部筋力を評価する方法として，頭部の重さを負荷とするGSグレードや頭部挙上テストを利用することができる．また，徒手筋力検査法により頭頸部筋力や開口力を判定する方法があり，頭部挙上訓練や開口訓練の指標として有用である．

## I 頸部筋力と嚥下障害の関係

咽頭期の嚥下運動において，舌骨上筋群（顎二腹筋前腹，顎舌骨筋，オトガイ舌骨筋）は，舌骨下筋群のひとつである甲状舌骨筋とともに舌骨喉頭挙上に作用している．舌骨上・下筋群は頸部の前面に付着することから前頸筋群とも呼ばれる．これらの前頸筋群に筋力低下が生じると，嚥下時の喉頭挙上量が不足し，食道入口部開大不全や食塊の通過障害など咽頭期嚥下障害を来たす．そのため，舌骨上筋群の筋力を評価することが重要と思われるが，舌骨上筋群の筋力を客観的に測定する方法は確立されていない．現在，利用できる手段としては，頭部挙上筋力や頭頸部の屈曲力，開口力をみる方法がある．頭頸部を屈曲する主動作筋は，胸鎖乳突筋，椎前筋群（頭長筋，頸長筋など）であるが，舌骨上筋群も補助筋として収縮している．高齢者を対象とした研究では，頭部挙上筋力は嚥下障害，栄養障害と関連しており，嚥下障害重症度のスクリーニング方法として有用であることが報告されている[1]．舌骨上筋群は開口筋としても作用するため，最大開口力を指標とする方法があり，開口力は特に高齢男性においてサルコペニアの影響を受けやすいことが報告されている[2]．

## II 頸部筋力の評価方法

### 1. GSグレード（図1）[3]

GSグレードは舌骨上・下筋群の筋力を測定する簡便な方法である．臥位で患者の頸部を他動的に最大屈曲位にし，下顎を引いたまま保持するよう指示する．その後，検者が手を離し自力で静止保持するまで頭部が落下する程度を観察する．評価は4段階のグレードで判定する（表1）．

### 2. 頭部挙上テスト[4]

頭部挙上訓練の負荷量を調節するために開発された方法であるが，頭部挙上筋力の指標として

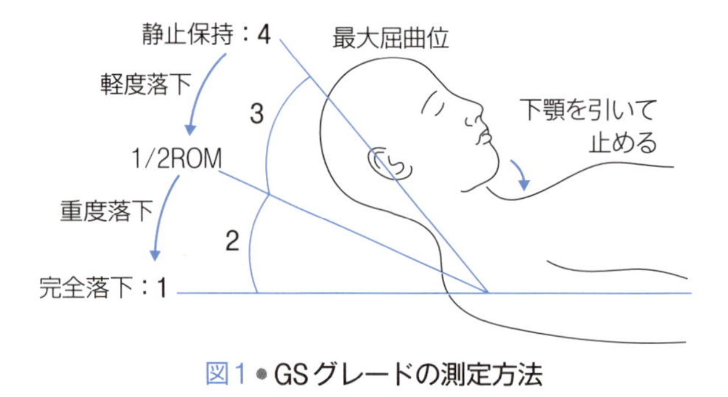


図1 ● GSグレードの測定方法

表1 ● GSグレードの判定基準

| | |
|---|---|
| 1：完全落下 | 途中で保持できず床上まで落下する |
| 2：重度落下 | 頸部屈曲可動域の2分の1以上落下するが止まる |
| 3：軽度落下 | 可動域の2分の1以内で落下が止まる |
| 4：静止保持 | 最大屈曲位で落下せずに止まる |

表2 ● 徒手筋力検査法

| | |
|---|---|
| 0（Zero） | 筋収縮，関節運動は全くおこらない |
| 1（Trace） | 筋収縮が目に見える，または触知できるが，関節運動はおこらない |
| 2（Poor） | 重力の影響を除けば全可動域動く |
| 3（Fair） | 徒手抵抗には抗することができないが，全可動域動く |
| 4（Good） | ある程度（中等度～強度）の抵抗に抗して全可動域動く |
| 5（Normal） | 正常 |

も参考になる．方法は，臥位で頭頸部屈曲を保持できる最大持続時間（持続法）と最大反復回数（反復法）を測定する．実際の訓練には持続法と反復法の各50%を患者の負荷量として設定する．

### 3. 徒手筋力検査法による頭頸部屈曲の評価（表2）

徒手筋力検査法（Manual Muscle Testing；MMT）は，徒手によって筋力を判定する検査法である．頭頸部筋力をMMTで測定する場合，マニュアルに従えば臥位で複雑な指示を必要とするため，言語聴覚士が臨床場面で実施する頻度は少ないと思われる．筆者は，座位で実施する簡便な方法を用いている．頭頸部前屈の可動域を確認した後，患者の額にある程度の抵抗（中等度～強度）を加え，その抵抗に抗して全可動域動かすことができるかを評価する（図2）．頸椎症やその他の可動域制限がなければ，座位でも3（Fair）～5（Normal）の判定をすることができる．

### 4. 開口力

舌骨上筋群は，舌骨を上前方に牽引する以外にも，開口運動にも作用する筋である．安静時の閉口位から最大開口を確認した後，徒手的に閉口方向への抵抗を加え，その抵抗に抗して開口できるかMMTにより評価する（図3）．この方法は舌骨上筋群に対する筋力トレーニングとしても利用できるが，顎関節症のある患者では禁忌である．開口力を測定する機器として開口力トレーナーも開発されている（図4）．

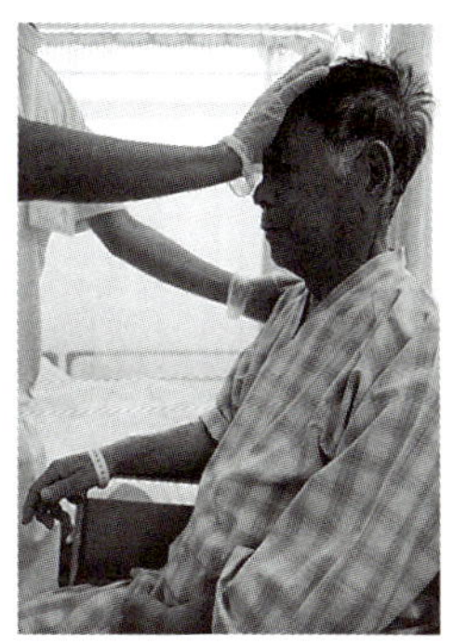
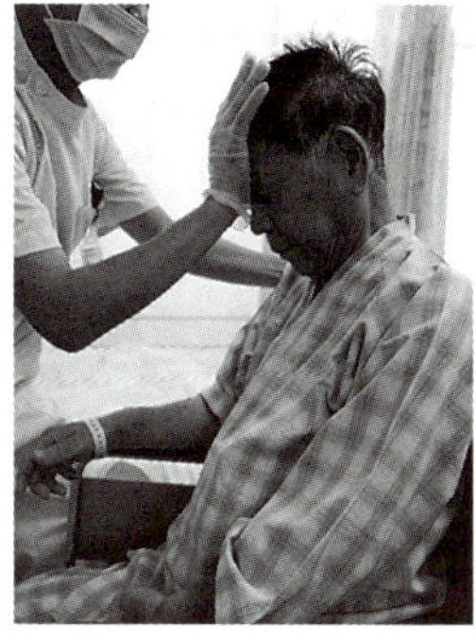

図2●頭頸部筋力（屈曲）の評価

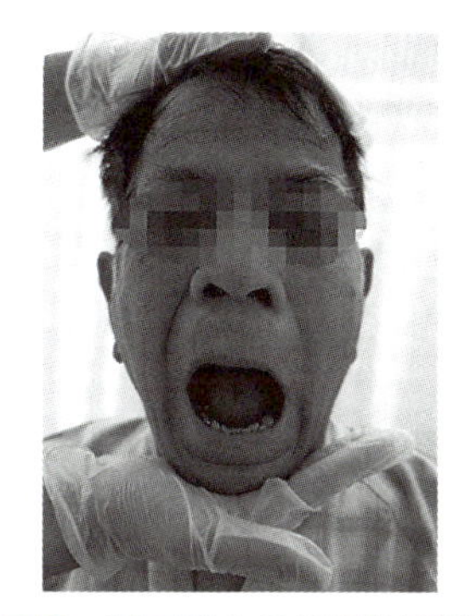

図3●開口筋力の徒手的評価

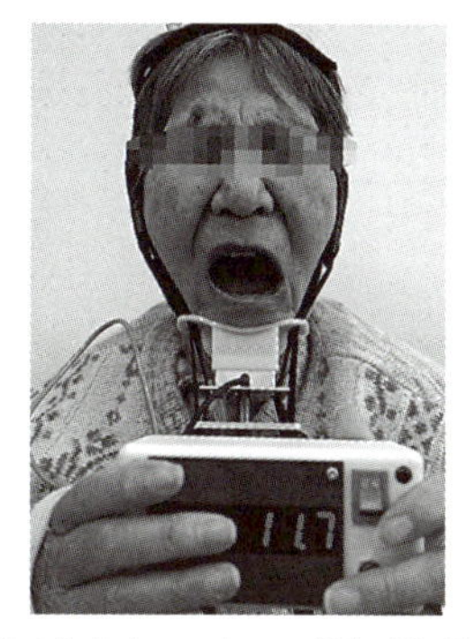


図4●開口力トレーナー（リブト株式会社）


### 文献

1） Wakabayashi H, Sashika H, et al：Head lifting strength is associated with dysphagia and malnutrition in frail older adults. Geriatr Gerontol Int 15：410-416, 2015.

2） Machida N, Tohara H, et al：Effects of aging and sarcopenia on tongue pressure and jaw-opening force. Geriatr Gerontol Int. 2016. Epub ahead of print.

3） 吉田　剛，内山　靖，他：喉頭位置と舌骨上筋群の筋力に関する臨床的評価指標の開発およびその信頼性と有用性．日摂食嚥下リハ会誌 7：143-150，2003.

4） Maeda H, Fujishima I：Optimal load of head-raising exercise-sustained head-lift time and number of head-lift repetitions in Japanese healthy adults. Deglutition 2：82-88, 2013.


（福岡　達之）

# 9 スクリーニング検査の種類と実施のポイントは?

要旨 スクリーニング検査は，嚥下機能の程度を推定するために欠かせない評価である．いずれの検査も簡便に実施可能であるが，判定基準だけでなく，患者の反応を注意深く観察することで得られる情報は多い．スクリーニング検査を正確に実施することで，経口摂取開始の可否や至適食形態，嚥下造影検査などのさらに詳しい検査の必要性について判断できるよう心がける．

## I スクリーニング検査の前に

スクリーニング検査に先立ち，患者の意識レベル，バイタルサイン，認知機能を評価しておく．意識障害や嚥下関連器官の著しい運動障害，嚥下反射惹起不全がある場合は，多量の誤嚥や窒息のリスクを伴うため，スクリーニング検査が実施可能かどうかの判断も重要である．適用としては，少なくとも声かけにより覚醒し，著しい舌運動障害がない，自然状況下での唾液嚥下あるいはアイスマッサージにより嚥下反射が惹起するなどが目安となる．水や食物を用いる場合は，検査の前に十分な口腔ケアを行っておくことも大切である．

## II スクリーニング検査を行う意義

スクリーニング検査は，特別な機器や用具を必要とせず，どこでも簡便に実施できることが利点である．各テストは容易に実施することができるが，注意深く観察することにより得られる情報は多い．判定基準だけを記録するのではなく，検査中に観察される患者の反応や嚥下関連器官の動き，むせのタイミング等についても評価する．嚥下障害の診断には，嚥下造影検査（VF）がgold standardとされているが，被曝の問題や検査に要する人的・時間的負担から全例に適用するのは現実的ではない．スクリーニング検査とプロフィールの詳しい観察を行うことで，経口摂取開始の判断や至適食形態の決定，訓練方法についての手がかりを得ることができる．

## III 主なスクリーニング検査と実施方法

### 1．反復唾液嚥下テスト（Repetitive Saliva Swallowing Test；RSST）[1)]

#### ①方法

患者の舌骨および喉頭隆起に指腹をあて，唾液を繰り返し嚥下させる．患者には「できるだけ何回も“ごっくん”とつばを飲み込むことを繰り返してください」と説明する．

ストップウォッチを使用し，30秒間での唾液嚥下回数をカウントする．嚥下運動に伴い舌骨喉頭は前上方に挙上し，正常であれば一横指分を越える喉頭挙上が確認できる．嚥下障害患者では，1回目の嚥下が可能であっても，2回目以降に時間がかかり，不完全な喉頭の上下運動を繰り返すことが観察される．

### ②判定基準

3回未満／30秒間を異常と判定する．スクリーニング値を3回とした場合，VFでの誤嚥検出は，感度0.98，特異度0.66と報告されている[2]．

### ③実施のポイント

口腔乾燥が強い患者では，実施前に水に浸した綿棒等で口腔内を軽く湿潤させるか，人工唾液（サリベート®）を噴霧した後に実施してもよい．嚥下に伴う舌骨の触診が困難な場合は，喉頭隆起の上下運動のみ触知する．球麻痺患者では，嚥下反射惹起不全により「見せかけの喉頭挙上」を繰り返す場合があるので，誤ってカウントしないよう注意が必要である．

## 2. 改訂水飲みテスト（Modified Water Swallowing Test；MWST）[3]

### ①方法

検査姿勢は座位または誤嚥が起こりにくい体幹後傾位とする．3mLの冷水をシリンジで口腔底に注入し，指示嚥下させる（図1）．

### ②判定基準（表1）

結果は5段階で判定し，段階4以上であれば，最大でさらに2回繰り返し，最も悪い場合を評価とする．段階1および3については，むせ，湿性嗄声，呼吸変化の所見によりさらに2段階のプロフィールがある．段階3以下で嚥下障害が疑われ，VFの誤嚥検出は，感度0.70，特異度0.88と報告されている[4]．

### ③実施のポイント

冷水の注入は，舌背ではなく口腔底に行うことが重要である．また，シリンジでの注入は通常の液体摂取法と異なるため，注入速度が速すぎない様に注意する．認知機能が低下した患者では，シリンジを口元に持っていくと開口しない，あるいは頸部が過伸展することがあるが，正確に計量すれば，スプーンから摂取させても臨床的には問題ない．嚥下は視診あるいは触診により観察し，頸部聴診法と$SpO_2$測定を併用することで誤嚥検出の精度を高めることが重要である．判

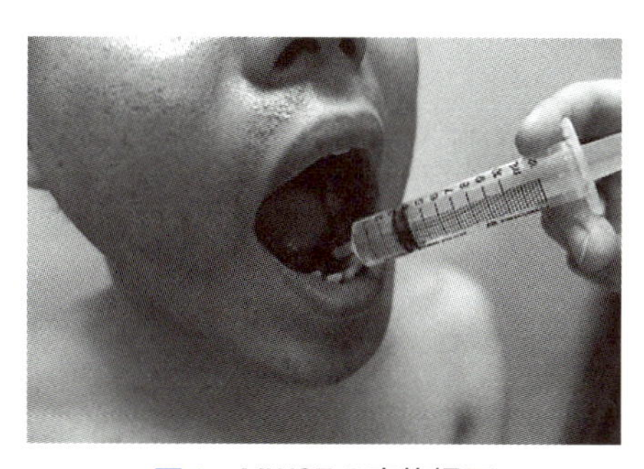

図1 ● MWSTの実施場面

表1 ● 改訂水飲みテスト（MWST）の判定基準

| 段階 | 所見 |
|---|---|
| 1 a | 嚥下なし，むせなし，湿性嗄声 or 呼吸変化あり |
| b | 嚥下なし，むせあり |
| 2 | 嚥下あり，むせなし，呼吸変化あり |
| 3 a | 嚥下あり，むせなし，湿性嗄声あり |
| b | 嚥下あり，むせあり |
| 4 | 嚥下あり，むせなし，呼吸変化なし，湿性嗄声なし |
| 5 | 4に加えて追加嚥下が30秒以内に2回可能 |

定基準の他，覚醒状態や姿勢，嚥下時の口唇閉鎖，下顎挙上，口腔保持，送り込みに要する時間，むせのタイミング等を観察し記録する．誤嚥リスクが高いと予測される嚥下障害者では，1mLの冷水またはとろみを添加した少量の水からテストを行う．

## 3. 30mL水飲みテスト[5)]

### ①方法

患者に常温水30mLを入れたコップを手渡し，「この水をいつものように飲んでください」と指示する．30mLの水を飲み終わるまでの時間と嚥下回数を測定し，飲み方やむせ，湿性嗄声の有無を観察する．

### ②判定基準（表2）

結果は5段階で判定し，段階3以上を異常とする．段階の数値がMWSTと逆であることに注意する．

### ③実施のポイント

本検査によって誤嚥の検出精度は上がるが，重度の嚥下障害患者では大量誤嚥の危険性もあるため，MWSTで異常を認める患者には実施しない．判定基準の他，口唇から水が流出する，すする様に飲む，むせているのに続けて飲む，検査後しばらく経ってからむせる等が観察のポイントである．

## 4. フードテスト(Food Test；FT)[3)]

### ①方法

ティースプーン1杯（約3～4g）のプリン，粥（米粒があるもの）または液状食品を介助にて口腔内に取り込ませ，指示嚥下させる．1回の嚥下ごとに口腔内を確認し，食物残留および部位を評価する．口腔内の残留部位は舌上を中心に口腔前庭および口蓋を観察し，左右差があれば記録しておく．

### ②判定基準（表3）

判定はMWSTと同様であるが，1回の嚥下ごとに口を開けてもらい，口腔内残留を評価する点で異なる．所見の組み合わせによりさらに細かい段階に分けられる．嚥下障害患者では，口腔残留と咽頭残留は相関があるといわれている．

### ③実施のポイント

検査の前に，口腔内の衛生状態，下顎と舌の運動範囲，嚥下反射の有無を確認しておく．検査は通常の摂食姿勢で行うが，頸部の過伸展がある場合は調整し，患者によっては誤嚥しにくいリ

表2 ● 30 mL水飲みテストの評価基準

| | |
|---|---|
| 1 | 1回でむせることなく飲むことができる |
| 2 | 2回以上に分けるが、むせることなく飲むことができる |
| 3 | 1回で飲むことができるが、むせることがある |
| 4 | 2回以上に分けて飲むにもかかわらず、むせることがある |
| 5 | むせることがしばしばで、全量飲むことが困難である |

表3● フードテスト（FT）の判定基準

| | |
|---|---|
| 1 a<br>b | 嚥下なし，むせなし，湿性嗄声 or 呼吸変化あり<br>嚥下なし，むせあり |
| 2 | 嚥下あり，むせなし，呼吸変化あり |
| 3 a<br>b<br>c | 嚥下あり，むせなし，湿性嗄声あり<br>嚥下あり，むせあり<br>嚥下あり，むせなし，湿性嗄声なし，呼吸変化なし<br>口腔内残留あり |
| 4 | 嚥下あり，むせなし，呼吸変化なし，湿性嗄声なし<br>口腔内残留あり，追加嚥下で残留消失 |
| 5 | 4に加えて追加嚥下が30秒以内に2回可能<br>口腔内残留なし |

クライニング位の姿勢で実施する．検査に用いた食品はカルテに記録しておく．判定基準の他，口唇閉鎖，送り込み運動，嚥下までに要する時間，むせのタイミング等を観察する．

### 5. 固形食の咀嚼嚥下テスト

フードテストでは，咀嚼を必要としない食品を用いることが多いが，これらの食品だけで患者に適した食形態を決定したり，咀嚼嚥下能力を正確に評価することはできない．硬さ，付着性，粘度の異なる様々な固形食を試食させることで，食物の取り込みから咀嚼・食塊形成，送り込み，嚥下までの一連の咀嚼嚥下を評価することができる．咀嚼嚥下負荷のテスト食品としては，ソフトせんべい，クッキー，米飯などを用いるのが適切と思われる．市販の咀嚼開始食品（プロセスリード®，大塚製薬）やユニバーサルデザインフード（区分1～3）を利用してもよい．

#### 文献


1）小口和代，才藤栄一，他：機能的嚥下障害スクリーニングテスト「反復唾液のみテスト」（the Repetitive Saliva Swallowing Test：RSST）の検討（1）正常値の検討．リハ医学 37：375-382，2000.
2）小口和代，才藤栄一，他：機能的嚥下障害スクリーニングテスト「反復唾液のみテスト」（the Repetitive Saliva Swallowing Test：RSST）の検討（2）妥当性の検討．リハ医学 37：383-388，2000.
3）才藤栄一：「摂食・嚥下障害の治療・対応に関する統合的研究」総括研究報告書．平成13年度厚生科学研究費補助金（長寿科学総合研究事業）．1-17，2002.
4）戸原　玄，才藤栄一，他：Videofluorographyを用いない摂食・嚥下障害評価フローチャート．日摂食嚥下リハ会誌 6：196-206，2002.
5）窪田俊夫，三島博信，他：脳血管障害における麻痺性嚥下障害－スクリーニングテストとその臨床応用について－．総合リハ 10：271-276，1982.


（福岡 達之）

# 10 気管切開患者の評価はどのように行う?

**要旨** 気管切開は，呼吸を補う目的で気管を開窓し，声門下の気管と前頸部の皮膚をつなぐ空気の通り道を作る術式で，気管切開孔（以下，気切孔）に気管カニューレ（以下，カニューレ）を挿入して管理する．言語聴覚士は，気管切開・カニューレ挿入による嚥下機能への影響と合併症を知り，カニューレおよび付属物の種類とその特徴を知ることが必要である．そして①認知機能および呼吸・発声機能評価，②嚥下機能評価，③患者に適したカニューレの選択，気管孔閉鎖の検討など，医学的管理を含め医師・看護師等との協力のうえ実施する．本項は，36 気管切開患者の嚥下訓練の進め方は?と関連し，両項とも自発呼吸の気管切開患者を想定している．

## I 嚥下評価の前に

### 1. 気管切開・カニューレ挿入による嚥下機能への影響

気管切開術の適応について，鈴木らは，①気道閉塞，②下気道分泌物貯留に対する処置と予防，③呼吸不全を挙げている[1]．気管切開・カニューレ挿入により呼吸および下気道の管理は可能となるが，嚥下機能には悪影響をおよぼす可能性がある．その影響は報告により様々だが，喉頭の前方移動・挙上の制限，声門下圧の低下，喉頭・気管の感覚低下に伴う咳嗽反射閾値の上昇，膨らんだカフによる食道への圧迫等が原因であろうと考えられている．また，嚥下運動と無関係に呼吸をするようになり，嚥下のタイミングがずれやすくなる[2]とも述べられている．つまり，気管切開による空気の経路の変更とカニューレ挿入という物理的な要因により，声門閉鎖，咳嗽，喉頭クリアランス，喉頭閉鎖，食道入口部の開大などに複合的な作用をもたらし，誤嚥を生じやすい状態になっている．高齢気管切開患者では，嚥下造影検査（VF）にて誤嚥ありの全例に不顕性誤嚥を認めたという報告もあり[3]，高齢者には十分な評価が必要である．

### 2. 気管切開・カニューレ挿入による合併症，管理上のトラブル

#### ①声帯・喉頭の機能不全

喉頭を通した生理的な呼吸を行えず，声門および喉頭閉鎖が不十分，呼気流による気道防御が困難で誤嚥を助長する→適切な評価によりスピーチカニューレへの変更やカニューレ抜去を検討する（36参照）．

#### ②気管孔周囲や気管内のびらん・肉芽，気管内出血

カニューレの挿入角度・深さ・内径の不適や固定不良・ずれ，吸引の刺激などによる合併症→

気管内径に適したサイズの気管切開チューブを使用すること（主治医や耳鼻咽喉科医などの判断）．挿入角度の不良は外見上から明らかな場合がある．少しの体動で激しく咳きこむ，痰に血が混じる，気切孔閉鎖訓練で呼吸苦を訴えるなどの症候で肉芽形成などを疑う．肉芽の好発部位は気管孔周囲，カニューレの先端，カフ周囲など．耳鼻咽喉科医による内視鏡評価と治療，カニューレホルダーによる固定を確実に行うなどの対応が必要（首回りの皮膚トラブルに注意）．

**③気管軟化症**

気管・気管支が吸気時に拡張し，呼気時に狭窄し虚脱状態になる病態で，後天的原因としては気管切開や気管挿管後に生じるものが最も多く，症状は咳や喘鳴，呼気性の呼吸困難[4,5]．

ほかにも，気管腕頭動脈瘻，気管狭窄，気管穿孔，肺炎，縦隔炎，気管食道瘻など様々な合併症がある．

管理上のトラブルとして挙げられるのは，カニューレの自己抜去や不用意な脱落（抜去時の対応をあらかじめ決めておく．例えば挿入にやや技術を要するレティナカニューレの抜去時は，対応できる専門医が不在の場合，気管カニューレを挿入し気管孔を確保するなど），分泌物・痂疲によるカニューレ閉塞，乾燥，誤挿入（抜けかけたカニューレを押し込んだ場合などに，カニューレの先端が移動しており，皮下や縦隔へ迷入する危険性がある），カフ圧管理の問題などがある．

## 3. カニューレおよび付属物

気管切開患者は誤嚥・窒息の危険性があり，カニューレおよび付属物の種類や特徴を熟知する必要がある．カニューレ各部の名称は図1に示す．各製品の添付文書や独立行政法人医薬品医療機器総合機構の医療安全情報を読み，起こりうる事故や対処法を知り，安全に留意する．カニューレの分類は表1[1]に示す．カフ付，窓ありカニューレの挿入状況を図2に示す．付属物でよく使うのは人工鼻，一方向弁（ワンウェイバルブ，スピーチバルブ），キャップ（気切孔を閉鎖），トラキマスクなどがある．

表1 ● 構造からみたカニューレの分類（文献1）

- 単管か複管か
- カフの有無
- 側孔の有無
- 吸引ラインの有無
- スピーチラインの有無
- 長さ調節機構，角度調節機構の有無
- カフ圧調節機構，カフ空気注入機能の有無
- 特殊形状のカニューレ
  - フォームカフ付き
  - 喉頭全摘者用
  - ボタン型気管カニューレ
  - Tチューブ　など

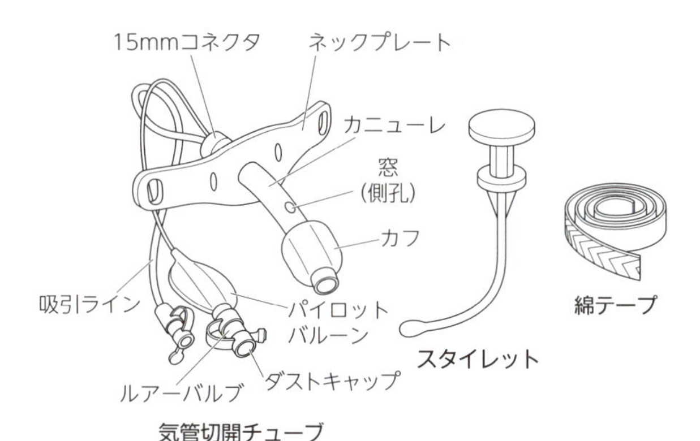


図1 ● カニューレ各部の名称（泉工医科工業株式会社「メラ ソフィット」添付文書より）

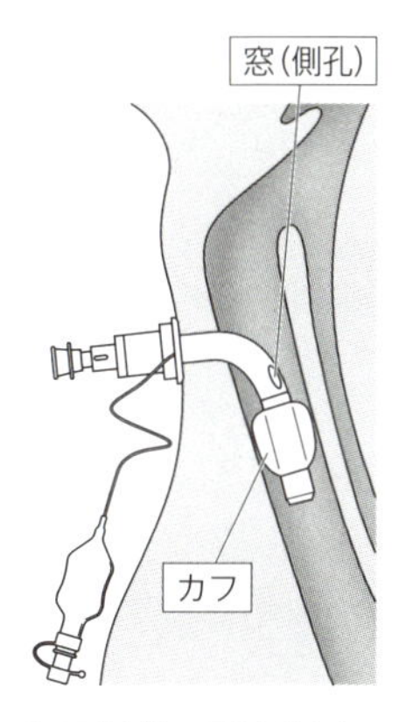


図2 ● カフ付き，窓ありカニューレ（スミスメディカル・ジャパン株式会社パンフレットより）

### 4. スピーチカニューレと一方向弁またはキャップ使用のメリット

スピーチカニューレで一方向弁かキャップを使用すると，喉頭を通した呼吸が可能になる．これにより呼気流が気道から喉頭腔を経て口腔・鼻腔を通り，喉頭腔に侵入した分泌物などの喀出を可能にする効果が期待できる．また声門下圧が生じることで嚥下時の喉頭閉鎖が改善することが考えられる．清原らは気管切開孔開存と閉鎖状態で嚥下動態を比較し，喉頭を通した呼吸により嚥下反射および咽頭クリアランスの改善傾向を認めたとを報告している[6]．可能な限り速やかにスピーチカニューレへの変更を検討し，一方向弁またはキャップを使用した呼吸・発声を嚥下機能評価に先駆けて行うとよい．

## II 気管切開患者の嚥下評価

全身状態が安定し，医師や看護師の評価・訓練への十分な協力が得られることが実施の前提条件である．病歴から，気管切開が必要であった理由と現在対象者が使用しているカニューレのタイプおよび現在の状況を確認する．現在の状況＝どこまで試しているのか，によりアプローチのポイントと方法が異なる．例えば，二重管のスピーチカニューレが挿入されているが，内筒窓ありを試していない場合は，まず呼吸・発声機能から評価を開始する．既に内筒窓ありを試しており，呼吸・発声に問題がなければ，カニューレ抜去や嚥下評価実施について検討することができる．

嚥下への影響を鑑み，カニューレ抜去後に嚥下評価・訓練を行うことが好ましいが，本項ではスピーチカニューレ挿入下で一方向弁かキャップを使用し，声門下圧を得られる状態での評価について概説する．

### 1. 評価前の確認項目

#### ①認知機能

指示に従えるか，呼吸苦などの症状を訴えられるかは非常に重要．

#### ②口腔，咽頭の衛生

ケアを徹底．

#### ③安静時の唾液嚥下の様子

嚥下回数や嚥下後のむせがあるかなど観察．

#### ④気管内吸引の頻度と痰の量や性状，カニューレ内腔の汚染状況

頻回に吸引が必要で，粘稠痰で，カニューレ内腔の汚染も強い場合は，唾液誤嚥や肺炎など感染の影響が大きいと考えられる．評価時期として適切なのかを主治医と相談する．また漿液性の分泌物が主体であり，痰の貯留は一度吸引すればクリアになり，カニューレ内腔の汚染も強くないなどの場合は，カニューレの挿入が刺激となり分泌物が増えている可能性もある．

#### ⑤カフ上部の吸引物量

吸引量が少ないことは，カフの脱気および嚥下評価・訓練可能と判断する条件の一つである．野原らはカニューレ抜去のパスの検討として，カフ上部の1日吸引量が20 mLを目安にパスを開始している[7]．カフ圧やカフのフィットが不適切な場合，カフを越えて気道内へ分泌物が侵入す

ることがあり，この場合はカフ上の吸引量が参考にならないため注意が必要．

**⑥カフ圧の確認**

現在のカフ圧を確認．圧を高くしても誤嚥は防ぎきれず，気管壁の圧迫による血流の途絶から壊死に至る場合もある．20～25mmHg（1mmHg=1.36cm$H_2O$）など圧の基準が示されているが[8]，至適な圧をカフ圧計で管理する．カフ圧ではなく注入する空気量による管理の場合，気道の形状に個人差があり実用的ではない．カフ圧の調整により咳嗽や分泌物が減少する場合もある．

**⑦咳嗽**

自発的な咳嗽の可否や喀出力（痰が口から出せるかなど）を確認．

## 2. 評価方法

RSST，MWSTとあわせて実施でき，誤嚥を簡便に検出できる方法として着色水テスト（blue dye test：青色の色素で着色した水を嚥下し，気切孔からの着色吸引物の有無を調べる）がある．2～3分以内に気切孔から色素が出れば異常．ただし，5分以上するとほとんどの症例で少量の色素は流出してくるとされている[9]．水の誤嚥が想定される場合は，着色水にとろみをつけるか，紫や緑など色の分かりやすいゼリーを使って同様に評価するとよい．カフを脱気して行うか否かは症例により検討する．気切孔からの着色吸引物が多い場合，直接訓練の適応等について嚥下内視鏡検査（VE）やVFを検討する．カフありで行う場合は，カフ上吸引量も確認する．カフ上着色吸引物量の定期的な評価で減少が確認されれば，唾液誤嚥が減少傾向にあり，カフを脱気できるかの目安になる．有岡らは，気管切開患者のスクリーニングとしてカフ上吸引物量を指標とすることを検討している[10]．

### 文献

1）鈴木康司，堀口利之：気管切開患者の嚥下リハビリテーション．臨床リハ 12：785-790，2003．
2）津田豪太：重度摂食・嚥下障害に対する外科的治療．日獨医報 46：59-65，2001．
3）稲本陽子，小口和代，他：高齢者気管切開患者の摂食・嚥下障害．日摂食嚥下リハ会誌 10：274-281，2006．
4）水野勇司：さまざまな事故や合併症に注意が必要～気管切開の管理～．難病と在宅ケア 17：31-34，2011．
5）奈良正之，玉田勉：気管・気管支軟化症．呼吸 34：304-308，2015．
6）清原英之，梅﨑俊郎：気管切開孔開存と閉鎖状態における嚥下動態の比較．耳鼻 57：65-69，2011．
7）野原幹司，小谷泰子，他：Ⅱ-2-19 摂食・嚥下障害症例に対するクリニカルパス（1）気管カニューレ抜去のパス．日摂食嚥下リハ会誌 8：256，2004．
8）堀口利之：気管切開と誤嚥防止手術．難病と在宅ケア 21：19-22，2015．
9）藤島一郎：脳卒中の摂食・嚥下障害，第2版．医歯薬出版，2000，p80．
10）有岡享子，石田　瞭，他：気管切開患者における摂食・嚥下機能のスクリーニングテストの検討．日摂食嚥下リハ会誌 13：225-230，2009．

（萩野　未沙）

# 11 頸部聴診法で何が分かる?

**要旨** 頸部聴診法とは，嚥下時に生成される嚥下音や，嚥下前後での呼吸音を評価することで嚥下障害を推定するスクリーニング方法である．二相性食品での喉頭侵入や嚥下惹起のタイミングを確認できるなど，臨床評価として得られる情報は多い．しかし，嚥下障害と嚥下音との関連については一定の見解が得られていないため，他の嚥下機能評価法と併用する．

## I 頸部聴診とは

頸部聴診法は，嚥下時に咽頭部で生成される嚥下音や，嚥下前後の呼吸音を聴取することで，嚥下障害を推定する方法である．非侵襲的であり，簡便性が高いため，嚥下障害のスクリーニングとして定着している．ベッドサイドでのスクリーニングや摂食訓練の際に頸部聴診を用いて，嚥下機能や呼吸の評価を行うことができる．

### 1. 嚥下音

嚥下音は，Initial Discrete Sound（喉頭挙上，喉頭蓋反転の後に起こる），Final Discrete Sound（食塊の大半が食道にあるときに開始し，食塊後端が喉頭蓋谷の高さにあるときに終了する）の2つのクリック音と，その間のBolus Transit Sound（食塊が食道入口部を通過するときに起こる）に分けられる[1,2]．これら3つの音は非常に短い時間に発生するので，聴診器では一つの音に聞こえる[2]．

### 2. 呼吸音

頸部聴診による呼吸音の評価は，主に嚥下中や前後での呼吸パターンの変化や誤嚥に伴う嗽音，咽頭残留による水泡音を聴取する．以下，嚥下音と呼吸音の評価方法について解説していく．

## II 頸部聴診の手順

### 1. 聴診器具と聴診部位

聴診器は，基本的にはシングルタイプ，ダブルタイプ，成人用，小児用どのタイプでも聴診は可能である．チェストピースが大きいタイプは，乳幼児に使用する場合は接触子が浮き，聴取できないことがある．頸部筋が萎縮した高齢者では小児用を用いると便利である．咽喉マイク（図1）を用いると，評価者が両手を使える，複数の検査者が同時に判定できる，嚥下音をフィー

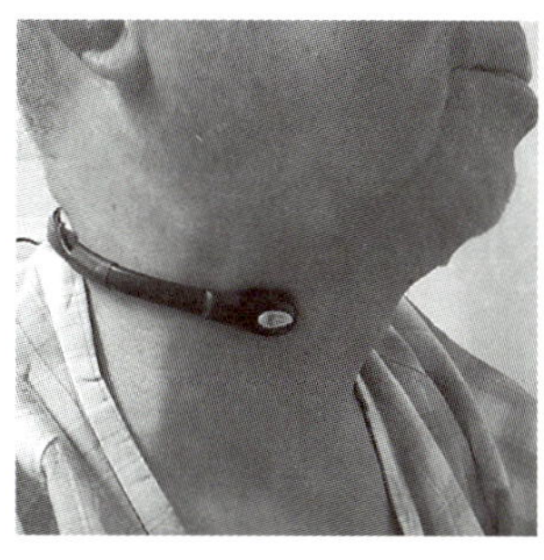
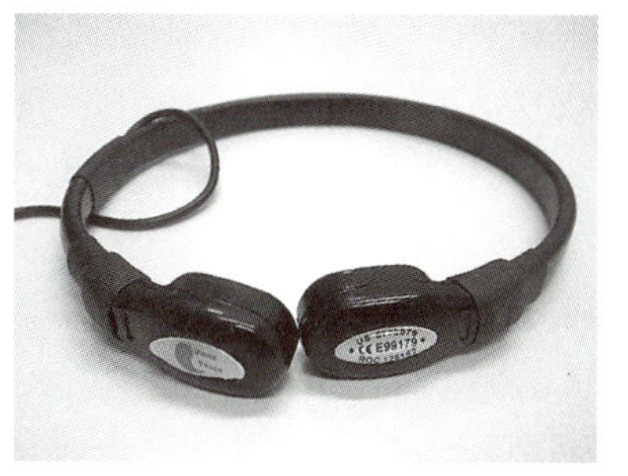

図1● 咽喉マイク（南豆無線電機，SH-12iK）による頸部聴診

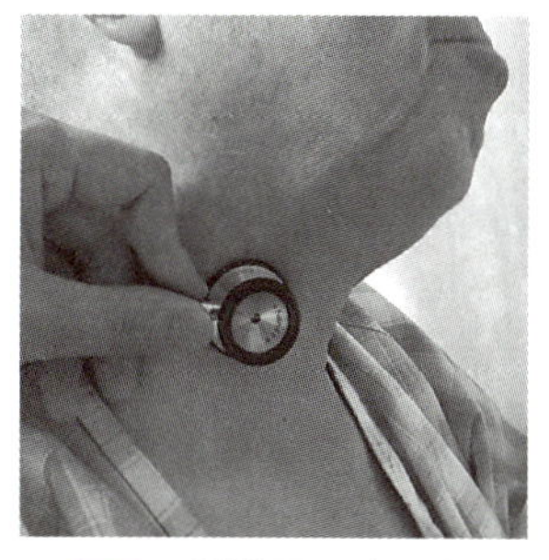

図2● 聴診器の当て方

ドバックできるなど，さらに頸部聴診の利用方法が広がる．

聴診部位としては，輪状軟骨直下の気管側壁部が適切とされているが，聴診器は接触面積が広いため，筆者は甲状軟骨の側方部に聴診器を軽く当てている（図2）．この際，できる限り頸部の皮膚表面の形状に沿ってチェストピースを当て，皮膚の接触面積を広くとる．頸部を触られることに抵抗を感じる患者もいるため，声かけをしてから聴診器を当てたり，寒い時期にはチェストピースを手でこすって温めてから当てるなどの配慮が必要である．

## 2. 直接嚥下訓練および食事前に行う評価

食事中に呼吸変化を生じる患者もいるため，安静時の呼吸の回数（通常12～16回／分），深さ，リズムを把握する．また嚥下後には喉頭侵入や誤嚥，咽頭残留による湿性嗄声，努力性の発声となることもあるため，嚥下前の声質を確認しておく．

呼吸状態の観察や声質の確認を行った後に，頸部聴診による評価を行う．頸部聴診では呼吸回数，深さ，リズムに加えて，気道内の狭窄音や，貯留物による水泡音が聴取できる．舌根沈下や気管での狭窄がある場合には「ヒューヒュー」などの高音性の音や，鼾（いびき）様の狭窄音が聞こえる．唾液や分泌物が咽頭や喉頭に多量に貯留している場合には水泡音が聴取できるが，貯留する量や位置によっては聴取できない場合もある．聴診時の姿勢は座位でも臥位でもかまわない．しかし，舌根沈下による狭窄音がある患者では，姿勢によって呼吸音が変化するため，評価時の姿勢は定めておく方がよい．唾液や痰が貯留している患者では，頸部聴診での嚥下機能評価を行う前に，ハフィングや咳嗽，吸引を行い，できる限り咽頭や喉頭の貯留物を排出させ，清音になったことを確認しておく．

## 3. 頸部聴診による嚥下機能評価

嚥下時には，食塊の咽頭移送が行われると呼気相が中断し，嚥下性無呼吸が認められる．食道通過の後には呼気相から呼吸が再開することが多い[3]．しかし嚥下障害がなくても嚥下後に吸気から開始する患者も存在する．また，嚥下後の呼気が非常に短時間で起こり聴診だけでは判断できないことがある．それらの場合，食事に伴い吸気・呼気のパターンが変化していないかを評価することが重要である．呼吸器疾患のある患者では，嚥下と呼吸の協調性が破綻し，誤嚥が増加することが多いため，呼吸音の評価は慎重に行うよう心がける．

嚥下音に関しては，嚥下時の“ギュッ”という努力性の嚥下音は食道入口部の通過障害の所見であり，長い嚥下音，弱い嚥下音，繰り返しの嚥下音（複数回嚥下）は，舌による送り込みの障害・咽頭収縮の減弱・喉頭挙上障害・食道入口部の弛緩不全の所見[4]といわれている．しかし異常嚥下音の発生機序については明らかではないため，今後の研究が望まれる．筆者は嚥下音以外に以下のように頸部聴診を利用している．水分と固形物が混合した食品（二相性食物）では，嚥下が起こる前に水分の咽頭流入（Stage Ⅱ transport）が起こるため，嚥下惹起が遅延した患者や喉頭閉鎖機能が低下した患者では，嚥下前の呼吸音に水泡音がないかを確認している．またワレンベルグ症候群に代表されるように嚥下の惹起性が低下し，視診や触診で嚥下のタイミングを判断できない患者では，嚥下音を用いて嚥下惹起を確認している．

嚥下直後や食後には嚥下前に聴診した呼吸音と比較し，変化がないかを確認する．梨状窩の少量残留（喉頭浸入が起こらない程度の残留）や喉頭蓋谷の残留は，聴診では十分には確認できない．そのようなときには，残留している食塊や水分の位置を変えると水泡音が聴取できる場合がある．筆者は頸部の屈曲伸展や回旋を行ったり，座位から臥位への姿勢変化を行い，再度，聴診で確認している．しかし食塊の位置が変わりむせることもあるため，咳嗽力が低下した患者や追加嚥下が困難な患者など，誤嚥リスクが高い場合は行ってはいけない．

## Ⅲ 頸部聴診法による嚥下機能の評価

前述した通り，嚥下障害と嚥下音との関連については，未だ一定の見解は得られていない．頸部聴診では，嚥下障害を検出する場合は感度88～94%，特異度50～70%，誤嚥を評価する場合は，感度84～86%，特異度56～71%とされている[5]．いずれにおいても頸部聴診によりすべての嚥下障害や誤嚥を同定できるわけではなく，頸部聴診だけで嚥下障害を診断するべきではない[5]．しかし，嚥下造影検査（VF）や嚥下内視鏡検査（VE）が実施できない場合や日々の嚥下機能を評価する場合には，簡便で非侵襲的な頸部聴診は有用であり，得られる情報も多い．頸部聴診による嚥下機能評価は，その他のスクリーニング検査や評価と併用することが大切である．

### 文献

1）Selley WG, Ellis RE, et al：The synchronization of respiration and swallow sounds with videofluoroscopy during swallowing. Dysphagia 9：162-167, 1994.
2）清水良昭：頸部聴診法の臨床応用．歯界展望 116：358-359，2010.
3）千坂洋巳，野崎康夫，他：頸部聴診と音響解析．臨床リハ 11：816-819，2002.
4）大宿　茂：頸部聴診法．老年歯学 28：331-336，2014.
5）Lagarde MLj, Kamalski DM, et al：The reliability and validity of cervical auscultation in the diagnosis of dysphagia：a systematic review. Clin Rehabil 30：199-207, 2016.

（南都 智紀）

# 12 咳嗽の評価はどのように行う?



**要旨** 咳嗽は誤嚥した唾液や食物を排出するための生体の防御反応である. 咳嗽の評価は, 咳嗽力をみる運動的側面と, 咳反射の惹起性をみる感覚的側面の両面から行うことができる. 嚥下障害患者において咳嗽力と咳反射を評価することは, 誤嚥物の排出能力や不顕性誤嚥のリスクを把握する上で重要である.

## I なぜ咳嗽の評価を行うのか

嚥下障害患者では, しばしば咳嗽力の低下や咳反射の閾値上昇が認められる. 咳嗽は誤嚥した唾液や食物を排出するための生体の防御反応であり, 嚥下機能が低下した患者では, 誤嚥リスクを考慮し, 咳嗽機能を評価しておくことが重要である. 咳嗽は咳嗽力をみる運動的側面と気道防御の感受性をみる感覚的側面に分けて評価する. 咳嗽力の異常は誤嚥と関連することが報告されているが, 少量の誤嚥であれば, 十分な咳嗽力によって喀出が可能である. また, 誤嚥性肺炎を繰り返す患者では, 咳反射が低下することが報告されており, 咳テストによって不顕性誤嚥のリスク評価を行うことが有用である.

## II 咳嗽力の評価

### 1. 咳嗽力とは

咳嗽は吸気相, 圧縮相, 呼気相の3相から構成される. 吸気相では横隔膜の収縮, 胸郭の拡張, 声門の開大により深吸気が開始され, 圧縮相では強い声門閉鎖と腹筋群, 内肋間筋などの呼気筋の活動によって気道・胸腔内圧が上昇する. 呼気相に移行すると声門が開大し, 高い気流速度による爆発的な呼気が生じて気道内の異物や分泌物は口側に排出される. 咳嗽力を簡便に評価する方法として, 最大咳嗽流速 (Peak Cough Flow ; PCF, L/min) の測定があり, 咳嗽力の客観的指標として有用である.

### 2. 用意するもの (図1)

ピークフローメータ, フェイスマスク.

### 3. 実施方法

測定姿勢は座位または上体を起こしたベッド上リクライニング位で実施する. ピークフロー

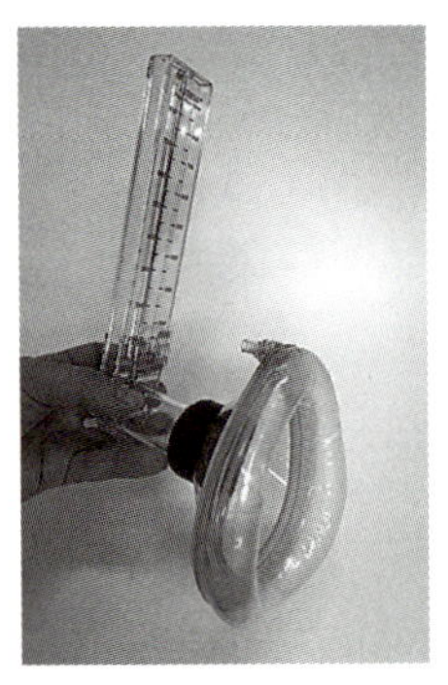

図1 ● ピークフローメータとフェイスマスク
ピークフローメータ（ASSESS・レスピロニクス社）に成人用エアーシールマスク（ミナト医科学）を接続したものを使用

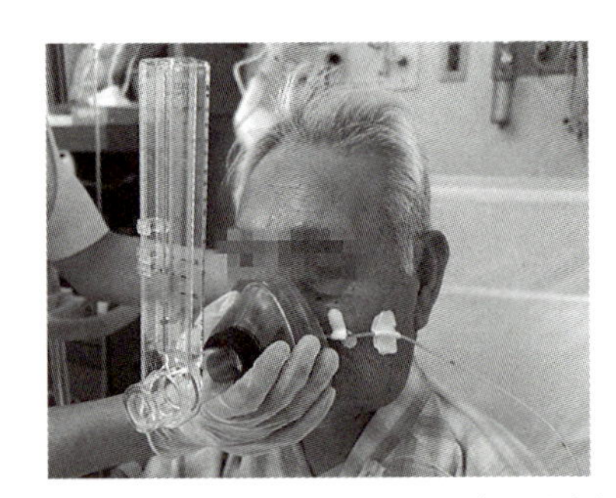

図2 ● 最大咳嗽流速（PCF，L/min）の測定場面

メータを接続したフェイスマスクを患者の鼻と口を覆うようにあて，空気が漏れないように密着させる（図2）．最大吸気の後，フェイスマスクに向けて最大の強さで咳払いを行わせる．患者には「大きく息を吸って，思い切り強い咳をしてください」と説明する．3回程度測定を行い，最大値を記録する．

### 4. 評価基準

咳嗽時に呼出される呼気流速は，健常成人で360～960 L/minといわれている．PCFの値が270 L/min未満の場合，上気道感染などにより痰の粘稠度や量が増加したときには排痰が困難となる．160 L/min未満になると，痰の性状に関係なく，日常的に気道分泌物の除去が困難になると報告されている[1,2]．

## Ⅲ 咳反射の評価

### 1. 咳テストとは

嚥下障害のある脳卒中患者や誤嚥性肺炎を繰り返す高齢者では，咳反射の異常が報告されている[3]．咳反射が低下した患者は肺炎の発症リスクが高く，誤嚥してもむせを生じない例が多いことが指摘されている．咳嗽力が十分であっても，誤嚥に伴い咳反射が惹起されなければ，誤嚥物の排出は困難である．咳反射の評価は，クエン酸，酒石酸，カプサイシン等の刺激物を吸入させて気道防御の感受性を評価する咳テスト（Cough Test；CT）が有用である．咳テストで咳が誘発されない患者では，嚥下造影検査（VF）や嚥下内視鏡検査（VE）で誤嚥しても，むせを生じない例が多いことが分かっている[4]．

### 2. 用意するもの

クエン酸一水和物，生理食塩水，超音波ネブライザ，クッキングスケール．

ネブライザは，小型で携帯可能なメッシュ式ネブライザを使用してもよい（図3）．

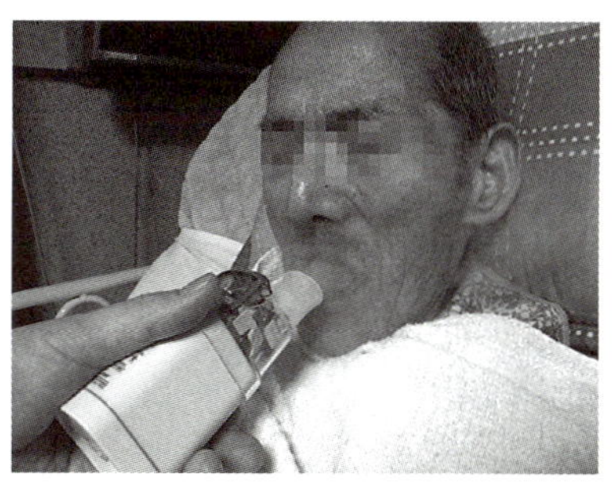

図3 ● 小型のメッシュ式ネブライザ（オムロン，NE-U22）

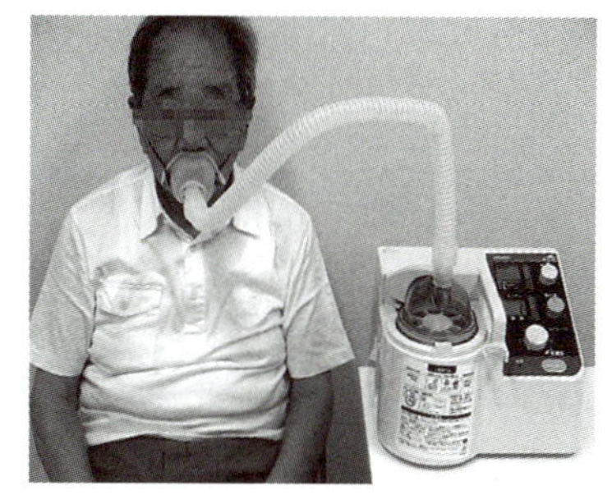

図4 ● 咳テストの実施場面（オムロン，NE-U17）

## 3. 実施方法（図4）

クエン酸一水和物と生理食塩水で1％クエン酸水溶液を準備しておく（例：クエン酸一水和物1g，生理食塩水99mLで100mLの1％クエン酸水溶液を作成）．作成した1％クエン酸水溶液を超音波ネブライザの容器に入れる．ネブライザ付属のフェイスマスクを患者の口にあて，噴霧開始と同時にストップウォッチで時間を計測する．患者には「マスクから白い霧が出てくるので，口から大きく吸ったり，吐いたりするのを繰り返してください」と説明する．指示が入らないなど何らかの理由により口呼吸が難しい患者には，ノーズクリップを用いて口から吸気を促してもよい．吸入開始から咳が誘発された回数をカウントし，5回以上誘発された時点でテストを終了する．最大で1分間吸入させ，咳の誘発回数を記録する．

## 4. 評価基準

1分間で咳が5回以上誘発された場合は陰性（正常）であり，4回以下の場合を陽性（咳反射の異常）と判定する．4回以下を陽性とした場合，むせのない誤嚥の検出率は感度0.87，特異度0.89と報告されている[4]．

### 文献

1） Addington WR, Stephens RE, et al：Assessing the laryngeal cough reflex and the risk of developing pneumonia after stroke. Arch Phys med Rehabili 80：150-154, 1999.
2） Bach JR, Ishikawa Y, et al：Prevention of pulmonary morbidity for patients with Duchenne muscular dystrophy. Chest 112：1024-1028, 1997.
3） 三浦利彦：筋ジストロフィーの呼吸療法の効果．医療 60：167-172，2006.
4） 若杉葉子，戸原玄，他：不顕性誤嚥のスクリーニング検査における咳テストの有用性に関する検討．日摂食嚥下リハ会誌 12：109-117，2008.

（福岡 達之）

# 13 嚥下造影検査の目的と実施のポイントは?

**要旨** 嚥下造影検査（VF）の目的は，①嚥下障害の病態や症状を評価すること，②食形態や姿勢調整，代償嚥下法の検討などにより治療指針を得ることである．目的を明確にするためには，検査前後でカンファレンスによる十分な検討を行うことが重要である．嚥下運動は極めて短時間に行われるため，ビデオ録画した映像を繰り返し確認することで，病態と症状の関係を理解することが大切である．

## I 嚥下造影検査の概要

嚥下造影検査（videofluoroscopic examination of swallowing；VF）は，X線透視下にて嚥下器官の動態や食塊の移動，誤嚥の有無などを観察する嚥下機能検査法である．被曝を伴う検査であるが，得られる情報は多く，嚥下機能検査のgold standardと位置づけられている．

### 1. 目的と適応

VFの目的には，嚥下障害の病態や症状を把握するための評価と治療指針を得るための評価の2つがある[1-3]．例えば，前者は球麻痺患者において，嚥下反射惹起遅延，喉頭挙上障害，食道入口部開大不全があり，咽頭残留と誤嚥を認めるといった所見である．ここで検査を中止するのではなく，これらの症状を軽減するための姿勢調節や食形態を検討し，さらには各種訓練法の選定など，治療指針を得ることが重要である．適応としては，検査耐久性を考慮し，少なくともリクライニング車椅子での保持が移動と検査時間を含めて30分程度は可能であること，意識障害がないか軽度で，呼吸・循環動態が安定した患者に実施する．

### 2. VFカンファレンス

VFの実施にあたっては，目的を明確にし治療指針を得ることが重要であるため，事前のカンファレンスで十分な検討を行っておく必要がある．筆者が所属する施設では，VF前日にリハビリテーション医師と言語聴覚士でカンファレンスを開催し，予想される嚥下障害の病態，検査肢位，食形態，用いる代償嚥下法についての検討を行っている．検査後にはVFビデオを供覧し，得られた情報を基にその後の治療に生かす検討を行っている．

### 3. 検査肢位と検査試料

検査肢位は座位またはリクライニング位で実施するが，検査途中で車椅子へ移乗することがないよう，あらかじめリクライニング機能のついた車椅子で開始する方がよい．また，代償嚥下法としてChin-down肢位や頸部回旋を試行する場合もあるため，事前に頭頸部の運動範囲を確認しておくことも大切である．検査試料は造影剤入りの液体に異なる粘度をつけたものや模擬食品を用意しておく．増粘剤の種類は問わないが，とろみの段階は統一した粘度でなければならない．筆者の施設では，日本摂食嚥下リハビリテーション学会が発表している基準[4)]を参考に，薄いとろみ，中間のとろみ，濃いとろみの3種類を準備している．各施設の造影剤と増粘剤を用いて，Line Spread Testにより分量と粘度を規定しておくと便利である．

## Ⅱ 嚥下造影検査の評価

### 1. 評価の流れ

評価は，嚥下関連器官の形態的異常を確認することから始める．骨棘など頸椎の異常（図1），食道の蛇行，腫瘍など異物による外部からの圧迫がないか確認する．検査試料を嚥下する前に，発声，構音，空嚥下などを行い，嚥下器官の大まかな運動範囲を評価しておく．検査試料の順序に決まった方法はなく，個々の病態や症状に応じて調整する．咽頭残留や誤嚥があれば，食形態，姿勢調節，代償嚥下法を試行し，効果の有無を評価する．試行条件を変更する際は，一度に2つ以上の変更をしないことがポイントである．例えば，30度リクライニング位，中間のとろみ3mLの次に60度リクライニング位，中間のとろみ5mLを試行すると，得られた効果の原因がリクライニング位の角度なのか試料の量によるものなのか判断することが困難になる．

### 2. 読影のポイント

表1にVFの評価項目を示す．嚥下運動は極めて短時間で行われるため，ビデオ録画した映像で繰り返し評価したり，スロー再生や静止画にて病態と症状の関係を明らかにすることが重要である．評価に用いる所見用紙は，日本摂食・嚥下リハビリテーション学会より，VFの標準的検査法[3)]が公表されているので，参照されたい．

**①準備期・口腔期**

口唇，下顎，舌の動きを評価し，口唇からのこぼれ，口腔底や口蓋，舌への残留を観察する．舌尖挙上や舌－口蓋接触が不十分な場合に食塊は口腔内に残留しやすい．指示による命令嚥下の場合は，口腔保持ができるか，早期咽頭流入がないか評価する．固形食の咀嚼嚥下では，嚥下反

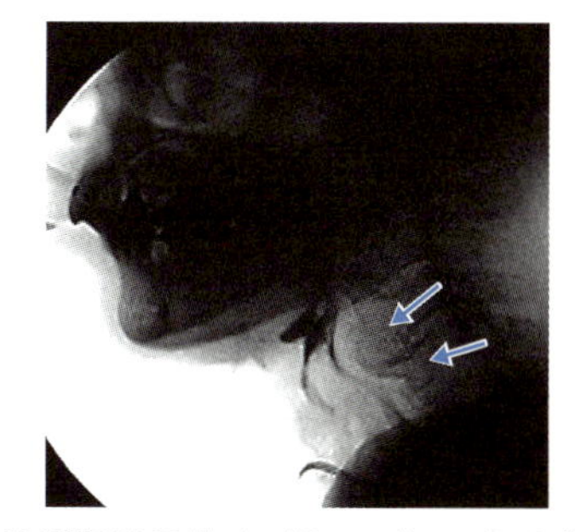

図1 ● 前縦靭帯骨化症（OALL）による嚥下障害

表1 ● VFで観察すべき項目

| 嚥下のstage | 嚥下器官の動態 | 嚥下障害の徴候 |
|---|---|---|
| 準備期<br>口腔期 | ・口唇閉鎖と下顎挙上<br>・下顎の回旋運動（正面像）<br>・舌後方のpull back<br>・舌の側方（捻転）運動<br>・舌尖，舌背挙上（舌-口蓋接触） | ・口唇からこぼれる<br>・咀嚼，食塊形成不良<br>・食物が口腔底に滑落する，残留する<br>・食物が口蓋，舌背に付着する<br>・早期咽頭流入 |
| 咽頭期 | ・嚥下反射惹起<br>・軟口蓋挙上（鼻咽腔閉鎖）<br>・舌骨喉頭の前上方移動<br>・喉頭蓋の反転<br>・喉頭閉鎖<br>・咽頭収縮<br>・食道入口部開大 | ・鼻咽腔逆流<br>・喉頭蓋谷，梨状窩残留<br>・喉頭侵入，誤嚥 |
| 食道期 | ・食道蠕動運動 | ・食道停滞，逆流 |

表2 ● 8 points penetration-aspiration scale

| | | |
|---|---|---|
| 1 | 喉頭侵入なし | 異常なし |
| 2 | 喉頭侵入があるが，声門に達せず排出される | 喉頭侵入 |
| 3 | 喉頭侵入があるが，声門に達せず排出されない | |
| 4 | 声門に達する喉頭侵入があるが，排出される | |
| 5 | 声門に達する喉頭侵入があるが，排出されない | |
| 6 | 声門下に食塊が入り，喉頭または声門下から排出される | 誤嚥 |
| 7 | 声門下に食塊が入り，咳をしても気道から排出されない | |
| 8 | 声門下に食塊が入り，排出しようとする動作がみられない | |

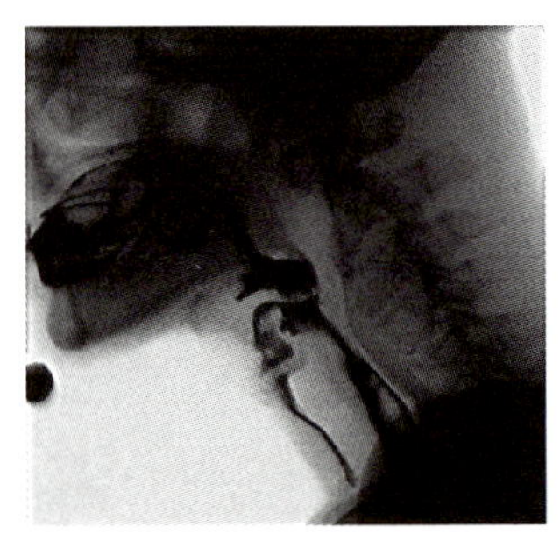

図2 ● 誤嚥（penetration-aspiration scale 7）

射前に食塊が喉頭蓋谷あるいは梨状窩に進行するのは正常な所見である．

**②咽頭期**

嚥下反射の開始は，舌骨の前上方への急速な移動が目安となる．また嚥下反射が惹起される時点での食塊の位置を確認しておくことが重要である．軟口蓋，舌骨喉頭，喉頭蓋の運動範囲について評価する．喉頭閉鎖は，喉頭蓋の喉頭面と披裂の接触状況をみるのがポイントである．咽頭残留は，舌根の後下方運動や喉頭挙上が不良な場合は喉頭蓋谷に残留し，輪状咽頭筋の弛緩障害があり，食道入口部開大不全を認める場合には梨状窩に残留しやすい．喉頭侵入と誤嚥の程度は，Rosenbekらの8 points penetration-aspiration scale（喉頭侵入－誤嚥の重症度スケール）により評価する（表2）（図2，誤嚥の写真）．

### ③食道期

食塊が食道入口部を通過した後，食道内での停滞と逆流の有無を確認する．正面像で撮影すると，上部食道から胃食道接合部までを観察することができ，食塊の停留部位を同定することが可能である．まれに食道憩室，食道アカラシアなどの食道疾患や腫瘍や異物による外部からの圧迫所見が得られることがある．

### 3. 4期連続モデルとプロセスモデル[5)]

液体の命令嚥下と固形食の咀嚼嚥下では，嚥下器官の動きや食塊の移動はまったく異なる．固形食の咀嚼中には，嚥下反射前に食塊は中咽頭～下咽頭まで進行し，そこで食塊形成が行われることが分かっている（Stage Ⅱ transport）．特に液体と固形の混合食（二相性食品）の場合は，液体成分のみが高率に下咽頭まで進行する．そのため，固形食の試行においては，Stage Ⅱ transportが起きるかどうか，二相性食品で負荷を与えても誤嚥しないかどうかを評価する必要がある．筆者らは，二相性食品として，クッキー4gとバリウム水溶液5mLを同時に口腔内に挿入し，咀嚼嚥下の評価を行っている．

## Ⅲ 嚥下造影検査を行う際のリスク管理

VF中には，嚥下に伴う呼吸・循環動態の変化や大量の誤嚥を生じるリスクも想定しておく必要がある．医師の立ち合いの下，検査開始から終了まで，$SpO_2$，脈拍，血圧をモニタリングすることや誤嚥や窒息に備えて即座に吸引できる環境を整えておくことが重要である．

### 文献

1）才藤栄一，向井美恵監修：摂食・嚥下リハビリテーション，第2版．医歯薬出版，2007．
2）武原　格：嚥下障害リハビリテーション入門Ⅱ 嚥下障害の検査－VFとVEによる病態の理解－．Jpn J Rehabil Med 50：345-351，2013．
3）日本摂食嚥下リハビリテーション学会医療検討委員会・編：嚥下造影の検査法(詳細版)．日摂食嚥下リハ会誌 18：166-186，2014．
4）日本摂食・嚥下リハビリテーション学会医療検討委員会・編：日本摂食・嚥下リハビリテーション学会嚥下調整食分類2013．日摂食嚥下リハ会誌 17：255-267，2013．
5）松尾浩一郎，柴田斉子・編，才藤栄一・監修：プロセスモデルで考える摂食・嚥下リハビリテーションの臨床－咀嚼嚥下と食機能．医歯薬出版，2013．

（福岡 達之）

# 14 嚥下内視鏡検査の目的と評価のポイントは?

要旨 嚥下内視鏡検査（VE）とは，軟性の内視鏡を使用し，モニターに写し出した所見をビデオに録画するなどして行う嚥下機能検査のことである．検査では，鼻咽腔から下咽頭・喉頭までの嚥下器官の非嚥下時の状態と，少量の着色水や食物を嚥下させた際の検査食の動きを観察する[1)]．嚥下障害の病態を把握し的確な治療方針を計画するため，検査から必要な情報を得て，その所見を正確に読み取る必要がある．

## I 嚥下内視鏡検査の概要

嚥下内視鏡検査（videoendoscopic examination of swallowing；VE）は，嚥下機能検査の一つであり，口腔期，食道期および咽頭後壁や舌根，喉頭蓋などが接触するホワイトアウトと呼ばれる嚥下の瞬間は観察できないが，得られる咽頭期の情報は多い．また，嚥下前誤嚥や嚥下後誤嚥は確認可能であり，利点の多い検査である．さらに，誤嚥のほとんどは嚥下後に起こる[2)]ことから，食塊の残留の程度や部位，嚥下後の吸気で残留した食塊を誤嚥するか否かなどを詳細に評価できるVEは，大変有用な検査であるといえる．

さらに，嚥下内視鏡スコア評価法を用いることで，嚥下障害の病態を簡便かつ客観的に評価することが可能である[3)]．

### 1. 嚥下内視鏡検査の目的

咽頭期の機能的異常の診断，器質的異常の評価（必ず一度は耳鼻咽喉科の検査を受ける），代償的方法・リハビリテーション手技の効果確認，患者・家族・スタッフへの教育指導[4)]，嚥下機能評価として知覚の評価，唾液や分泌物の貯留の有無とそれらの気管内への流入の有無（図1），一般

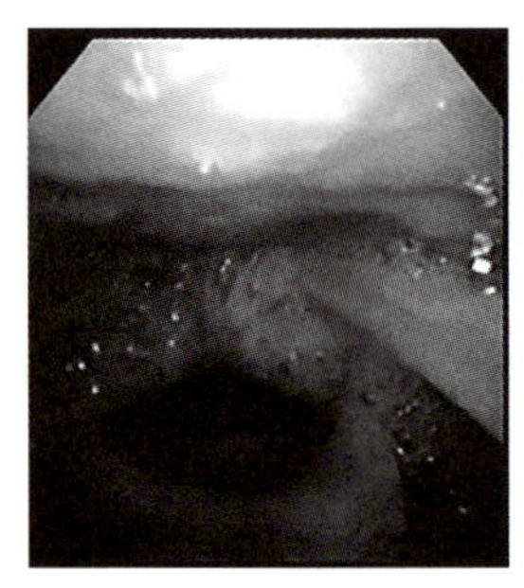

図1 ● 唾液の貯留

の食品を用いた嚥下機能の評価を目的とする．

### 2. 嚥下内視鏡検査の長所

器質的異常の確認や唾液貯留，唾液誤嚥の確認が可能である．また，造影剤が不要であるため，一般の食品を用いて誤嚥や喉頭侵入の有無，咽頭残留などを詳細に評価することができ，その結果から患者に最も適した食形態やとろみの粘性などを判断することができる．さらに，被曝の問題もなく，時間的制約や場所の制約もない．そのため，ベッドサイドを含め，どこでも何度でも繰り返し行うことが可能である．さらに，検査後も録画した所見を繰り返し見ることができるため，患者や家族，関係スタッフとの情報共有も可能である．

## Ⅱ 嚥下内視鏡検査の評価のポイント

VEの標準的手順は多くの成書に記載されているため，本項では評価の際のポイントを中心に解説する．

### 1. 姿勢

内視鏡を挿入することにより，患者の顔が上を向いてしまい頸部伸展位となることが多いので注意する．また，緊張から力んでしまう患者の場合は，適宜，リラックスするよう声かけを行う．嚥下機能を評価する際は，なるべく普段の姿勢で行うように留意する必要がある．

実際に食品を用いた評価で喉頭侵入や誤嚥の所見を認めた場合，そこで検査を中断するのではなく，内視鏡下に様々な体位を試みる．ときには，健側だけでなく患側を使用するなどして，ベストな体位を選択するよう心がける．

### 2. 鼻咽腔閉鎖

鼻咽腔閉鎖機能を評価する際は，内視鏡先端を口蓋垂後方付近に固定し，発声時と嚥下時で鼻咽腔閉鎖の程度を評価する．発声時の評価では，母音のほかに，鼻音と非鼻音，破裂音で評価を行うとよい．

### 3. 咽頭・喉頭

内視鏡の先端を軟口蓋の後下方に固定して舌根部から下咽頭を明視下に置いて観察する[3)]．

唾液や分泌物の貯留の有無および気管内への垂れ込みの有無を確認し，それらを認める場合は自覚しているか否かを聴取する．また，内視鏡先端を喉頭蓋喉頭面や披裂部に接触させることで咳反射や声門閉鎖反射が惹起されるか観察する．

声帯運動を評価する際，/a/では舌根が下がって喉頭が確認しづらくなるため（図2），/i/（図3）か/e/で評価を行うことが望ましい．また，声帯麻痺がある場合，/i/や/e/発声と併せて，/hi hi hi/と発声させることで声帯麻痺の固定位置を確認しやすい．

また，頭頸部癌術後の患者では，咽喉頭の形態がどのように変化しているか，皮弁の状態等も含めて観察することが重要である．

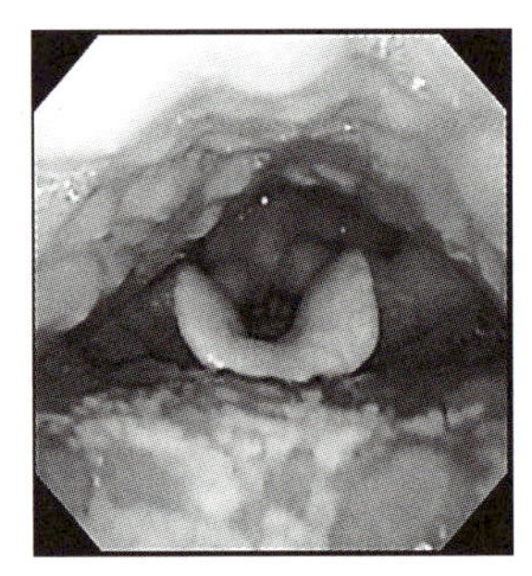

図2 ● /a/ 発声
/a/ 発声では舌根が後方に移動
喉頭が観察しづらくなる

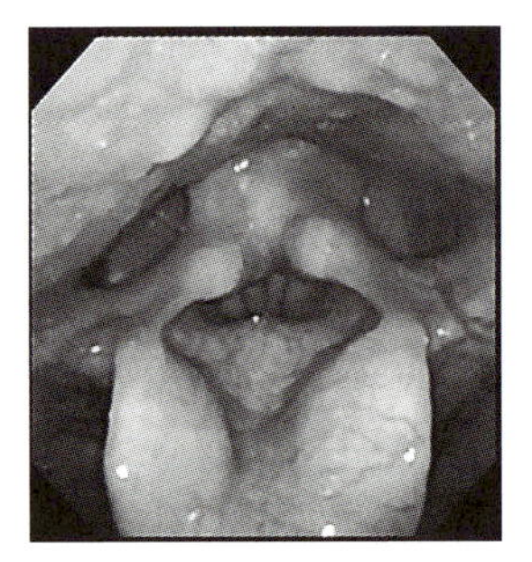

図3 ● /i/ 発声
前舌母音は喉頭が観察しやすい

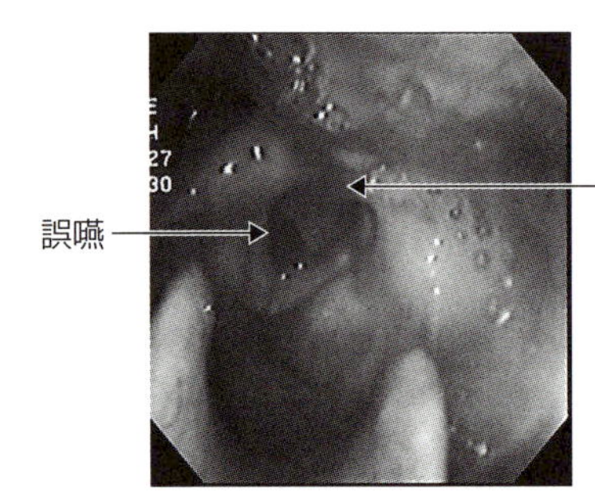


図4 ● ゼリーの残留と誤嚥

## III 嚥下内視鏡検査を行う際の注意事項

### 1. 評価の際の注意事項

内視鏡を挿入した際，唾液貯留を認める患者に空嚥下を指示しても，唾液は空嚥下のみでクリアすることは難しい．また，内視鏡の挿入が刺激となり唾液が増えることもあるので留意する．唾液貯留を認める場合は，吸引を施行してから検査を行うとよい．

嚥下後に食塊が残留した場合，嚥下後の吸気で残留した食塊が気管に流入することも多いので，注意して観察する必要がある．特に披裂間切痕付近や声帯付近に残留した食塊は吸気で誤嚥しやすい（図4）．誤嚥を生じた場合，誤嚥の有無で評価を終了せず，むせの有無や誤嚥物が自己喀出できるか否かについても必ず評価を行う．

VEは内視鏡を経鼻的に挿入するため，小児では施行が困難な場合が多い．検査の施行が難しい場合は，状態に応じて嚥下造影検査（VF）も考慮する．

実際の嚥下の状態を評価する際，使用した食品が咀嚼の必要な食品か否か，液体を含む二相性食品か否か等，咀嚼嚥下のプロセスモデルを考慮して判断することが重要である．

また，声帯麻痺が嚥下障害と同一ではないことを理解しておく必要がある．喉頭閉鎖には3つのレベル，すなわち，声帯が内転して閉鎖する声門レベル，喉頭蓋の基部と披裂軟骨が接触して閉鎖する声門上レベル，喉頭蓋が反転することによって喉頭の入り口を閉鎖する喉頭蓋レベルの3つのレベルがある[5]．声帯麻痺は，この喉頭閉鎖の防御機構の中で声門レベルでの閉鎖が障害されたに過ぎず，声帯麻痺を認めるからといって必ずしも嚥下障害を生じるというわけではない．



## 2. 言語聴覚士として留意すべきこと

異常所見や形態的な変化を把握するためには，正常の形態や構造を理解することが大前提となる．我々言語聴覚士は，VEを正確に理解し，その検査所見を適切な評価および訓練方針に役立てるために，解剖学的構造を熟知するよう努める必要がある．

また，VEは医師の協力が不可欠な検査である．言語聴覚士が観察したい所見を医師へ伝えることができるよう，協力体制を築くことも検査を行う上で大切である．

さらに，検査の際は残留物を自己喀出できない患者も多く，その際には吸引が必要となる．検査中，医師は内視鏡を把持しているため吸引が行えないことが多いため，代わりに言語聴覚士が吸引を行わなければならないこともある．吸引が必要な際に正確に手際よく行うことができるよう，吸引の技術を身につけておくことも大切である．

### 文献

1）兵頭政光，弘瀬かほり：嚥下内視鏡検査〜嚥下器官の運動と器質的異常の評価〜．嚥下医学 2：208-211，2013.
2）Smith CH, Logemann JA, et al：Incidence and patient characteristics associated with silent aspiration in acute care setting. Dysphagia 14：1-7, 1999.
3）兵頭政光，西窪加緒里，他：嚥下内視鏡検査におけるスコア評価基準（試案）の作成とその臨床的意義．日耳鼻 113：670-678，2010.
4）藤島一郎：嚥下内視鏡検査（VE）（才藤栄一，向井美惠・監修：摂食・嚥下リハビリテーション，第2版）．医歯薬出版，2013，pp152-159.
5）倉智雅子：誤嚥と喉頭閉鎖機能－その誤解と実際－．小児口腔外科 23：102-103，2013.

（宮田 恵里）

# 第2章

# 言語聴覚士が行う嚥下訓練

# 15 言語聴覚士が行う口腔ケアとは?

**要旨** 口腔は「食べる」,「話す」,「呼吸」に関する器官であり,口腔衛生の管理を行い,口腔機能の維持・向上を図ることは重要である.言語聴覚士が行う口腔ケアは,口腔のアセスメントに始まり,器質・機能的な問題点を挙げ,その改善策を検討し,いかに「食べる・話すための口」を整えるかという視点で行う必要がある.口腔アセスメントおよび口腔ケアに関する情報は他職種と共有し,誤嚥性肺炎の予防や対象者のQOL向上に寄与することが求められる.

## I 口腔ケアとは

口腔ケアには,口腔清掃・衛生管理を主体とした狭義の口腔ケア(器質的口腔ケア)と,口腔機能を賦活化させる広義の口腔ケア(機能的口腔ケア)がある.後者は間接嚥下訓練の一部とも位置づけられる.言語聴覚士は対象者の状態や病期に応じて狭義・広義両方の口腔ケアに関与するが,いずれにおいても重要なのは,いかに「食べる・話すための口」を整えるかという視点である.言語聴覚士が行う口腔ケアは,看護・介護職員等による日常の口腔ケアをベースに追加されるものであり,限られた訓練時間の中で口腔ケアに大幅に時間がとられることがないように他職種と連携すべきである.口腔ケアは1日に複数回行われるものであり,観察ポイントやケア方法を他職種と共有する必要がある.口腔内の潰瘍・咬傷(麻痺側などの頬粘膜を噛んで咬傷形成,残根歯や残存孤立歯が粘膜にあたり潰瘍形成など)や歯の破折,義歯の不適合,カンジダ(舌苔と間違われることもあるが,舌や口蓋,頬粘膜,口蓋弓などに特徴的な所見があり)などの場合は歯科の専門的な介入を検討する.表1に口腔ケアの効果を示す[1].

表1 ● 口腔ケアの効果(文献1)

- 口腔内の細菌量減少→唾液誤嚥時の肺炎予防
- 強い感覚刺激→嚥下神経機構刺激効果
- 「特別な訓練」ではないので実行しやすい
- 口臭の軽減など美容効果もある
- 歯科医・歯科衛生士など接する人が増えることによる精神的賦活
- うがいにより喀出力なども総合的に鍛えられる
- 認知症進行予防,ADLの改善効果も報告されている

## II アセスメントのポイント

口腔ケアに関するアセスメントツールは,日本摂食嚥下リハビリテーション学会医療検討委員会作成の摂食嚥下障害評価表(4. 口腔・口腔機能)や表2に示すRevised Oral Assessment Guide (ROAG) などがある.藤田保健衛生大学医学部歯科教室のホームページでは,OHAT (JM

表2 ● Revised Oral Assessment Guide（ROAG）（文献4）

| カテゴリー | 1 | 2 | 3 |
|---|---|---|---|
| 声 | 正常 | 低いorかすれた | 会話しづらいor痛い |
| 嚥下 | 正常な嚥下 | 痛いor嚥下しにくい | 嚥下不能 |
| 口唇 | 平滑でピンク | 乾燥or亀裂，and/or口角炎 | 潰瘍or出血 |
| 歯／義歯 | きれい，食物残渣なし | 1）部分的に歯垢や食物残渣<br>2）むし歯や義歯の損傷 | 全般的に歯垢や食物残渣 |
| 粘膜 | ピンクで，潤いあり | 乾燥and/or赤，紫や白色への変化 | 著しい発赤or厚い白苔<br>出血の有無にかかわらず水疱や潰瘍 |
| 歯肉 | ピンクで引き締まっている | 浮腫性and/or発赤 | 手で圧迫しても容易に出血 |
| 舌 | ピンクで，潤いがあり乳頭がある | 乾燥，乳頭の消失or赤や白色への変化 | 非常に厚い白苔<br>水疱や潰瘍 |
| 唾液 | ミラーと粘膜の間に抵抗なし | 抵抗が少し増すが，ミラーが粘膜にくっつきそうにはならない | 抵抗が明らかに増し，ミラーが粘膜にくっつく，あるいはくっつきそうになる |



Chalmersらによって開発された在宅や施設入所の高齢者を対象とした口腔問題の評価用紙）が口腔ケアアセスメントツールとして紹介されている[2]．ROAGやOHATは，口唇，舌，歯肉，粘膜，唾液，歯，義歯，口腔清掃などの項目ごとに3段階にスコアリングする形式をとっており，評価ポイントが分かりやすく，継時的な変化も把握しやすい．言語聴覚士は，摂食嚥下機能，発声発語機能を意識したアセスメントを行うべきであり，音声・構音の状況，湿性嗄声の有無，舌運動，食物残渣の場所と程度（口腔内処理能力を反映），口唇閉鎖，軟口蓋挙上，NGチューブの走行（挿入した鼻腔と反対側の咽頭を走行していると喉頭蓋の反転を阻害する）などを併せて観察するとよい．また錠剤が口蓋に付着している，散剤が口腔内に散らばりそのまま乾燥しているなどの場合があり，薬効・全身管理の面からも軽視できない問題として看護師・薬剤師など多職種と検討すべきである．また高齢者の増加に伴い，義歯の有無や適合を観察することは非常に重要である．義歯は，使用していない期間があると不適合をきたしやすいので，重度の意識障害がなければ，経口摂取をしていなくても日中は装用することが望ましい．

## Ⅲ 口腔ケアの実施

### 1．使用物品と実際の手技

歯ブラシ，スポンジブラシ，舌ブラシ，歯間ブラシ，保湿剤，コップ，ガーグルベースン，ガーゼ，ペンライト（LEDライトがおすすめ，口腔内を観察しやすい），吸引器など一般的な物品．手技については，『動画でわかる摂食・嚥下リハビリテーション』（藤島一郎，柴本　勇・監修，中山書店，2004）など成書を参照のこと．

### 2．注意すべきポイント

#### ①口腔ケア能力の確認

どこまで本人が実施可能かを確認し，実施可能なことは本人に実施してもらう．例えば，含嗽は頬筋や舌・口唇のトレーニングとして有用であるし，要素的な意味合いにとどまらずADLへのアプローチという観点を持つ必要がある．道具や動作などについては作業療法士と連携するとよい．

**②全介助の場合**

口腔ケアを始めること，苦痛がないように行うことなどについて声掛けを行い，協力を求める．口唇の保湿などから開始し，徐々に刺激に慣らしていく．いきなり口腔内に触れると抵抗があるのは自明である．

**③姿勢**

唾液や洗浄液が喉へ垂れこむのを防止できる体位をとる（頸部伸展させない）．

**④含嗽（ぶくぶくうがい）**

水を口腔内に保持できるか・水を吐き出すことが理解できるかなどを把握してから行う（水分誤嚥のリスク）．

**⑤動揺歯**

脱落し誤飲の危険があるため，動揺の程度など看護師らと情報共有を図り，観察を怠らないようにする．

**⑥出血がある**

出血源を特定，止血を考慮．病態により易出血性がある場合はケアに注意が必要．

**⑦開口困難**

K-point刺激が有効な場合がある．

**⑧咽頭の衛生**

口腔衛生と同じように咽頭衛生にも注意すべきである．伊藤らは，長期にわたる唾液や食物残渣の慢性的な誤嚥は咳嗽反射を低下させ，呼吸器合併症の原因となる可能性を指摘している．嚥下障害の呼吸器合併症を予防するには下咽頭貯留物を除去し，下咽頭の衛生状態を良好に保つことが必要であると述べている[3]．経験的には絶飲食で口腔乾燥が強く，湿性咳嗽のない症例に対して，口腔ケア後に中～下咽頭の吸引を行う（口腔内が潤った後に吸引チューブを清潔な水で少し湿らせて咽頭に挿入する）と，チューブが閉塞するほど粘稠な分泌物が吸引できる場合がある．乾燥が強すぎると咽頭の吸引では貯留物は引けず「痰はない」と判断される場合があるが，放置すると誤嚥性肺炎や窒息のリスクがあり危険である．

**⑨義歯の管理**

義歯の装着部位を把握し，衛生管理に留意する．部分義歯は誤飲の可能性があり，注意が必要である（クラスプによる粘膜損傷など）．

**文献**


1）藤谷順子：パネルディスカッション5嚥下障害と嚥下性肺炎を考える～予防を目指したリハビリと口腔ケア．日気食会報65：189-190，2014.
2）http://dentistryfujita-hu.jp/research/project.html
3）伊藤裕之，加藤孝邦：嚥下障害における下咽頭衛生の意義．耳鼻40：641-643，1994.
4）岸本裕充・編著：オーラルマネジメントの実務．日総研，2010，p83.


（萩野　未沙）

# 16 言語聴覚士が行う呼吸訓練とは?



**要旨** 呼吸ケアと呼吸訓練は，嚥下障害者において気道分泌物排出の促進，誤嚥による呼吸器感染症の予防，嚥下機能の改善にとって有用なアプローチである．本項では，言語聴覚士が知っておくべき呼吸訓練について，誤嚥物の排出を目的とした手技を中心に解説する．

## I 嚥下障害に対する呼吸ケアと呼吸訓練

嚥下と呼吸には密接な関係があり，呼吸機能を維持・改善することは，嚥下リハビリテーションを円滑に進めていく上で重要な意義がある．嚥下障害者における呼吸ケアと呼吸訓練には，誤嚥による呼吸器感染症の予防・改善のための体位管理や，誤嚥物の排出能力を向上させるための胸郭拡張練習，ハフィング，咳嗽訓練などがある．これらのケアと訓練は，言語聴覚士が単独で実施する場合もあるが，呼吸理学療法を専門とする理学療法士や看護師と協働することで効率的にアプローチすることができる．

## II 誤嚥物の排出

### 1. 体位管理[1)]

胃食道逆流症や胃瘻患者では，経管栄養の逆流が誤嚥性肺炎の発症リスクを増加させる．臥床時の体位として，30～40度の頭位挙上を行い胃内容物の逆流を予防することや，寝返りなどの体位変換を一定の時間間隔で行うことが誤嚥による呼吸器感染症の予防につながる．唾液の垂れ込みを多量に認める嚥下障害者に対しては，不顕性誤嚥のコントロールとして，顔面を下側に向けた側臥位や前傾側臥位（図1）のポジショニングを行う．脳卒中急性期患者では，非麻痺側を下側にした側臥位で麻痺側へ頸部を回旋することで，非麻痺側の梨状窩へ唾液を誘導する．これらの体位調整は，看護師，理学療法士と協働し，患者の状態に応じて体位変換プログラムの中に組み入れるとよい．

### 2. 深呼吸[2)]，口すぼめ呼吸[3)]

深呼吸は，嚥下障害者において，気道分泌物排出の促進，胸郭拡張の増大，リラクゼーションなどを目的に実施される．口すぼめ呼吸は，気道内圧を高めて末梢気道を開くための呼気時のテクニックであり，深呼吸とともに呼吸訓練の導入として利用できる．鼻から吸って口を細めて

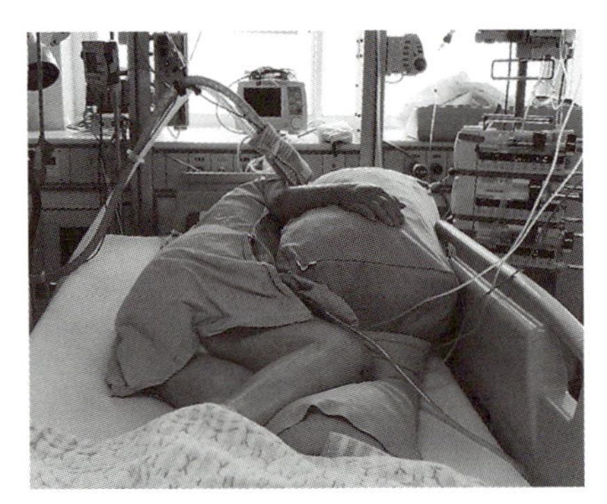

図1●前傾側臥位のポジショニング

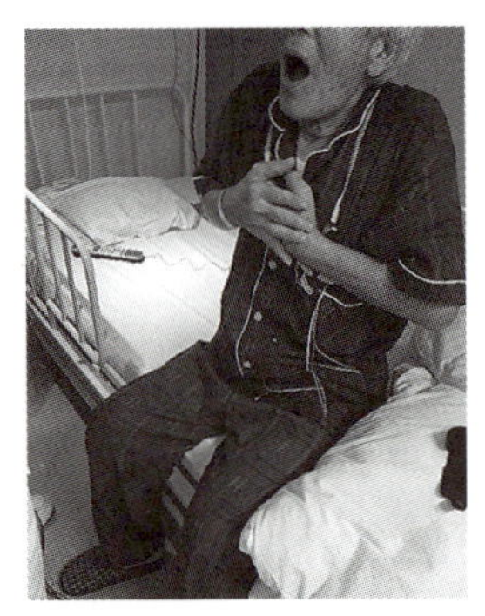

図2●ハフィング訓練

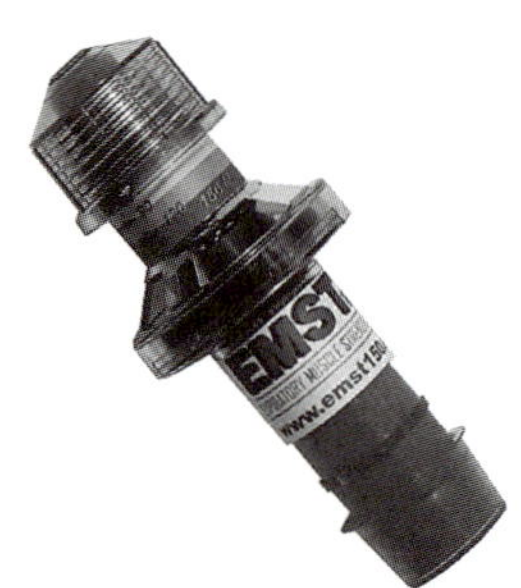


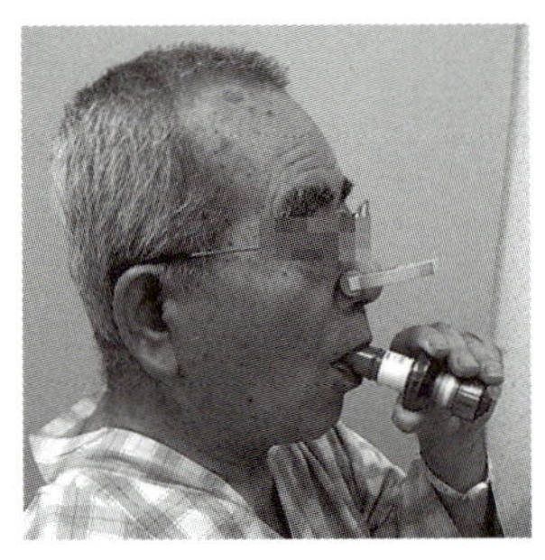

図3●EMSTデバイス（Aspire社製，EMST150）㊧と呼気筋トレーニングの実施場面㊨

ゆっくりと長く吐かせるが，その際，口唇や胸鎖乳突筋などの呼吸補助筋が過度に緊張しないように注意する．吸気と呼気の比は1対3～5を目安に，リラックスしながら長めに息を吐くことを意識させる．

### 3. ハフィング（強制呼気）（図2）

誤嚥した唾液や食物を排出するための呼吸訓練を行うことも重要である．嚥下障害患者では，十分な咳嗽を行うことが困難な例も多く，そのような場合は咳嗽の代用手段としてハフィングを行う．ハフィングは強制的な呼気により分泌物を上気道へ移動させ，特に咽頭残留物の排出に有効といわれている[1]．

### 4. 咳嗽訓練

ハフィングが可能になれば，随意的な咳嗽訓練を行う．咳嗽は吸気相，圧縮相，呼気相の3相があり，各相を意識させるように段階的に訓練することが大切である．訓練は，①深呼吸による最大吸気（吸気相）②息こらえによる声門閉鎖（圧縮相）③腹筋群の収縮と瞬間的な強い呼気（呼気相）に分けて実施する．呼気相では，必要に応じて下位肋骨や腹筋群の圧迫介助を行ってもよい．

その他の方法として，呼気抵抗負荷を調節できる呼気筋トレーニング（Expiratory Muscle Strength Training；EMST）がある（図3）．近年，EMSTは咳嗽，発声，嚥下機能に対して有効な訓練法であることが報告されている[4]．咳嗽機能については，特にパーキンソン病患者に対して，圧縮相の短縮や咳嗽時最大呼気圧の上昇が報告されている．

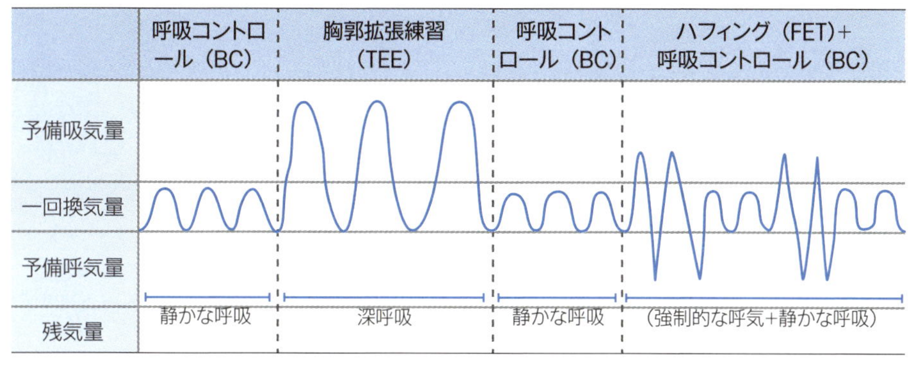


BC：breathing control（安静・呼吸コントロール）
TEE：thoracic expansion exercise（胸郭拡張練習）
FET：forced expiration technique（ハフィング）

図4 ● アクティブサイクル呼吸法の一連のサイクル

### 5. アクティブサイクル呼吸法[5)]

アクティブサイクル呼吸法（active cycle of breathing techniques；ACBT）とは，呼吸コントロール，胸郭拡張練習，ハフィングを組み合わせて行う方法である．主に慢性呼吸器疾患の患者に対する排痰テクニックとして指導される方法であるが，嚥下障害患者においては，誤嚥物を排出するための呼吸訓練として利用することができる．ACBTは，①肩甲帯や胸郭上部をリラックスさせ，横隔膜呼吸や下部胸郭を使用して安静呼吸を行う（安静・呼吸コントロール）②ゆっくりとした深呼吸を繰り返す（胸郭拡張練習）③やや早い吸気の後，声門を開いて強制的に素早い呼気を行う（ハフィング），これらの一連のサイクルを患者に意識させながら実施する（図4）．

## Ⅲ 嚥下と呼吸のパターン訓練

呼吸コントロールが可能になれば，息こらえ嚥下（supraglottic swallow）により，声門閉鎖の強調や嚥下と呼吸のパターン訓練を行っていく．具体的な指導方法については，23 前舌保持嚥下法，息こらえ嚥下，メンデルソン手技の指導ポイントは？を参照されたい．

### 文献

1）神津　玲，浅井政治，他：摂食・嚥下障害における理学療法の役割とEBPT．理学療法学 36：492-494，2009．
2）才藤栄一，向井美恵・監修：摂食・嚥下リハビリテーション，第2版．医歯薬出版，2007．
3）佐野裕子：外来や家庭で行う呼吸リハビリテーション．Modern Physician 33：1413-1416，2013．
4）武市梨絵：アクティブサイクル呼吸法（ACBT）と自律性排痰法．呼吸器ケア 13：42-47，2015．
5）Troche MS, Okun MS, et al：Aspiration and swallowing in Parkinson disease and rehabilitation with EMST：a randomized trial. Neurology 75：1912-1919, 2010.

（福岡　達之）

# 17 意識障害がある症例にできる間接訓練は？

**要旨** 意識障害がある患者への間接訓練には，意識障害の改善を目指す介入と，廃用・合併症を起こさせない予防的な介入を並行して実施する必要がある．意識障害の改善を目指す介入では「覚醒」のみならず「認知」，すなわち大脳皮質全般の活性化を視野に入れたリハビリテーションが重要である．口腔ケアは，上記2つの介入において有効であるが，さらに嚥下機能や喉頭防御機能の改善という観点からも特に重要な介入手段である．

## I 意識障害の改善を目指す介入

### 1. 意識障害とは

意識とは「覚醒」と「認知」に大別され，「覚醒」は脳幹網様体調節系，「認知」は大脳皮質全般が担っているといわれている[1)]．覚醒は意識水準をさし，認知は自己や状況についての理解など複雑な意識内容を意味する．意識障害は，一般には覚醒水準の低下をさすことが多い．しかし，遷延性意識障害の多くは，覚醒反応の障害はそれほど目立たず，認知反応の障害が著しい[2)]との報告もあり，正確には両方の障害と考えられる．臨床で問題となるのは意識障害が遷延する患者であり，「認知」の問題は無視できない．

### 2. 何に介入すべきか

意識障害が「覚醒」と「認知」の障害であるとすると，これら両方に対して働きかける必要がある．「覚醒」が基礎となりその上で「認知」活動が成り立っているが，意識障害が遷延する患者では，認知への働きかけを増やしていく必要がある．「覚醒」と「認知」は脳幹網様体調節系～大脳皮質全般が担っており，これらを最大限に活性化させることが重要である．

### 3. 大脳皮質全般の活性化を考慮した介入

単純な感覚刺激の入力は脳幹網様体を刺激し，そこから視床，大脳皮質へと投射されるが，大脳皮質全般への活性化という点では弱いかもしれない．例えば閉眼でボールを認識する場合，①他人によってボールを手のひらに押し付けられるより，②自分で手のひらに置いたボールを握る方が認識しやすい．②は硬さや大きさなど様々な属性が同時に知覚される．物の認識には感覚のみならず運動が深く関わるためであり，②の方が大脳皮質全般を活性化することができる．つまり，受動的な感覚より能動的な運動に伴う感覚の方がより有効である．手を能動的に動かせない患者の場合は，③言語聴覚士が介助をして患者の手を動かし手のひらに置いたボールを握らせることで，①より多くの情報が入力される可能性がある．

### 4. 意識障害への具体的アプローチ（間接訓練）

**①座位訓練**

間接訓練中に座位に近い姿勢を取ることは有効である．臥位⇒リクライニング位⇒椅子座位へとリスク管理を行いつつ変更していく．日中の離床時間の延長も考慮すべきである．

**②マッサージ**

口腔・顔面器官に対するマッサージでも意識障害の改善に有効である．言語聴覚士が実施し受動的な刺激を与える方法のほかに，言語聴覚士が患者自身の手を介助して実施する方法もある．患者は自分の手で顔面や口唇に触れたり，アイスマッサージの器具や棒を介助下で自ら持ち刺激することで運動に伴う感覚を引き出すことができる．ブラッシングも一つのマッサージととらえられ，患者自身に歯ブラシを握ってもらい実施する．

**③感覚刺激入力**

味覚・触覚・温痛覚・嗅覚・聴覚・視覚，すべての介入が有効である．同じ刺激を同じ部位に継続して使用すると順応が生じるため，刺激の種類を変えたり刺激位置を変化させることがポイントである．

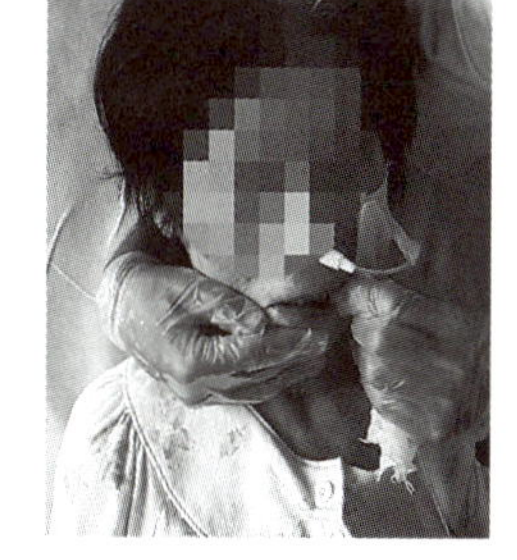

図1 ● グミを用いた咀嚼の介助

ここでも言語聴覚士が実施する受動的な刺激のほかに，介助下で運動を引き出す．また個々に分断された刺激よりも，連続して互いに関連した刺激の方がより大脳を活性化させる．例えばジュースの匂いを嗅がせたり，ジュースを浸した綿棒を舌につけてなめさせるといった受動的で個別の感覚器官に介入する方法がある．一方，濡らしたガーゼにお菓子のグミをくるみ，下顎を介助し他動的に咀嚼を促すことで連続して互いに関連した大量の情報を大脳に伝えることができる（図1）．咀嚼により下顎や歯根膜に感覚が入力され，グミの粉砕や唾液の増加に伴い徐々に味，匂いが知覚される．なお，適切なタイミングでの言語刺激（例：リンゴ味のグミを噛みますよ）も有効である．患者の嗜好に合わせて味を変えるのもよい．

口腔器官に限らず上肢も含めて患者に自発的な反応がみられた場合は，その運動をより強化し，他の運動へ般化させる．あくまでも「受動から能動」へが基本となる．

## II 廃用・合併症を起こさせない予防的な介入

意識障害患者の多くは臥床時間が長い．背臥位では重力方向の変化により顎関節の前方運動を抑制し，開口状態をもたらす[3)]．開口は口腔内乾燥を誘発し，口腔内汚染につながる．さらに背臥位では舌根が沈下し咽頭は狭小化する．顔面の筋や皮膚も後頭部の方向へ牽引される．体幹は伸筋群を優位に働かせるため頭頸部が伸展し，頸部の筋緊張が亢進する．さらに意識障害に伴う筋の不使用が重なり，筋の短縮が進む．これらの結果，嚥下に関わる器官のアライメントの変化・廃用により二次的に嚥下機能の低下を招く．口腔内汚染と嚥下機能の低下は，齲蝕や肺炎といった合併症を誘発する．

これら二次障害を予防するため，座位や側臥位など良姿位への変更，頭頸部や下顎のアライメントの修正，顔面・口腔器官の他動的な運動，口腔ケアなどを継続的に実施していく必要がある．一般に他動的な運動は筋の走行に沿って実施されるが，背臥位による重力方向の変化は頭部・顔面の筋や皮膚を後頭部方向へと牽引する働きがあるため，重力方向と反対方向へ動かすことも有効である．

## Ⅲ 口腔ケアの重要性

口腔ケアは意識障害の改善を目指す介入においても，廃用・合併症を起こさせない介入においても有効であるが，嚥下機能や喉頭防御機能の改善という観点からも重要である．

口腔ケアによる口腔内への感覚刺激は脳幹から大脳の感覚野に伝達され大脳を活性化させたり，唾液量を増加させ口腔内乾燥を防いだりする．また，口腔ケアにより口腔内の衛生状態が改善され，肺炎の原因の一つとされる口腔内細菌叢が減少し肺炎を減少させる．さらに，口腔ケアは咳反射や嚥下反射の閾値を低下させ嚥下機能や喉頭の防御機能を向上させる．老人介護施設の入居者に対して30日間，集中的な口腔ケアを実施した2つの研究がある．Yoshinoらは，嚥下反射が惹起されるまでの時間の短縮，唾液中のサブスタンスP濃度の上昇，ADLスコアの上昇を報告している（図2）[4]．またWatandoらは，クエン酸咳テストで咳反射の閾値が低下したことを報告している（図3）[5]．

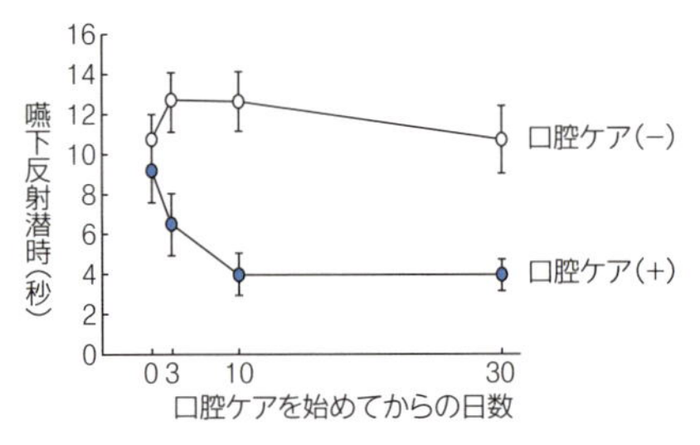

図2 ● 高齢者の嚥下反射に対する口腔ケアの効果（文献4より改変）

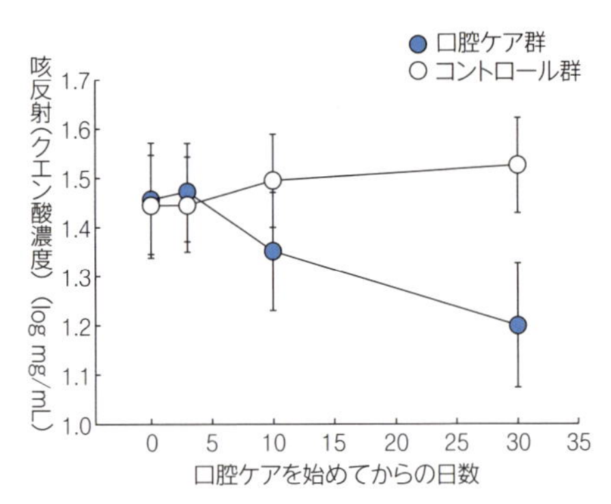

図3 ● 高齢者の咳反射に対する口腔ケアの効果（文献5より改変）

意識障害患者は能動的な活動が制限され，直接訓練の実施が困難な症例も多いことから，嚥下機能や喉頭防御機能そのものの改善を目指す介入手段は限られている．口腔ケアはそのような観点からも有効な感覚入力の手段であり，積極的な実施が望まれる．

### 文献

1）鈴木公洋，辻尾厚司，他：脳活動計測機器を用いた意識障害患者の認知リハビリテーション（2例）．認知リハビリテーション 16：25-34，2011．
2）片山容一：慢性期意識障害－遷延性昏睡と植物状態－（松本　清・編：知っておきたい意識障害の診断と治療）．真興交易医書出版部，2000，pp163-171．
3）舘村　卓：咀嚼嚥下のための姿勢と嚥下訓練．Monthly book medical rehabilitation 160：31-38，2013．
4）Yoshino A, Ebihara T, et al：Daily oral care and risk factors for pneumonia among elderly nursing home patients. JAMA 286：2235-2236, 2001.
5）Watando A, Ebihara S, et al：Daily oral care and cough reflex sensitivity in elderly nursing home patients. Chest 126：1066-1070, 2004.

（大黒 大輔）

# 18 のどのアイスマッサージは有効か?



**要旨** のどのアイスマッサージは，前口蓋弓や軟口蓋，舌根部，咽頭後壁などを冷刺激し，嚥下反射を誘発させる手技である．我が国では，嚥下の基礎訓練として用いられることが多い．しかし，「アイスマッサージでは嚥下反射が出ない」，「嚥下機能そのものの改善にはつながらない」といった意見も散見し，その有用性が問われることがある．臨床的には，経口摂取を行っていない患者の，嚥下反射惹起の有無の確認や，直接訓練前の準備として用いるなど，目的に応じて使用することで有効に用いることが可能である．

## I のどのアイスマッサージとは

凍らせた綿棒に少量の水分をつけて，口腔後方部（前口蓋弓，軟口蓋，舌根部，咽頭後壁など）を刺激することで嚥下反射を誘発させる手技である[1]．

藤島が提唱した「のどのアイスマッサージ」[1]と，Logemannらによる「冷圧刺激（Thermal-tactile stimulation）」[2]はリハビリテーションの現場では両者とも「アイスマッサージ」と呼称され，ほぼ同じ手技としてとらえられている．しかしながら，使用具や刺激部位，刺激方法，適応はそれぞれ異なるものである（表1）．

### 1. のどのアイスマッサージ

凍らせた綿棒を冷水に浸した後，前口蓋弓，軟口蓋，舌根部，咽頭後壁などを軽く2，3回なでたり，押したりして，マッサージすることで刺激し，空嚥下を促す（図1）．嚥下障害を持つ患者全般，意識が低下している患者や，指示が入らない患者，開口に協力が得られない患者にも実施可能とされ，摂食前の準備運動や，食事中に嚥下反射を誘発させたい場合などにも用いられる[1,3]．

表1 ● 冷圧刺激（Thermal-tactile stimulation）とのどのアイスマッサージ（文献3）

| | Thermal-tactile stimulation | のどのアイスマッサージ |
|---|---|---|
| 使用するもの | 間接喉頭鏡（Logemann原法） | 凍らせた綿棒 |
| 刺激部位 | 前口蓋弓 | 前口蓋弓，舌後半部，舌根部，軟口蓋，咽喉後壁 |
| 刺激法 | 粘膜表面を上下に軽くこする | 粘膜面をなぜたり，押したりしてマッサージする |
| 反応 | 刺激後に嚥下をすると，嚥下反射惹起までの時間が短縮する | ①刺激中に嚥下が起こる<br>②刺激後に嚥下が自動的に起こる<br>③刺激後に嚥下をすると，嚥下反応惹起までの時間が短縮する |
| 適応 | 指示に従え，開口して刺激が可能，かつ自発的に嚥下ができる患者 | 意識が低下している，指示に従えない，開口してくれない患者にも実施可能 |

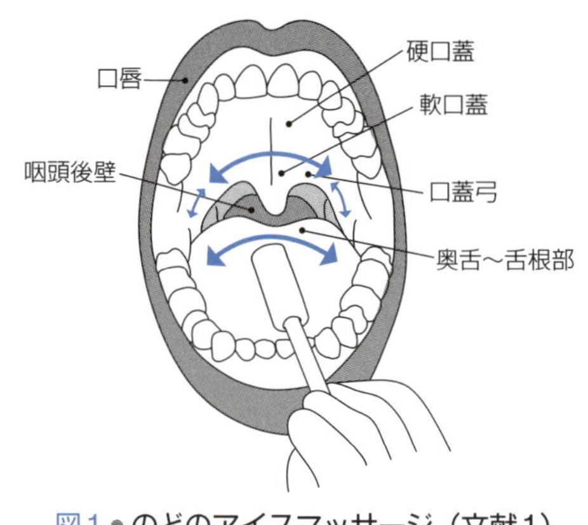


図1 ● のどのアイスマッサージ（文献1）

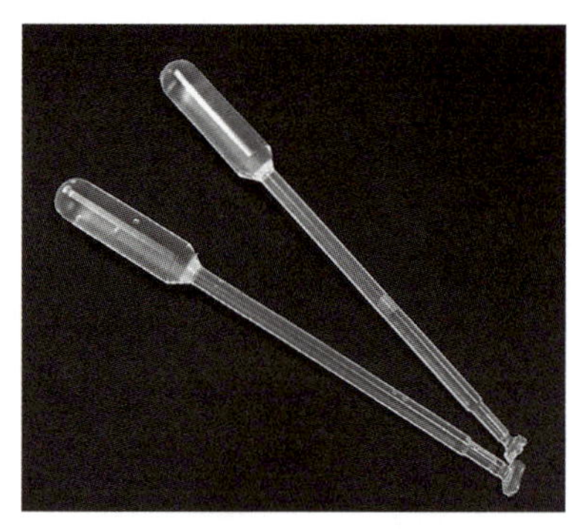

図2 ● 冷圧刺激に用いる刺激子の例

スポイトのアイス棒：ビニール製のスポイトに水を入れ，吸い口を熱で溶かして塞ぎ，冷凍する．

臨床現場では，直接訓練を開始できない患者に対し，嚥下反射の有無を確認する際に行うことや，摂食を行う前の準備運動として用いられる．また，直接訓練を行えない患者に対して，のどのアイスマッサージ行い，食物を用いずに嚥下反射を繰り返し促すことができるという利点もある．

### 2. 冷圧刺激法（Thermal-tactile stimulation）

氷水で冷やした間接喉頭鏡の背面を，前口蓋弓に軽く圧を加えながら刺激する[2)]．間接喉頭鏡の後面を刺激子とする．そのほか，凍らせた綿棒や冷やした金属製のスプーンも刺激子として使用することが可能である[3)]．冷刺激などの温度刺激に，圧力と酸味を組み合わせて，嚥下反射を誘発させるのが特徴である．

臨床現場ではレモン水などの酸味刺激を使用している．また，刺激子として水の入ったスポイトを凍らせたもの（図2）を使用することもある．適応としては指示に従うことができ，開口協力が得られることが条件であるが，現場では，意識障害のある患者や指示に従えない患者にも使用することがある．

## Ⅱ アイスマッサージは有効か？

### 1. アイスマッサージによって嚥下機能は改善するのか？

アイスマッサージは食物を用いずに，嚥下運動を促すことができるという点で，安全かつ簡便に行うことができる訓練の一つである．アイスマッサージは嚥下反射に対して即時効果があり，また，嚥下反射惹起の潜時時間を有意に短縮させることが認められている[4)]．しかしながら，アイスマッサージを行い続けることは，嚥下機能そのものの改善につながらないのではないかという疑問がある．現場で聞かれるアイスマッサージに対する否定的な意見には以下のようなものがある．

・繰り返し行っても嚥下反射が起きない患者がいる．
・口から食べることにはつながらない．
・アイスマッサージが刺激になって唾液が増えてむせが増えた．

アイスマッサージを行うことにより，嚥下反射を促すことができると実感する一方，嚥下反射がみられず，その有効性を感じられない場面もある．アイスマッサージの適応を考え，患者に使用する必要性があると考えられる．

## 2. アイスマッサージの有効な活用

### ①嚥下の準備運動，複数回嚥下の促し

藤島は「摂食訓練を行う前の2，3分間をのどのアイスマッサージに充てるように指導すると，摂食訓練中の嚥下運動がスムーズになって効果的である」としている[1)]．経口摂取を行えないレベルの嚥下障害患者は，食物を摂取しないため，嚥下反射を起こす回数が少なく，嚥下に関わる器官の不使用状態にある．そのような患者が摂食訓練を行う場合，即座に食物で嚥下反射を促すのはリスクが高いと考えられる．食物を用いない状態で，アイスマッサージを利用し，嚥下反射を数回惹起させ，嚥下器官を使用するための準備状態に入ったのちに摂食を行うことが安全であると考える．

また，複数回嚥下の必要な患者で空嚥下が起こらない場合，アイスマッサージで嚥下反射を促すことは，現場ではよく使用される有効な方法である．

### ②嚥下反射惹起の評価として使用する

経口摂取をしていない嚥下障害患者に対し，アイスマッサージを嚥下反射が惹起するか否かの評価に使う例がある[5)]．アイスマッサージで嚥下反射の惹起がない場合は，嚥下反射の惹起部位は前口蓋弓や軟口蓋ではなく，さらに奥の部位（梨状窩などの下咽頭）の可能性があるため，改定水飲みテストなどのスクリーニングテストを実施し嚥下反射の有無を確認することが必要と考えられている[5)]．

### ③嚥下機能の回復の記録として

嚥下反射がアイスマッサージを行っても惹起されない場合でも，リハビリテーションや栄養改善，意識レベルの向上によって，感覚や機能の回復により，嚥下反射が改善することを経験することがある．アイスマッサージにより嚥下反射が惹起されないため施行をまったく中止するのではなく，アイスマッサージによる，感覚の回復を経時的に評価していくという方法[5)]も有効であると考える．以下は，アイスマッサージの記述例である．

・アイスマッサージ刺激後5秒経過し嚥下反射が惹起する．
・アイスマッサージ施行5回中2回嚥下反射が惹起された．

このように日々の記録を続けていくうちに改善が認められ，再び直接訓練開始を検討する手助けとなる可能性があるのではないだろうか．

### 文献

1） 藤島一郎：脳卒中の摂食・嚥下障害，医歯薬出版，1993，pp105-106.
2） Logemann JA：Evaluation and Treatment of Swallowing Disorders, 2nd ed, Pro-ed, Texas, 1998, pp211-214.
3） 日本摂食嚥下リハビリテーション学会医療検討委員会：訓練法のまとめ(2014 版)．日摂食嚥下リハ会誌 18：68-69.
4） Nakamura T, Fujishima I：Usefulness of ice massage to trigger swallowing reflex in dysphagic patients without stroke. Deglutition 1：413-420, 2012.
5） 若杉葉子，戸原　玄：嚥下訓練としてのアイスマッサージ，役立つ VS 役立たない(特集 本当はどっち!?　看護ケアのする VS しない)．Expert nurse 30：53-56，2014.

（渡邉 光子）

# 19 嚥下の筋力トレーニングで知っておくべきことは？

**要旨** 嚥下に関するすべての器官は筋の収縮により動いている．廃用性筋萎縮，サルコペニアなどによる嚥下筋の筋力低下は嚥下障害を来たす原因となる．嚥下筋に対する筋力トレーニングは主に間接訓練の中で取り入れることが多く，舌背挙上訓練や頭部挙上訓練などを行うが，正しく実施するためには筋の構造や機能，筋力増強のメカニズムについて理解しておく必要がある．本項では，筋力トレーニングを実施する際に必要な基本知識について解説する．

## I 嚥下筋に対する筋力トレーニング[1)]

嚥下運動は関連する筋群の収縮によって生じており，筋力低下による嚥下出力の異常は嚥下障害の原因となる．嚥下筋に対する筋力トレーニングは，主に間接訓練の中で実施することが多く，舌筋に対する舌背挙上訓練や舌骨上筋群に対する頭部挙上訓練などが代表的である．ほかにも筋力トレーニングを目的とした訓練法として，前舌保持嚥下法，メンデルソン手技，開口訓練，呼気筋トレーニングなどがあり，嚥下障害の病態に応じた選択がなされている（表1）．これらの訓練を正しく実施するためには，筋の構造や機能，筋力増強のメカニズムについて理解し，筋力トレーニングの原則を考慮した対応が必要となる．

表1 ● 嚥下筋に対する筋力トレーニング

| 嚥下関連筋 | 訓練法 |
|---|---|
| 口輪筋 | 口唇閉鎖訓練 |
| 舌筋 | 舌背挙上訓練<br>舌根後退運動<br>努力嚥下法（Effortful swallow） |
| 咽頭収縮筋 | 前舌保持嚥下法 |
| 舌骨上筋群 | 頭部挙上訓練<br>嚥下おでこ体操<br>徒手的頸部筋力増強訓練<br>Chin push-pull maneuver<br>開口訓練<br>メンデルソン手技<br>呼気筋トレーニング（EMST）<br>電気刺激療法（VitalStim®） |

## II 筋力に影響する要因[2, 3)]

### 1. 神経性要因と筋の形態的変化

筋力の発揮には，神経性要因と筋の形態的変化が関係している．神経性要因とは，中枢神経系による運動単位の動員数，α運動神経の発火頻度，活動時相の調節であり，これにより筋力の調節が行われている．筋の形態的変化とは，筋断面積が増加する筋肥大をさし，筋原線維の肥大と数の増加の両者が起こっている．筋の断面積が大きいほど筋力も大きくなるが，中枢神経系の調節機構が上手く機能しなければ，大きな筋力を発揮することはできない．

### 2. 筋線維の種類と特性

**①遅筋線維(タイプⅠ)**

収縮強度は小さく，収縮速度も遅いが，持久性に優れており，疲労しにくい特性がある．

**②速筋線維(タイプⅡa, タイプⅡb)**

タイプⅡaとタイプⅡbに分けられる．タイプⅡbは収縮強度が大きく，収縮速度も速いが疲労しやすい．タイプⅡaはタイプⅠとタイプⅡbの両方の性質を有し，収縮速度も速く，持久性も高い．

一つの筋には遅筋線維と速筋線維が混在しており，骨格筋の部位によりその割合は異なる．速筋線維の割合が多いほど，強い筋力を発揮することができ，速い運動が可能である．遅筋線維が多い場合は，長い時間でも一定の筋力を維持することが可能であり，持久性に優れている．運動の強度と筋線維の動員の関係をみると，サイズの原理に従い，運動の強度が小さいときはまず遅筋線維が動員され，運動の強度が大きくなると速筋線維が動員されるようになる．

嚥下関連筋では，舌前方はタイプⅡ（70%），舌後方はタイプⅠ（60%）の割合が高く，舌根，咽頭収縮筋，舌骨上筋群などの筋はタイプⅡが多いといわれている．

## Ⅲ 筋の収縮様式[2)]（表2）

### 1. 等尺性筋収縮

関節運動を伴わずに筋の長さが一定の状態で力が発揮される収縮様式のことである．握力の測定や大きな壁を押すなどがこれにあたる．嚥下器官では，例えば，舌背挙上や頭部挙上を保持したときには，舌筋や舌骨上筋群に等尺性筋収縮が起こっている．等尺性運動は筋力や瞬発力を鍛えたい場合に用いられる．

表2 ● 筋の運動（収縮）要素の分類

| | |
|---|---|
| 等尺性収縮 | 関節の角度あるいは筋の長さが一定 |
| 等張性収縮 | 筋の発生する張力が一定<br>筋が短縮しながら収縮する（短縮性収縮）<br>筋が伸張されながら収縮する（伸張性収縮） |
| 等速性収縮 | 筋の収縮速度が一定 |

### 2. 等張性筋収縮

筋が一定の張力を発揮し，負荷とつり合いながら収縮する．筋の長さは変化し，筋が短縮する場合は求心性（短縮性）収縮，伸張する場合を遠心性（伸張性）収縮と呼んでいる．頭部挙上訓練は頭部を保持する等尺性筋収縮と，反復運動による等張性筋収縮の両方を行っている．また，頭部を持ち上げるときには舌骨上筋群に求心性収縮が生じ，保持した頭部をゆっくり下すときには遠心性収縮が生じる．一般的に持久力を鍛えたい場合は等張性運動を行う．

## Ⅳ 筋力トレーニングの原則

### 1. 過負荷の原則

筋力を増強するには，普段よりも強い負荷（Overload）をかける必要があり，これを過負荷の原則という．一定の負荷量をこなせるようになった場合，同様の負荷量の継続では，さらに筋力が増強することはないので，負荷量は漸増していく必要がある．

### 2. 特異性の原則

トレーニング効果は行う運動の特異性と使われる筋に依存する．走り高跳びの選手がスクワットを繰り返すだけで上達することはなく，ジャンプする運動を繰り返すことで使用される筋収縮が強化されパフォーマンスが向上する．

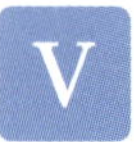

## V 筋力トレーニングの方法[2, 3]

筋力を効率良く強化するためには，過負荷を原則とし，負荷量（強度），収縮時間（反復回数），頻度，期間の4つの条件を考慮する必要がある．

### 1. 負荷量（強度）と反復回数

強度は1RM（Repetition maximum），1回のみ運動を行うことのできる最大負荷量のパーセンテージ，または一定の最大負荷量を反復することのできる回数で表す．例えば，ある強度に抵抗してできる運動が10回の場合，その負荷強度を10RMという．強度を強くすれば運動単位の動員数が増加し，筋力増強効果が期待できる．少なくとも筋力増強を得るには，最低1RMの60～65%の強度が必要で，通常は4～10RMが適当といわれている．持久力の向上には，低い強度で12～20RM程度行うようにする．

### 2. 頻度，期間

運動後の筋の回復と成長には時間を要するため，次の運動との間隔は48時間あけることが推奨されている．筋力増強には週2～3回程度が適当であり，セット間には2～3分の休息時間が必要である．筋力増強のメカニズムとして，トレーニング初期の筋力の増加は，主に中枢神経系の改善（大脳の興奮水準の増加）によるもので，この時期に筋肥大はみられない．6～8週間のトレーニングにより筋肥大が生じ，それに伴って筋力もさらに増加していく．

### 3. リスク管理

静的トレーニングである等尺性筋収縮による筋力増強効果は高いが，心拍数や血圧が上昇することから，特に虚血性心疾患や高血圧症の患者では注意が必要である．トレーニング時の息こらえは血圧を急激に上昇させることがあるため，負荷に抵抗するときには，呼吸は呼気相になるよう指導する．

#### 文献


1）Burkhead LM, Sapienza CM, et al：Strength-Training Exercise in Dysphagia Rehabilitation：Principles, Procedures, and Directions for Future Research. Dysphagia 22：251-265, 2007.

2）市橋則明：筋力トレーニングの基礎知識－筋力に影響する要因と筋力増加のメカニズム－．健康人間学 9：33-39, 1997.

3）渡邉　修，米本恭三：筋力トレーニングの処方．J Clin Rehabil 12：578-586，2003.


（福岡 達之）

# 20 下顎, 口唇, 頬の訓練はどのように行う?



**要旨** 下顎・口唇・頬に対する訓練は，主に準備期・口腔期に対する間接訓練であり，開口－閉口，食物の取り込み，咀嚼運動・食塊形成に対応している．重症度に応じて，受動的運動，自動運動，負荷をかけた抵抗運動を行う．また，顎や口腔には多くの筋が存在しているため，これらの筋の走行や作用，支配神経を理解した上で訓練を行っていくことが必要である．舌や舌骨上筋群の訓練やその効果判定といった報告は本邦でも多くみられているが，それに比べると，下顎や口唇，頬の訓練についての報告は少ない．今後，口腔周囲の筋活動や口唇閉鎖力，咬合力などの計測を行い，訓練の効果判定を積極的に行っていくことが必要と考える．

## I 下顎の訓練

### 1. 下顎の運動に関与する筋

下顎の運動に関係している筋は咀嚼筋群と呼ばれ，咬筋，側頭筋，内側翼突筋，外側翼突筋の4種の筋から構成されている（図1）．下顎を挙上するのは，咬筋，側頭筋，内側翼突筋であり，閉口に関わる．外側翼突筋は下顎を前方へ突き出す作用を持つため，開口に関わる．また，外側翼突筋は，下顎の側方運動に関与するため，咀嚼時の「すりつぶし」の運動に重要である．咀嚼筋群の支配神経は三叉神経第三枝の下顎神経である[1]．なお舌骨上筋・舌骨下筋群は主に開口に関わるが，22 舌骨上筋群の訓練はどのように行う？を参照されたい．

### 2. 下顎の訓練

**①開口－閉口訓練[2]**

開口－閉口，前進－後退，左右にゆっくり動かし，顎関節の可動域を広げる．動きが小さい場

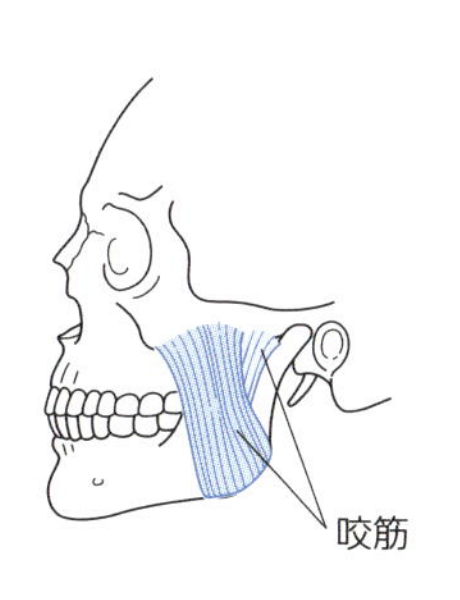


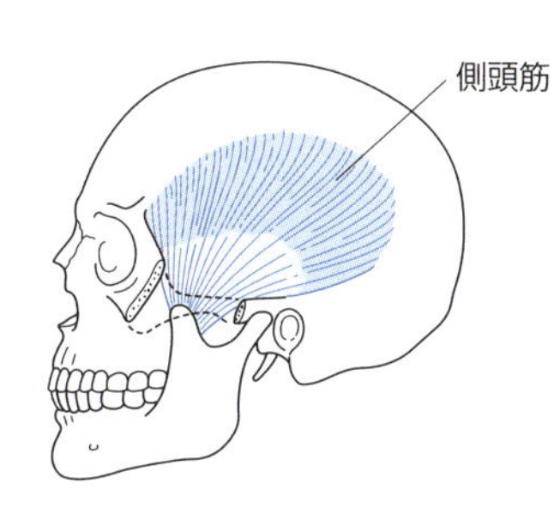


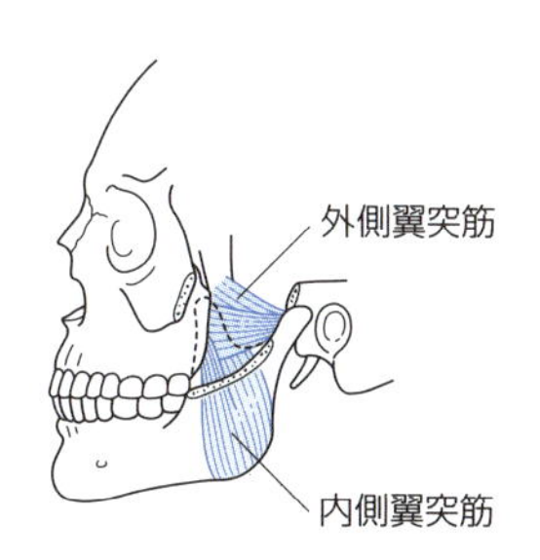


図1● 咀嚼筋群

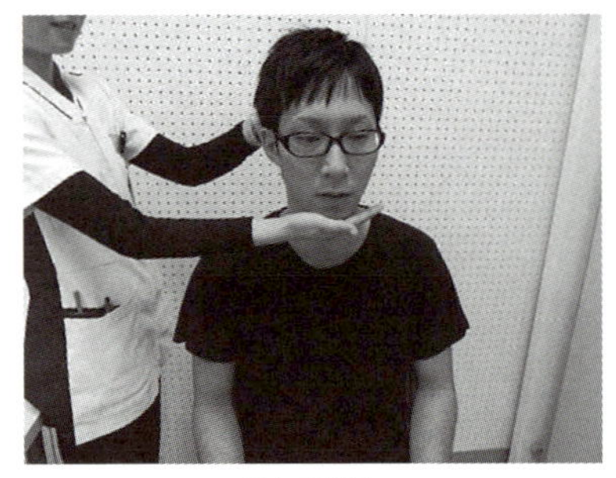
開口訓練

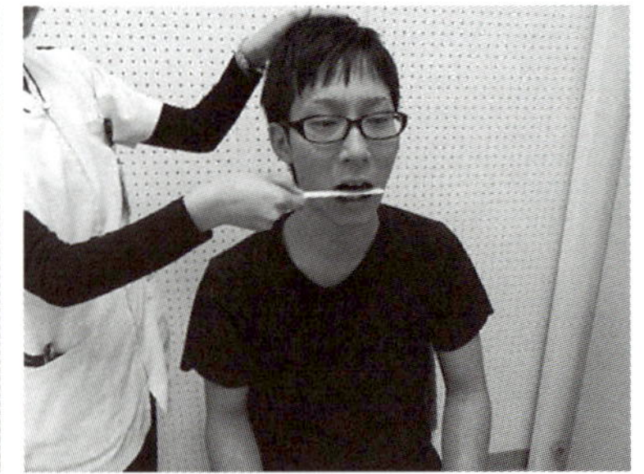
閉口訓練

図2 ● 下顎の筋力増強訓練（文献3）

合は，介助者が下顎を介助し可動域を拡大する．

**②咀嚼訓練**

ガム，するめなどを臼歯の上に置き，繰り返し噛むよう指示する．誤って飲み込まないようにするため，ガーゼでくるみ，デンタルフロスで縛ったものを用いる[2]．

**③下顎の筋力増強訓練[3]**

開口運動：患者の下顎に手掌をあて，徒手的抵抗を加えて患者に開口させる（図2）．

閉口運動：患者の前歯上に舌圧子をあて，下方に向かい抵抗を加える．患者は下方への抵抗に抗し，閉口する運動を行う（図2）．歯の欠損や痛みのために，舌圧子が保持できない場合は，下顎臼歯上に手指をあて抵抗を加える．

## Ⅱ 口唇の訓練

### 1. 口唇の運動に関する筋

咀嚼筋と併せて頭部にある筋が顔面筋である．表情を作るものであるため，表情筋とも呼ばれる．主な表情筋群を図3に示す[1]．表情筋の中で，口裂周辺の筋が最も発達している．口裂周辺の筋は食物の取り込み，咀嚼，食塊形成に関与している．特に口輪筋は収縮することにより口唇の閉鎖を行い，食塊の保持させる働きがあり重要である．顔面筋（表情筋）はすべて顔面神経支配である．

### 2. 口唇の訓練

**①口唇の自動／受動運動[4]**

「イー」と発声を促しながら，口角を横に引く．

「ウー」と発声を促しながら，唇を前へ突き出す．

「ンー（/m/）」と発声させながら，口唇を閉鎖させる運動を行う．

自動的に動かすことができない場合は徒手的に動かす．

**②口唇の抵抗運動**

訓練施行者が一側の口角に小指を入れて，頬に向かって引いて徒手的抵抗を加える．患者はその抵抗に抗して口唇を閉鎖させる[3]（図4）．

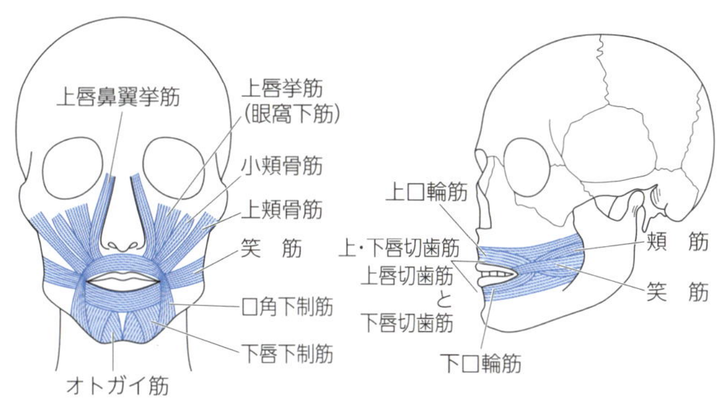


図3 ● 主な表情筋群

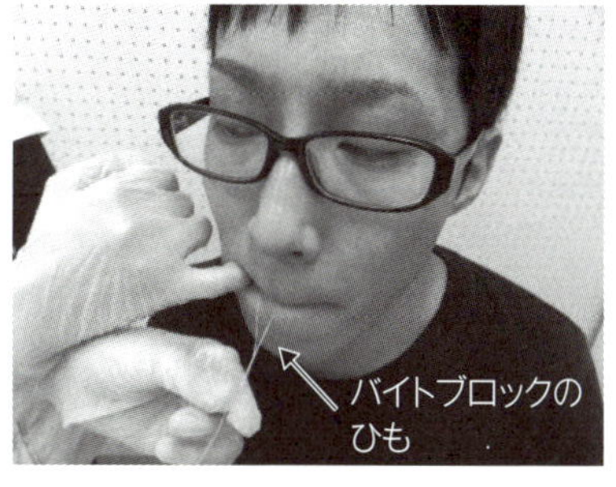


図4 ● 口唇の抵抗運動（文献3）

舌圧子を口唇で挟み，力を入れて閉鎖させる．訓練施行者は抵抗を上方向，下方向に抵抗をかけ数秒間保持させる[2]．

## Ⅲ 頬の訓練

### 1. 頬の運動に関する筋

頬は主に頬筋と笑筋によって構成されている（図3）．いずれも前述の顔面筋（表情筋）の一つであり，支配神経は顔面神経である．頬筋は口腔の両側壁の位置にあり，頬の緊張を作り出し，咀嚼の際には，食物が口腔前庭に落ちないよう働く．笑筋は，頬筋より小さい筋で，頬筋と平行して走行し，口角を横に引くのを補助している[1]．

#### ① 頬の受動的運動

頬全体を手掌で円を描くようにゆっくりとストレッチをかけながらマッサージを行う．指やスプーン，電動歯ブラシ（背側）を用いて頬の内側からストレッチをかける．いずれも頬粘膜を傷つけないように注意する[5]．

#### ② 頬の自動運動[2]

<1>口唇を閉じたまま，頬を歯列に押し付けるように強くすぼめ，数秒間維持する．

<2>次に口角を横に引く．

<1>，<2>を数秒ずつのインターバルで行う．

### 文献

1）Kim CL, Julie ML, et al：摂食・嚥下メカニズムUPDATE　構造・機能からみる新たな臨床への展開．医歯薬出版株式会社，2006，pp25-37.
2）才藤栄一，向井　美恵，他：摂食・嚥下リハビリテーション．医歯薬出版，2007，pp180-182.
3）西尾正輝：ディサースリアの基礎と臨床，第３巻．インテルナ出版，2006，pp108-121.
4）日本摂食嚥下リハビリテーション学会・編集：第４分野 摂食嚥下リハビリテーションの介入Ⅰ 口腔ケア・間接訓練，Ver.2．医歯薬出版，2015，p70.
5）日本摂食嚥下リハビリテーション学会医療検討委員会：訓練法のまとめ(2014 版)．日摂食嚥下リハ会誌 18：58-59，2014.

（渡邉 光子）

# 21 舌の訓練はどのように行う?

**要旨** 舌は咀嚼，嚥下，構音など多様な機能を担う運動器であり，我々言語聴覚士は，その評価と訓練に最も精通した職種でなければならない．舌の運動訓練は，可動域の拡大と筋力増強，スキルの向上を目標とする．嚥下運動を考慮した要素的な訓練を行うとともに，嚥下運動を含む協調訓練を取り入れることが重要である．

## I 舌の構造と機能[1)]

舌は咀嚼，食塊形成，送り込み，構音など多様な機能に関わる器官である．舌の後部にある分界溝より前方を舌体，後方を舌根と呼び，舌体の前端部を舌尖という．また，舌体の側縁を舌縁，上面を舌背と呼んでいる．舌の構造は，舌の位置を変える外舌筋と舌の形を作る内舌筋から構成されている（図1，表1）．舌の運動はすべて舌下神経の支配である．筋線維タイプは舌前方では速筋線維（Type II）が多く，強い筋力の発揮と段階的な調節が可能といわれている．舌後方は遅筋線維（Type I）の割合が多く，舌の位置や形状の変化に作用し，咽頭期嚥下において粗大な自動運動を行っている[2)]．

## II 舌の訓練

### 1. 嚥下運動を考慮した舌の運動訓練

準備期から咽頭期の開始に至る一連のプロセスにおいて，舌は食塊をコントロールするための複雑な運動を行っている．舌運動のどこに障害があるのかを正確に評価した上で，要素的な訓練

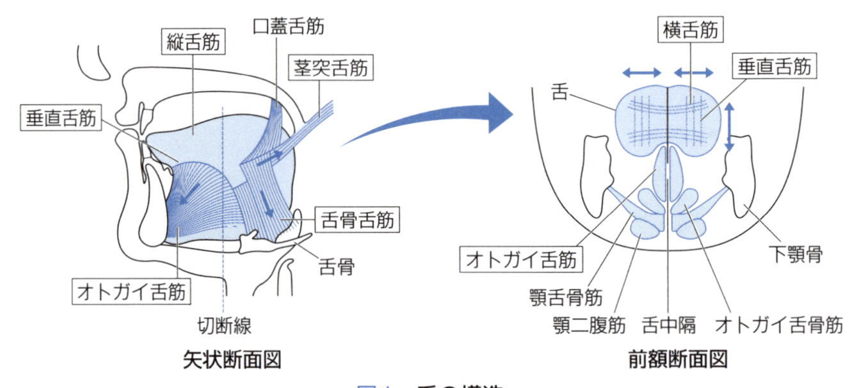


図1 ● 舌の構造

表1 ● 外舌筋と内舌筋

| 外舌筋（舌の位置を変える働き） | |
|---|---|
| ①茎突舌筋 | 舌体，舌根を後上方に引く．舌背を挙上する． |
| ②舌骨舌筋 | 舌体，舌根の外側縁を下方に引く． |
| ③オトガイ舌筋 | 舌を前方に突出する．舌体，舌根部を前下方に引く． |

| 内舌筋（舌の形を変える働き） | |
|---|---|
| ①上縦舌筋 | 舌を短縮する．舌尖と側面を上方に巻き上げる． |
| ②下縦舌筋 | 舌を短縮する．舌尖を下方に巻く． |
| ③横舌筋 | 舌を細くし伸ばす． |
| ④垂直舌筋 | 舌を平たくし広げる． |

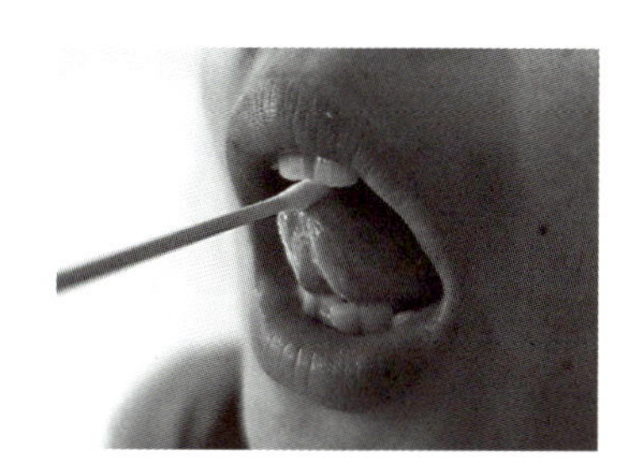

図2 ● 舌尖挙上運動

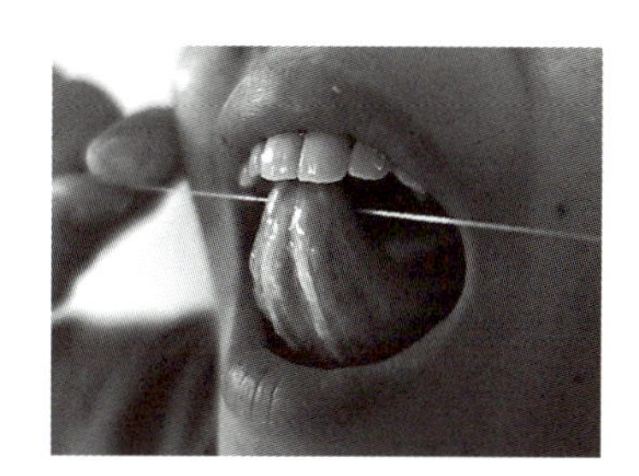

図3 ● デンタルフロスによる舌尖挙上

から開始し，嚥下運動を含む協調訓練へと移行する．要素的訓練では，運動範囲の拡大，筋力増強，巧緻性の向上を意識することが大切である．

## 2. 要素的訓練

### ① 舌尖挙上訓練

食塊をすくい上げる，送り込む等，食塊のコントロールに必要な運動である．開口させた状態で，舌尖を上顎の切歯乳頭につけて3秒間保持する（図2）．舌尖挙上は強い力を必要としないため，軽い運動で数回繰り返す．また，巧緻性の向上を目的に，デンタルフロスを用いて舌尖で弾く運動を行うことも有用である（図3）．

### ② 舌背挙上訓練（舌の筋力増強）[3)]

舌の筋力増強を目的に，一定の負荷を加えて舌背挙上運動を行う．綿球や舌圧子を舌背上に置き，硬口蓋に対して強く押し付けるように指示する．負荷強度は最大筋力の60～80%であり，少し疲れるくらいが目安となる．1回の運動で3～5秒間の押し付けを行い，10回を1セットとして1日2～3セット実施する．一般に筋力増強と筋肥大を起こすためには，6～8週間の訓練期間が必要といわれている．舌圧測定器を用いた場合は，最大舌圧の測定が可能であり，負荷強度を適切に設定することができる（7 舌圧はどうやって計る？を参照）．最大舌圧は1週間ごとに測定し，負荷強度を漸増していくことが大切である．訓練効果を数値として示すことは，客観的指標となるだけでなく，患者の訓練に対するモチベーションアップにもつながる．

### ③ 舌根後退訓練

舌根部は咽頭期の開始から後下方運動を行い，比較的強い筋力を必要とする．舌根運動が低下した症例では，喉頭蓋の反転が不十分となり，嚥下圧の低下と咽頭残留を生じる．開口した状態で挺舌を行い，前舌部をガーゼで軽くつかみ，前方へ引く力に抵抗して後方に引く運動を行わせる（図4）．舌を前方に引く力は，患者の筋力に応じて言語聴覚士が調整するが，少し疲れるくらいの強い力で行うことが大切である．

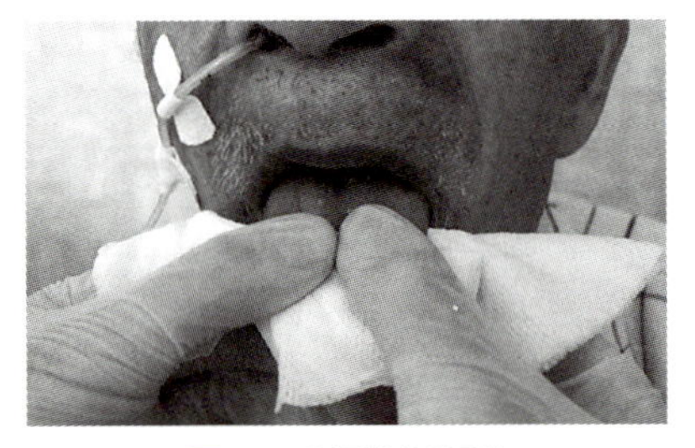

図4●舌根後退運動

## Ⅲ 舌に関連した嚥下手技

### 1. 努力嚥下（Effortful Swallow）

強く嚥下することを意識させて，舌の後下方運動を強化し，嚥下圧の上昇と咽頭残留の減少を目的とする訓練法である．患者には「舌に力を入れて，上後方へ押し付けながら嚥下する」「のどのすべての筋肉に力を入れて，絞り込むように飲み込む」などの説明を行う．どこに力を入れるのか分かりにくい場合は，「舌を口の中の天井に強く押し付けて飲み込む」のように，舌口蓋接触を意識させるとよい．アイスマッサージによる唾液嚥下や食物を用いた摂食訓練に応用できる．

### 2. アンカー機能を強調した嚥下法

舌尖の固定を意識し，アンカー機能を強調する嚥下方法であり，努力嚥下の一つと考えることができる[4]．効果として，舌根部の後下方運動の改善，最大嚥下圧の上昇，咽頭残留の減少が期待できる．患者には，舌尖を上顎の切歯乳頭に強く押し付けたまま嚥下するよう指示する．

### 3. 前舌保持嚥下法

舌根部と咽頭壁の接触を強化する運動訓練である[5]．舌の後退運動，咽頭収縮，咽頭クリアランスが低下した患者が対象となる．挺出した前舌を上下切歯で軽く挟んだまま空嚥下を行う．嚥下時に前舌が後退しないよう意識させることがポイントである．6〜8回の運動を1セットとし，1日3セット，6〜12週間行う．負荷強度は挺舌の程度によって調節することができる．注意点として，前舌保持嚥下法は，筋力増強を目的とした間接訓練であり，食物を用いた直接訓練時に併用してはならない．本方法により嚥下圧は変化しないが，上咽頭収縮筋の筋活動は上昇することが報告されており，咽頭筋に対する筋力強化も期待できる．

#### 文献


1）肥田岳彦：舌・咽頭・喉頭・食道の構造と神経支配．Modern Physician 26：114-119，2006．
2）Rogus-Pulia N, Churness K, et al：Comparison of Maximal Lingual Pressure Generation During Isometric Gross and Fine Sensorimotor Tasks in Healthy Adults. Arch Phys Med Rehabil 96：1785-1794, 2015.
3）Robbins J, Kays SA, et al：The effects of lingual exercise in stroke patients with dysphagia. Arch Phys Med Rehabil 88：150-158, 2007.
4）大前由紀雄，小倉雅実，他：舌前半部によるアンカー機能の嚥下機能におよぼす影響．耳鼻 44：301-304，1998．
5）倉智雅子：前舌保持嚥下法の EBM．言語聴覚研究 7：31-38，2010．


（福岡　達之）

# 22 舌骨上筋群の訓練はどのように行う?



**要旨** 咽頭期嚥下において，舌骨上筋群は舌骨喉頭を挙上させる作用がある．舌骨上筋群に筋力低下が起こると，舌骨喉頭の挙上量が不足し，食道入口部開大不全や咽頭残留，誤嚥などの咽頭期障害を生じる．舌骨上筋群に対する筋力強化として，種々の訓練法が提唱されている．いずれの方法も，舌骨上筋群の筋力低下により舌骨喉頭の挙上が不十分な患者に適用がある．訓練法は患者の能力に応じて選択し，運動強度や負荷量の設定も個別に調節するのが望ましい．

## I 舌骨上筋群の機能解剖

舌骨上筋群には，オトガイ舌骨筋，顎舌骨筋，顎二腹筋，茎突舌骨筋の4筋がある．顎舌骨筋と顎二腹筋前腹は下顎神経支配，顎二腹筋後腹と茎突舌骨筋は顔面神経支配，オトガイ舌骨筋は舌下神経支配である．舌骨上筋群は嚥下の際に舌骨下筋群の一つである甲状舌骨筋とともに舌骨喉頭複合体の挙上に関与している．食道入口部が開大するには，舌骨上筋群の収縮による舌骨喉頭の牽引と輪状咽頭筋弛緩および十分な咽頭圧が必要である．舌骨上筋群は開口筋としても作用する．下顎を下制する際には，舌骨下筋群が舌骨を固定し，舌骨上筋群が収縮することにより開口する．

## II 舌骨上筋群の筋力増強法

### 1. 頭部挙上訓練[1)]

仰臥位で両肩を床につけたまま，足の爪先を見るように頭頸部の屈曲動作を行う（図1）．頭頸部屈曲を1分間持続した後，1分間の休息を入れ，この運動を3回行う．その後に30回の反復運動を繰り返す．持続と反復運動を1セットとし，1日3セット行い，6週間継続する．頭部挙上訓練は，頭部の重さを利用した自重訓練であり，運動様式は等尺性収縮（持続訓練）と等張性収縮（反復訓練）である．訓練効果として，喉頭の前方移動距離の増大，食道入口部開大と咽頭の食塊通過の改善が報告されている．

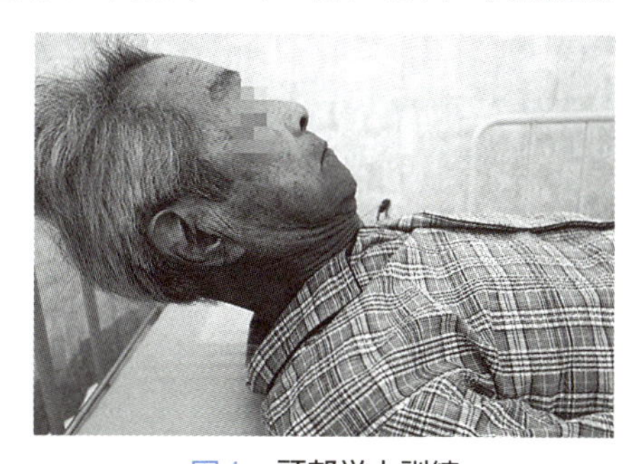

図1 ● 頭部挙上訓練

頭部挙上訓練はエビデンスのある訓練法だが，高

表1 ● 頭部挙上テスト

| | |
|---|---|
| 1 | 臥位をとる |
| 2 | 肩を上げずに頭部のみをつま先が見えるまで挙上，挙上時間（秒）を測定：持続法 |
| 3 | 休憩（約1分） |
| 4 | 肩を上げずに頭部のみをつま先が見えるまで挙上してすぐにおろす動作を2秒に1回反復して行い，反復回数を計測：反復法 |

持続法：最大持続時間を測定し，その50%の時間とする．
反復法：最大反復回数を測定し，その50%の回数とする．
最大負荷は原法を超えないように設定する
1回もできない患者は，30度，45度リクライニングで負荷を軽減して実施

齢者や嚥下障害患者に対して原法通りのプロトコルを適用するには，負荷量の面から難がある．運動中の血圧，脈拍への影響も指摘されており，実際の臨床場面では，患者ごとに運動強度や負荷量を調整して実施するのが望ましい．頭部挙上テストは，至適負荷量として最大負荷量の50〜60%を目安にプログラムを決定することを推奨している[2)]（表1）．仰臥位での実施が困難な患者に対しては，45度リクライニング位での実施や治療者が頭部を補助することで負荷量を調節してもよい．

## 2. 徒手的頸部筋力増強訓練[3)]

座位で実施できる訓練法であり，頭部挙上訓練が実施できない患者にも適用できる．治療者は患者の背面から額に手をあて，患者にはおへそを見るように強く頭頸部屈曲を行うよう指示する（図2）．治療者は，頭頸部屈曲を行う運動に対して患者の額を後方に引くよう抵抗を加えて負荷量を調節する．運動様式は，頭部挙上訓練と同様に等尺性運動と等張性運動を行う．負荷量は患者の能力に応じて，治療者が徒手的抵抗により主観的に調節を行うが，最大筋力の60〜80%程度を目安として，運動強度の漸増を行うことが重要である．頭頸部腫瘍術後の嚥下障害患者での訓練効果が報告されているが，頭部挙上訓練が実施できない様々な疾患に適応があると思われる．

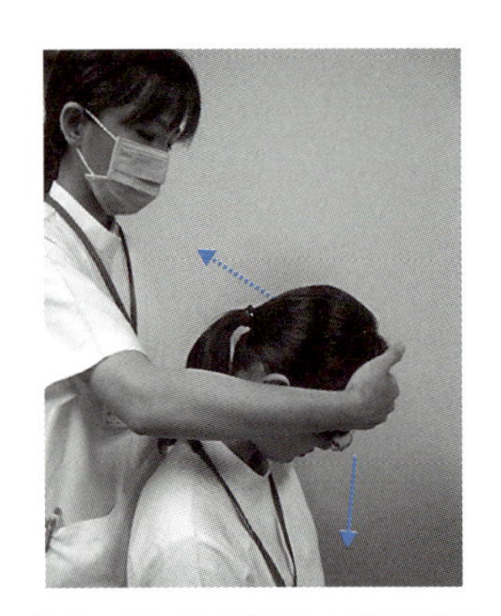

図2 ● 徒手的頸部筋力増強訓練

## 3. 嚥下おでこ体操[2)]（図3）

座位で患者自身ができる訓練法である．額に手をあてて自身で抵抗を加え，おへそを見るように頭頸部の屈曲を行う．持続訓練（等尺性運動）として，ゆっくりと5つ数えながら頭頸部の屈曲を保持する．反復訓練（等張性運動）は1から5まで数を唱えながら，それに合わせて下を向くように力を入れる．運動中に舌骨や舌骨上筋群を触れると，筋収縮の程度が確認できる．訓練回数は患者の能力に応じて設定するとよいが，少し疲労を感じる程度が目安となる．前述の治療者が徒手的抵抗を加える頸部筋力訓練から患者の自主訓練へと移行させるとよい．頭部挙上訓練と同様，運動中は息を止めないようにすることと，血圧の上昇に注意する．

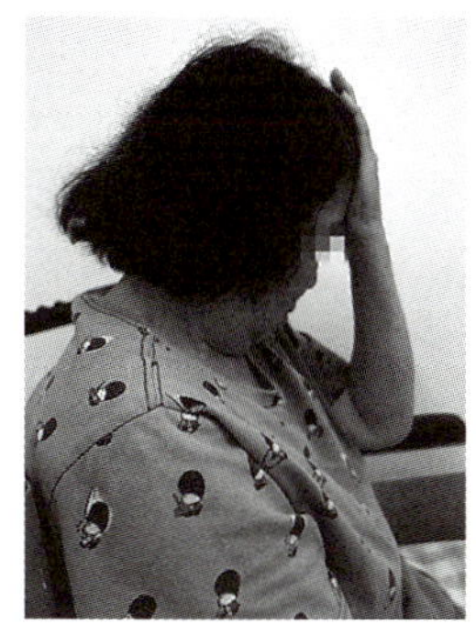

図3 ● 嚥下おでこ体操

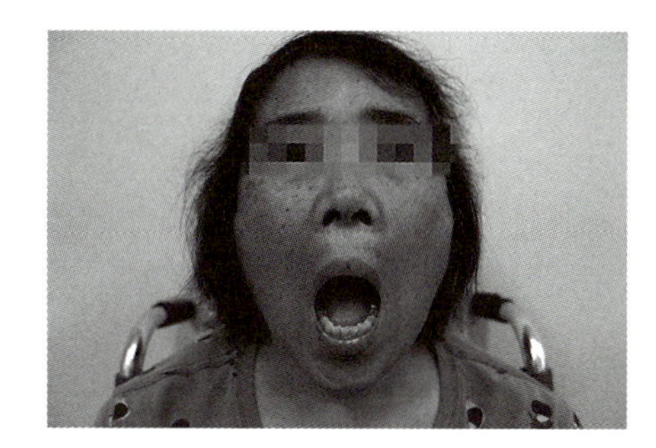

図4 ● 開口訓練

### 4. 開口訓練[4)]（図4）

開口に伴う舌骨上筋群の筋収縮を利用した訓練法である．最大開口位の状態で10秒間の開口を持続するのを1回の運動とする．10秒間の休息を入れて，5回を1セットとし，1日2セット，4週間継続する．訓練効果として，舌骨上方移動距離，食塊の咽頭通過時間および食道入口部開大量の改善が報告されている．口を大きく開けるという比較的簡単な方法であるため，軽度の認知機能低下がある患者にも導入しやすい．注意点として，顎関節症や顎関節脱臼の既往がある患者では，歯科医師に相談するか，適用を控えることが望ましい．

### 5. 呼気筋トレーニング（Expiratory Muscle Strength Training；EMST）[5)]

呼気筋に一定の抵抗負荷を加えると，舌骨上筋群に強い筋収縮が起こることが分かっている[6)]．訓練には呼吸筋訓練用具（スレショルドPEP，EMST150など）を使用する．ノーズクリップを装着し，最大吸気位から抵抗に抗して強い呼気動作を行わせる．負荷量は最大呼気筋力の75%，5回の呼気動作を1セットとし，1日5セット，4週間行う．EMSTの効果として，喉頭侵入・誤嚥の減少，食道入口部開大径の増大など嚥下障害の改善だけでなく，咳嗽能力の向上が報告されており，特にパーキンソン病患者での有効性が報告されている．

#### 文献

1） Shaker R, Kern M, et al：Augmentation of deglutitive upper esophageal sphincter opening in the elderly by exercise. Am J Physiol 272：G1518-G1522, 1997.
2） 聖隷嚥下チーム：嚥下障害ポケットマニュアル，第3版．医歯薬出版，2011.
3） 杉浦淳子，藤本保志，他：頭頸部腫瘍術後の喉頭挙上不良を伴う嚥下障害例に対する徒手的頸部筋力増強訓練の効果．日摂食嚥下リハ会誌 12：69-74，2008.
4） Wada S, Tohara H, et al：Jaw opening exercise for insufficient opening of upper esophageal sphincter. Arch Phys Med Rehabil 93：1995-1999, 2012.
5） Troche MS, Okun MS, et al：Aspiration and swallowing in Parkinson disease and rehabilitation with EMST：a randomized trial. Neurology 75：1912-1919, 2010.
6） 福岡達之，杉田由美，他：呼気抵抗負荷トレーニングによる舌骨上筋群の筋力強化に関する検討．日摂食嚥下リハ会誌 15：174-182，2011.

（福岡 達之）

# 23 前舌保持嚥下法，息こらえ嚥下，メンデルソン手技の指導ポイントは？

**要旨** 咽頭期嚥下運動の一部を随意的に調節する嚥下手技として，前舌保持嚥下法，息こらえ嚥下，メンデルソン手技が開発されている．各手技の目的と機序を理解し，嚥下障害の適応を判断する必要がある．指導の際は，患者の理解力に応じて指示内容を工夫し，手技が正しく実施されているかフィードバックを行うことが大切である．前舌保持嚥下法は間接訓練として行うが，息こらえ嚥下とメンデルソン手技は即時効果もあるため，直接訓練で利用されることもある．

## I 前舌保持嚥下法（tongue-hold swallow）[1, 2)]

### 1. 目的と機序

上咽頭収縮筋の収縮を強化して，舌根部と咽頭後壁の接触を増大させることを目的としている．前舌部を上下前歯で固定した状態で嚥下を繰り返すことにより，咽頭壁の隆起や咽頭収縮筋の運動機能を増強する効果がある．内舌筋のうち，横舌筋は舌根部で上咽頭収縮筋と連続して輪（リング）を形成しており，咽頭期における舌根部と咽頭壁の接触に関与している．このことから，前舌保持嚥下法は，前舌部を固定して舌根部が動きづらい状況を意図的に作ることで，筋線維が連続する上咽頭収縮筋の代償的運動を引き出すねらいがあると考えられている．

本方法では，舌根部の動きが阻害されるため，咽頭期の嚥下圧は高まらない．また，嚥下造影検査（VF）による解析では，嚥下後の咽頭残留が増加することや喉頭閉鎖持続時間の短縮，嚥下反射が遅延することが報告されている．したがって，前舌保持嚥下法は食物を使用する直接訓練に利用してはならない．本方法は，舌や上咽頭収縮筋の筋力増強を目的とした間接訓練であることに留意する必要がある．

### 2. 適応症例

舌根部と咽頭壁の接触不全により，嚥下後に咽頭残留を認める症例が適応となる．

### 3. 指導のポイント

患者には，「舌をできるだけ前に出し，前歯で軽く噛んだまま，つばを飲み込んでください」と教示する．「舌噛み嚥下」，「舌噛みゴックン」という表現が患者に理解されやすい．前歯が欠損した患者では，上下の口唇閉鎖により前舌をしっかりと固定させる．実際の訓練場面では，嚥下する際に前舌の固定が緩み，後方へ引かれる場合も多いため，鏡を見せながら，前舌を保持したまま嚥下する運動をフィードバックさせるとよい．唾液嚥下あるいは少量の水で訓練することが望ましい．1セッション中に6～8回，1日3セッション程度行うことが推奨されている．本方法では，筋力増強訓練としての負荷強度の調節が難しいが，舌を前方に突出させる程度を増すことで負荷をある程度調整することができる（図1）．

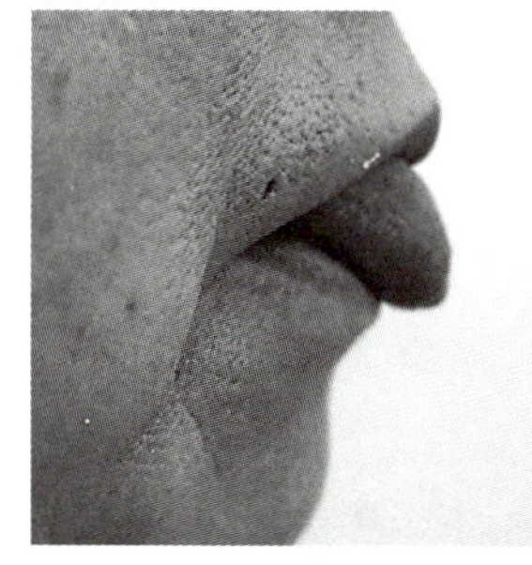
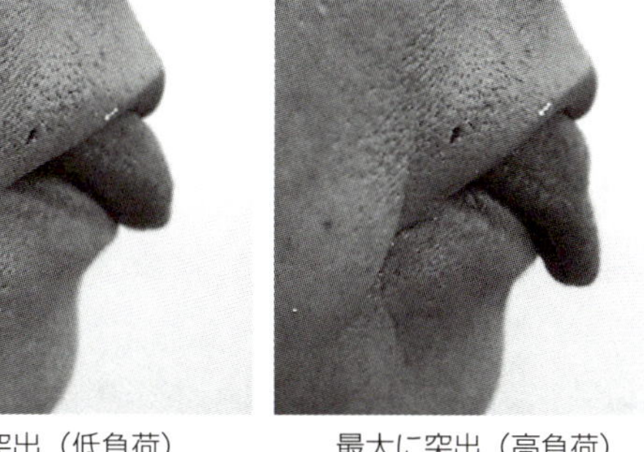

軽く突出（低負荷）　最大に突出（高負荷）

図1●前舌保持嚥下法

## Ⅱ 息こらえ嚥下（supraglottic swallow，breath holding maneuver）[3, 4]

### 1. 目的と機序

嚥下前に声門閉鎖を強調することで，嚥下時の気道閉鎖を確実にし，誤嚥を防止する嚥下手技である．息をこらえて嚥下した後に，呼気で再開することや咳払いを行うことで，喉頭内に侵入あるいは誤嚥しかけた食塊を排出する目的もある．「深い吸気⇒息こらえ（声門閉鎖）⇒嚥下⇒呼気または咳払い」は，嚥下時の呼吸パターン訓練になる．その他の効果として，息こらえ嚥下時には舌骨喉頭の運動範囲が拡大することや，舌と口蓋の接触による舌圧が増大することも報告されている．

### 2. 適応症例

嚥下時の声門閉鎖が減弱し，嚥下中誤嚥を認める症例や嚥下反射の惹起遅延があり，嚥下前に液体が喉頭に流入する症例が適応となる．喉頭癌術後患者など，声門上の閉鎖が得られにくい症例に対しても有効である．液体誤嚥を認める症例では，とろみ剤を使用する前に本方法で喉頭侵入・誤嚥を軽減することができるか試行するとよい．

### 3. 指導のポイント

実施の方法は，①鼻から深く息を吸って止める，②息をこらえた状態で嚥下する，③嚥下後すぐに咳払いをする．導入の際は，唾液を嚥下することから開始し，方法が習得されたら少量の液体（1mL～3mL）や食物を用いた訓練に移行する．吸気は口ではなく鼻から行うこと，嚥下性無呼吸の後に呼気から再開することを意識させるのがポイントである．息こらえ嚥下は，患者が方法を理解していても，声門閉鎖が十分に行われていない場合もある．バルサルバ法や胸郭の動きのみで息を止める場合や，嚥下直前に声門閉鎖が解除されることも報告されている．対処法として，ハミングや開口した状態から息を止める練習を行い，声帯内転による声門閉鎖を確実にしてから本方法につなげるとよい．嚥下内視鏡検査（VE）が利用できる場合は，患者に映像をフィードバックし，声門レベルでの息こらえを練習する方法も有効である．

## III メンドルソン手技 (Mendelsohn maneuver)[3]

### 1. 目的と機序

咽頭期の喉頭挙上を強化し，食道入口部開大の改善を目的とする．随意的に喉頭挙上を維持することにより，喉頭挙上量の増加と挙上時間の延長，食道入口部開大幅の改善が得られる．食道入口部の開大時間については，延長するという報告と変化しないという報告がある．また，嚥下運動の全般的な協調性を改善する効果があるとされており，咽頭期の運動のタイミングを訓練する目的で使用される．メンデルソン手技の実施時には，喉頭は最上方まで挙上され，同時に舌根部と咽頭壁の接触および喉頭閉鎖が持続する．嚥下時の舌口蓋接触（舌圧）が増大し，持続時間も延長することも報告されている．

### 2. 適応症例

喉頭挙上量が不足する結果，食道入口部開大不全を生じ，それにより咽頭残留や誤嚥を認める症例が適応となる．本方法では，嚥下性無呼吸時間が延長するため，実施時に呼吸変化が著しい呼吸器疾患患者に対しては禁忌である．指示内容がやや複雑な手技であるため，指示理解が困難な患者は適応とならない．

### 3. 指導のポイント

実際の指導では，嚥下に伴う喉頭の動きを感じてもらうことから始める．まず患者自身に喉頭を触ってもらい，唾液を嚥下する際の上下運動を確認させる．次に，喉頭が最上方に動いた場所で2～3秒間止めて喉頭が下がらないように説明する．指導者（言語聴覚士）がメンデルソン手技のデモンストレーションを示し，その際に喉頭の動きを患者に触ってもらいながら説明すると理解を促しやすい．

筆者は，メンデルソン手技の訓練時に表面筋電図によるバイオフィードバックを併用している．舌骨上筋群相当部に電極を貼付し，筋電計モニターの波形を見せながら筋活動の量と持続時間をフィードバックする（図2）．表面筋電図によるバイオフィードバックは，メンデルソン手技を行う際，舌骨上筋群を効率良く収縮させるのに極めて有効な方法である．

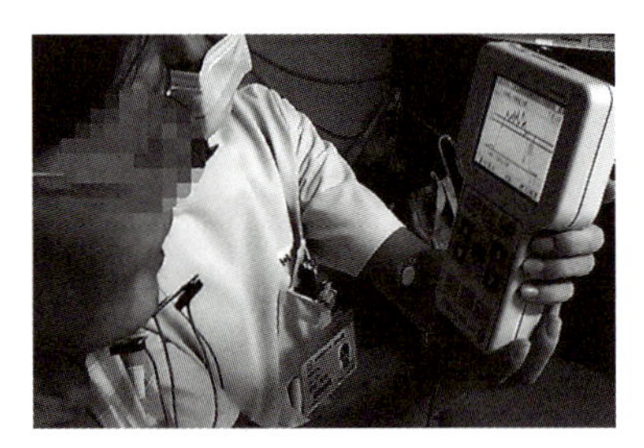

図2 ● 表面筋電図によるメンデルソン手技のフィードバック訓練


#### 文献

1）倉智雅子：前舌保持嚥下法の EBM．言語聴覚研究 7：31-38，2010.
2）Fujiu M, Logemann JA：Effect of a tongue-holding maneuver on posterior pharyngeal wall movement during deglutition. Am J Speech Lang Pathol 5：23-30, 1996.
3）Logemann JA：Evaluation and Treatment of Swallowing Disorders, 2nd ed. PRO-ED, 1998.
4）Ohmae Y, Logemann JA：Effects of two breath-holding maneuvers on oropharyngeal swallow. Ann Otol Rhinol Laryngol 105：123-131, 1996.


（福岡 達之）

# 24 バルーン法の実施のポイントは?



**要旨** バルーン法（バルーン拡張法，バルーン訓練法）は，輪状咽頭筋弛緩不全による咽頭期嚥下障害の治療法のひとつである．カテーテル挿入の際は，頸部回旋位や挿入方向の工夫を行い，バルーン拡張の前に発声を確認するなど気管内への誤挿入に注意する．患者自身が行うことにより，チューブ嚥下訓練としての効果も期待できる．

## I 輪状咽頭嚥下障害に対するバルーン法

### 1. 輪状咽頭嚥下障害

輪状咽頭筋は通常収縮した状態であるが，嚥下時の喉頭挙上による牽引と嚥下圧によって弛緩し，食塊の食道移送を可能にする．咽頭期嚥下において，何らかの原因によって食道入口部が開大せず，食塊の通過障害が起こった状態を輪状咽頭嚥下障害（輪状咽頭筋弛緩不全，食道入口部開大不全）と呼んでいる．原因として，脳血管障害（特に球麻痺），運動ニューロン疾患，筋炎，ミオパチー等の機能的原因や頭頸部癌術後の瘢痕狭窄，放射線治療後の器質的原因が挙げられる．

### 2. バルーン法の適応

バルーン法による食道入口部拡張は，輪状咽頭筋弛緩不全による咽頭期嚥下障害に対して行う治療法である[1,2]．適応となるのは，嚥下造影検査（VF）にて食道入口部開大不全による食塊の通過障害があり，頸部回旋や一側嚥下など他の代償法では効果を認めない症例である．また，バルーン法は即時効果があるため，VFで拡張前後の食塊通過の改善と咽頭残留が減少するかどうかの確認が必要である（図1）．輪状咽頭筋の機能不全に対する訓練であるため，喉頭挙上量の不足が原因の場合は適応外となる．そのような症例に対しては，頭部挙上訓練など喉頭挙上筋群に対する筋力強化を実施する．そのほか，カテーテルの挿入により催吐反射が出現する場合や強い苦痛を伴う症例は適応とならない．

### 3. チューブ嚥下訓練[3]

バルーン法は，舌によるカテーテルの送り込みと嚥下を行うという意味で，チューブ嚥下訓練の要素を含んでいる．カテーテルを繰り返し送り込み，嚥下することで嚥下反射惹起を改善し，嚥下運動の協調訓練としての効果も期待できる．

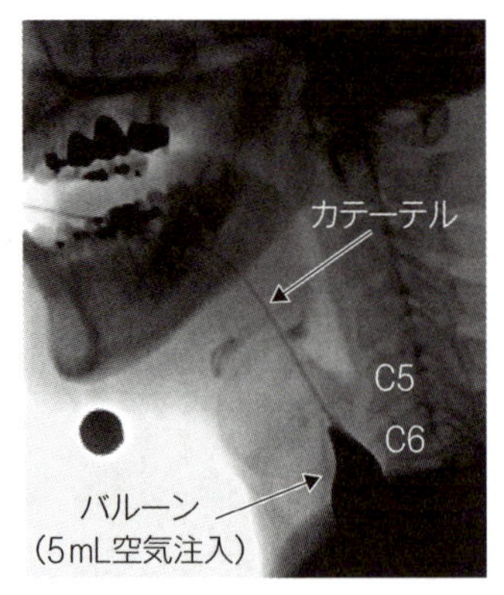


図1●VFでのバルーン拡張

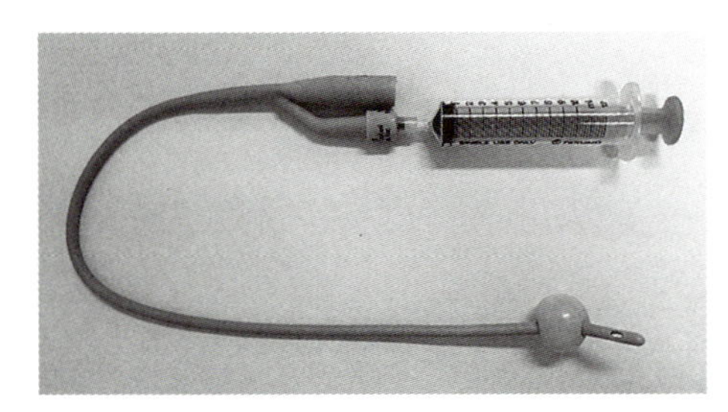

図2●球状バルーンカテーテル
12Frカテーテル，5mLの空気を注入したバルーン

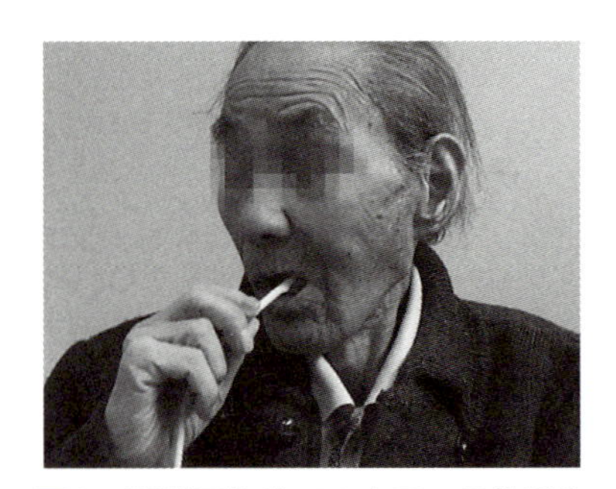

図3●頸部回旋位でのカテーテル挿入
頸部右回旋位で左側の咽頭に向けて挿入している

## Ⅱ バルーン法の手技

### 1. バルーンの種類

球状バルーン（12Fr～16Frの膀胱留置バルーンカテーテル）（図2）と筒状バルーン（14Fr～19Frの食道ブジー用バルーンカテーテル）の2種類がある．本項では通常の訓練に使用されることが多い球状バルーンについて解説する．

### 2. 実施の手順[2, 4]

カテーテルはあらかじめ冷水で濡らしておく．経口的に挿入することを原則とし，左の輪状咽頭部を拡張したい場合は，頸部を右に回旋し，顎を軽く突出させた状態で左の咽頭部に向かって挿入する（図3）．この際，カテーテルが口腔内にあるときは，患者に「おー」と発声してもらい，咽頭に挿入されたときに「いー」と発声してもらうと挿入が容易である．食道に上手く挿入されていれば，カテーテルを軽く押し込むと，食道の蠕動運動により引き込まれる感触がある．バルーン法は，障害が強い側を中心に行うが，両側の輪状咽頭部を拡張するようにする．訓練の初期は治療者がカテーテルを挿入し，慣れてくれば患者自身が行うようにする．患者自身がカテーテルを挿入する際，少し太いうどんを噛まずに丸飲みするように伝えるとよい．

## 3. 4種類のバルーン法[2, 4]

### ①間欠的拡張法

カテーテルの先端が輪状咽頭部を通過した位置で，4～6mLの空気をシリンジで注入しバルーンを拡張させる．そのままゆっくり引き抜いていくと，輪状咽頭部の最下端で止まり，強い抵抗を感じる．その位置でバルーンの空気を抜き，カテーテルを2～3mm引き抜く．再度バルーンを拡張させ，10～20秒止める．これを2～3回繰り返す．再度の拡張の際，全く抵抗を感じない場合は，バルーンが輪状咽頭部から抜けていることが多い．訓練中は患者に力を入れないよう促すことも大切である．

### ②引き抜き法（嚥下同期引き抜き法，単純引き抜き法）

食道で拡張したバルーン（4～6mL）を輪状咽頭部の最下端まで移動させた後，空嚥下をしてもらい，そのタイミングに合わせて軽くカテーテルを引き抜く（嚥下同期引き抜き法）．空嚥下ができない場合はそのまま引き抜く（単純引き抜き法）．バルーンの引き抜きは10回行い，引き抜きが容易になれば，徐々にバルーンのサイズを大きくしていく（4～10mL）．

### ③バルーン嚥下法

引き抜き法に慣れてきたら，3～4mLに拡張したバルーンを嚥下する訓練を行う．

### ④持続拡張法

筒状バルーンを用いる方法であるが，径が太く挿入しづらいこと，高価であること等から，訓練に使用することは少ないと思われる．方法は消化器疾患で行うバルーンブジー法と同様である．



# Ⅲ リスク管理

カテーテルの気道内への誤挿入には十分注意する必要がある．筆者は，咽喉頭の感覚障害があり，カテーテルが気道内に進入しても咳やむせを全く生じなかった患者を数例経験している．バルーンを拡張する前に，カテーテルが確実に食道内にあることを確認する目的で発声による評価を行うことを忘れてはならない．その他のリスクとして，迷走神経反射によるショックや機械的な刺激による粘膜損傷，出血などに注意する．バルーン法を導入する際には，適応とリスク管理について事前に担当医師と相談しておくことも大切である．

### 文献

1）角谷直彦，石田　暉，他：第Ⅱ相嚥下障害のリハビリテーション．総合リハ 20：513-516，1992.
2）北條京子，藤島一郎，他：輪状咽頭嚥下障害に対するバルーンカテーテル訓練法．日摂食嚥下リハ会誌 1：45-56，1997.
3）三枝英人，新美成二，他："直接的" 間接的嚥下訓練：フィーディングチューブを用いた嚥下のリハビリテーション．日耳鼻 101：1012-1021，1998.
4）稲川利光，山田真美恵：各種嚥下障害治療法の適応とリスク管理 バルーン拡張法．臨床リハ 14：443-448，2005.

（福岡 達之）

言語聴覚士が行う嚥下訓練〈間接訓練〉

# 25 嚥下に有効な自主トレーニングは？

**要旨** 軽度の嚥下障害患者や高齢者に対して，口腔・嚥下器官に対する運動や発声を自主トレーニングとして指導することにより，嚥下機能が改善することが認められている[1)]．また，専門性はやや高まるが，バルーン訓練やシャキア・エクササイズを自主トレーニングとして継続して行うよう指導することもある．その他，家庭でも使用できる簡便な道具や機器を紹介することも行う．誤った方法を行わないようチェックすること，継続して行えているかをフォローすることが必要と考える．

## I 口腔・嚥下器官の運動

### 1. 口唇・舌運動

口唇や舌の不使用を防ぐため，日常から口唇，舌の運動を行うよう指導する．歌唱や詩やコラムなどの音読，/pa,ta,ka,ra/ などの連続発話は，自主トレーニングとして使用することが多い．

### 2. プッシング／プリング訓練[2)]

誤嚥防止としてプッシング／プリング訓練を指導する．座位姿勢でも行えるため，簡便であり，指導しやすい．「椅子に座って椅子を持ち上げるように底面を引き上げる，底面を押し下げる.」または「両手を合わせて押し合う，両手をひっかけて引く」などと指導している．強すぎると仮声帯発声を招くことがあるため注意が必要である．また，高血圧や不整脈など循環器疾患がある際は症状を悪化させる場合があるため，適応を検討する．

### 3. 嚥下おでこ体操[3)]

シャキア・エクササイズのように，舌骨上筋群などの筋力強化による，食道入口部の開大を図る訓練である．額に手を当てて抵抗を加え，おへそを覗き込むようにする方法で行う．臥位を取る必要のあるシャキア・エクササイズよりも手軽に行えるため，家庭での実施を勧めやすい（図1）．

・持続訓練：ゆっくり，5～7秒程度持続させる．

・反復訓練：1～5まで数唱し，数に合わせて下を向くように力を入れる．

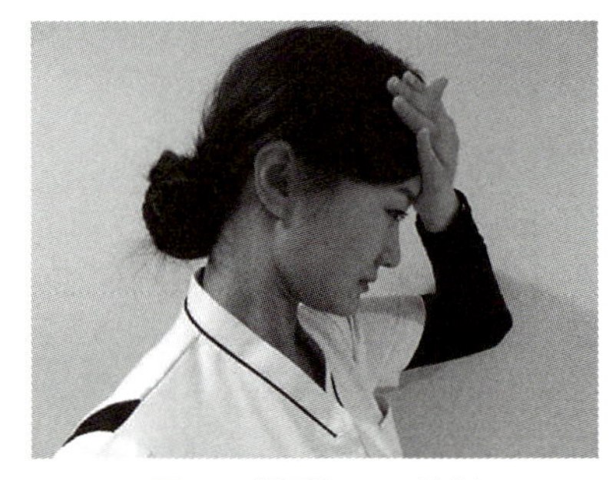

図1 ● 嚥下おでこ体操

a. 深呼吸
鼻から
吸って
ゆっくり
口から
吐く
b. 首を回す
c. 首を倒す
d. 肩の上下
e. 背伸び
f. 頬を膨らませ・引く（2・3回）
g. 舌で左右の
口角を触る
（2・3回）
右
左
舌を出す・引く
（2・3回）
h. 息がのどにあたるように強く
吸って，止め，3つ数えて吐く
i. パパパパ・ラララララ・
カカカカとゆっくり言う
Pa･Pa･Pa
j. 深呼吸

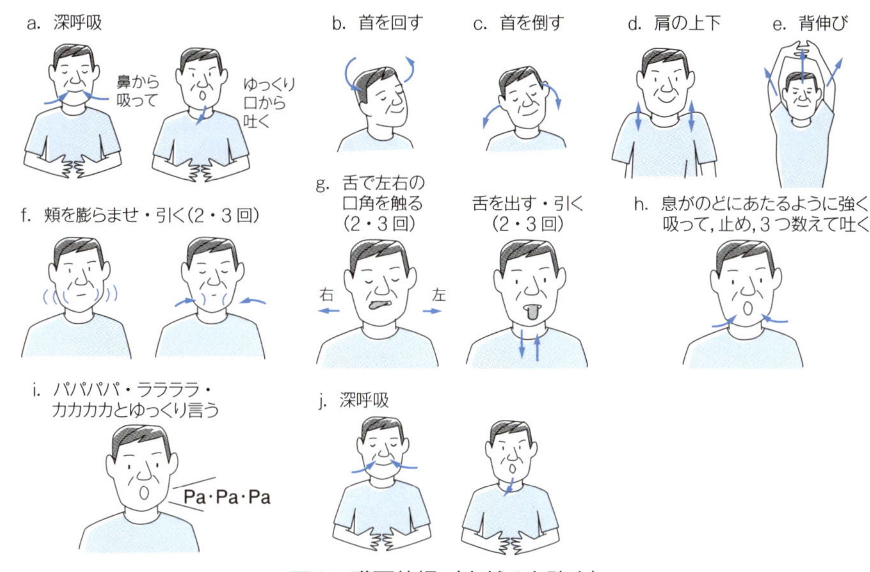

図2 ● 嚥下体操（文献4を改変）

### 4. 嚥下体操[4)]

深呼吸や頸部のストレッチ，口唇の開閉，舌の運動，発声（/pa,ta,ka/など）を行う．食前の準備体操として簡便に行えるため，嚥下障害患者全般や高齢者に対して自主トレーニングとして指導することが多い．藤島の嚥下体操[4)]が広く知られている（図2）．そのほか口腔保健協会が推奨する，食べトレ体操[5)]などがある．特殊な技術が必要なく，食事前の準備体操のように行うことができるため，指導しやすく，家庭でも容易に行える．このような口腔・嚥下器官の運動が，軽度嚥下障害者や高齢者に対する運動が嚥下機能の改善に効果を及ぼすことが認められている[1)]．

## Ⅱ 機器を使用した自主トレーニング

### 1. 舌トレーニング器具ペコパンダ（図3）

ペコパンダ（株式会社ジェイ・エム・エス）は，口腔内に挿入し，舌で突起部を押し上げてトレーニングを行う器具である．舌で突起部を押し上げると，舌の力によって，突起部がへこむ構造になっている．へこませるのに必要な力を5kPa，10kPa，15kPa，20kPa，30kPaの5種類に設定しており，舌の力に合った強さが選択できる．言語聴覚士により指導を行った後，自主トレとして導入することが可能である．また，前述の舌圧測定器で最大舌圧を計測しながら経過を追うことにより，嚥下機能と最大舌圧の比較を行うことができ，訓練効果として嚥下障害患者のモチベーションを上げることにつながる．

### 2. 吹き戻しを使用した呼吸訓練（図4）

呼吸機能の改善向上を目的として使用する．昔ながらの玩具を使用した訓練であり，高齢者にとって馴染みやすいものとなっており，余暇時間を使用して，吹き戻し（株式会社ルピナス）を吹く自主トレーニングとして導入している．

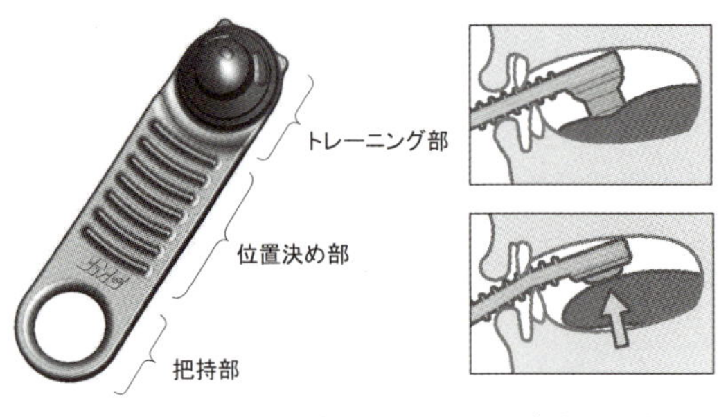

図3●舌トレーニング機器ペコパンダ（株式会社ジェイ・エム・エス）

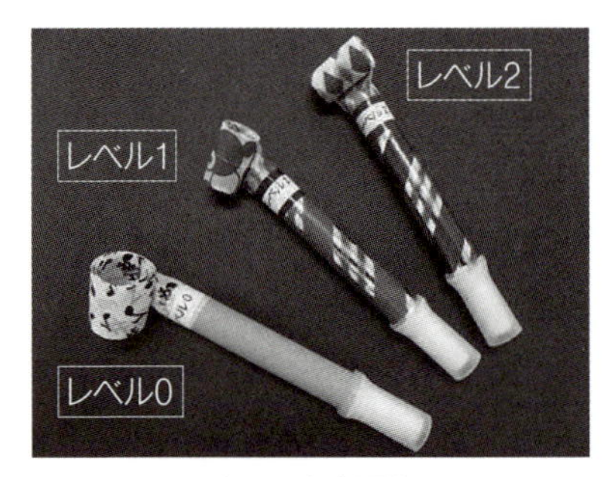

図4●吹き戻し

この製品は，呼気圧に合わせて，レベル0，レベル1，レベル2の3種類を設定している．伸展に必要な呼気圧の目安が示されており，以下のように調整されている．

レベル0：12±3cmH2O以下に調整

レベル1：30±8cmH2O以下に調整

レベル2：44±8cmH2O以下に調整（(株)ルピナス ホームページより）

<使用例>

・吹き戻しを一気に吹き伸ばし，5～10秒保持させる．これを10～30回程度繰り返す．

・吹き戻しを一気に吹き伸ばす，緩める，を繰り返す．10～20回程度繰り返す．

ペコパンダや吹き戻しなどを使用することにより，最長発声持続時間の延長や最大舌圧値の上昇が認められたという報告があり[6]，これらの機器を自主トレーニングとして導入していくことは有用であると考えられる．開始にあたっては，本人や介助者に使用の目的や方法を正確に伝えることが誤用を防ぐためにも必要である．

## 文献

1）大岡貴史，拝野俊之，他：日常的に行う口腔機能訓練による高齢者の口腔機能向上への効果．口腔衛生会誌 J Dent Hlth 58：88-94，2008．

2）日本摂食嚥下リハビリテーション学会医療検討委員会：訓練法のまとめ(2014版)．日摂食嚥下リハ会誌 18：67-68，2014．

3）聖隷嚥下チーム：嚥下障害ポケットマニュアル，第3版．医歯薬出版，2011，pp127-128．

4）聖隷嚥下チーム：嚥下障害ポケットマニュアル，第3版．医歯薬出版，2011，pp103-104．

5）日本口腔保健協会「高齢者の口腔保健ガイドブック」編集委員会：介護予防に役立つ口腔ケアのてびき．日本口腔保健協会，2006，pp16-20．

6）広島県：【結果報告】舌筋等トレーニングによる口腔機能維持・向上モデル事業の実施について．広島県(online)，< https://www.pref.hiroshima.lg.jp/soshiki/229/ikoupt11.html >，(accessed，2013-9-27)．

（渡邉 光子）

# 26 直接訓練が開始できる基準とは?



**要旨** 直接訓練は窒息や誤嚥のリスクを伴うため，その開始にあたっては，リスクを回避するための前提条件を確認する必要がある．条件を満たした場合に直接訓練を開始するが，条件を一部満たさない場合においても，早期経口摂取を目指し，リスク管理を行いながら直接訓練を開始する場合がある．

## I 早期経口摂取の重要性

“口から食べる”ことは，栄養を摂るためだけではなく，食べる喜びといった生活の質（QOL）に大きく関わっている．絶食期間の長期化は，廃用による嚥下機能の低下を進行させるとともに，食べる楽しみの喪失につながり，QOLの著しい低下を引き起こす．絶食中は摂食機能を使わないため唾液分泌量が減少し，口腔内は不衛生となりやすい．また，腸管粘膜の萎縮や腸管由来の免疫能の低下など，消化管へも影響を与える．このように，絶食期間中には様々なリスクが生じることとなり，不必要な絶食は避けなければならない．食べないことによるリスクを考え，できるだけ早期に経口摂取を目指すことは，原疾患の治療のみならず，嚥下機能の維持・改善において重要となる．しかし，直接訓練は食物を嚥下する訓練であり，窒息や誤嚥のリスクを伴うため，実際の臨床では，直接訓練を開始するタイミングの判断に悩むことが多い．本項では，直接訓練が開始できる基準について解説する．

## II 直接訓練開始の基準

意識障害や身体機能障害など嚥下障害以外の問題を伴うこともあり，直接訓練の開始にあたっては，リスクを回避するための前提となる条件がある．表1に直接訓練開始の基準を示す．これらの基準を満たした場合に，直接訓練の導入を検討し，障害の程度に応じた評価・訓練を実施する．なお，医師あるいは歯科医師の指示とリスク管理の下に開始することも条件である．

表1 ● 直接訓練開始の基準（文献1より一部改変）

①意識障害が Japan Coma Scale で1桁である．
②重篤な心肺合併症や消化器合併症がなく，全身状態が安定している．脱水・栄養障害については補正しておくことが望ましい．
③脳血管障害の進行がない．
④唾液や少量の水分で嚥下反射を認める．
⑤十分な咳（随意性または反射性）ができる．
⑥著しい舌運動・喉頭運動の低下がない．
⑦口腔内が清潔で湿潤している．

### 1. 意識レベル

意識レベルはJCS I 桁を基準とする．意識障害を合併している患者では，嚥下反射や咳嗽反射が減弱・消失することもあり，誤嚥のリスクが非常に高い．意識障害を起こす可能性のある薬剤を使用している場合は，薬剤の減量あるいは中止が可能かどうか主治医と相談する．夜間の睡眠状況についても確認が必要である．

### 2. 全身状態

全身状態悪化時には意識障害や呼吸・循環障害を合併し得るため，全身状態が安定していることが必要である．低栄養状態は機能訓練による嚥下機能の改善を妨げるとともに，誤嚥性肺炎の悪化要因となる．また脱水に伴う口腔内乾燥は，食塊形成不良や食物残渣の原因となるため注意を要する．

### 3. 原疾患

症状が進行している場合は，原疾患の治療を優先し直接訓練は実施しない．特に脳血管障害の急性期や進行性の神経筋疾患では，症状の変化がないことを確認する必要がある．

### 4. 嚥下反射の有無

指示に従った唾液嚥下や前口蓋弓への冷圧刺激により嚥下反射の有無を確認しておく．口腔乾燥が強い場合は，水に浸した綿棒などで口腔内を湿潤させ，空嚥下あるいは少量の水により嚥下反射が惹起するか評価するとよい．意識障害や認知機能低下，高次脳機能障害などで従命が困難な場合は，口腔内の唾液貯留や自然状況下における唾液嚥下の有無を観察する．

### 5. 咳嗽力

咳嗽力（随意性または反射性）を評価することは，誤嚥した場合に気管外への喀出が可能か判断するためであり，リスクを回避する観点において，必ず評価しなければならない項目である．咳嗽力が弱い場合は，より慎重に評価・訓練を行う必要がある．

### 6. 舌運動・喉頭運動の障害

著しい舌運動・喉頭挙上の低下があり，唾液誤嚥が疑われる場合には，直接訓練の適応とならない．間接訓練を継続するとともに誤嚥性肺炎予防に努める．

### 7. 口腔内環境

食物残渣，歯垢，舌苔，口臭，唾液の性状などを評価する．誤嚥性肺炎は，誤嚥内容物に含まれる細菌によって発症する．歯垢1mgには10億個の細菌が含まれているといわれ，汚染された口腔内を通過した食物を誤嚥した場合どうなるかは想像に難くない．口腔内を清潔に保つことは，直接訓練を行うための前提条件である．

## Ⅲ 直接訓練開始の基準を一部満たさない場合の対応

実際の臨床においては，経口摂取開始を検討する際，上記条件のいずれかが満たされていない症例もよく経験する．基準を一部満たさない場合の対応について解説する．

## 1. 意識障害がある患者に直接訓練は行えないのか？

藤原ら[2]は，意識レベルと摂食嚥下機能の改善が関連すると報告しており，基本的には意識レベルの改善に応じて直接訓練を進めていくことが望ましい．しかし，特に急性期治療中の患者では意識障害を合併していることが多く，意識障害の改善を待っている間に嚥下機能の廃用が進み，経口摂取までの期間がさらに延長してしまう可能性がある．そのため，嚥下機能の維持を目的に直接訓練を開始する場合がある．筆者が勤務する病院では，全身状態が安定しており，促せば開眼が得られる程度の軽度〜中等度の意識障害患者であれば直接訓練を行っている．直接訓練可能な条件として，唾液嚥下が可能，吸引の併用を含め誤嚥物の排出が概ね可能，口腔内が清潔であることが，最低限必要な条件であると考えている．機能維持が目的であるため，意識障害が改善するまでは，とろみ水やゼリーなど誤嚥リスクが低い食形態に留める．また，意識レベルに日内・日差変動がある場合は，意識レベルがよいときにのみ直接訓練を実施する．

## 2. 誤嚥性肺炎の患者に直接訓練は行えないのか？

Koyama[3]らは，高齢肺炎入院患者に対し早期経口摂取を行うと，経口摂取への移行率が高く早期退院できると報告している．誤嚥性肺炎患者においても，経口摂取開始基準を参考に適切な食形態・頻度・量にて早期から直接訓練を行うことが重要である．適切に嚥下機能評価を行い，とろみ水やゼリーなどの食形態であれば安全に嚥下可能であることが確認できれば，直接訓練を開始するべきである．しかし，全身状態や呼吸状態が増悪傾向にある場合や難易度の低い食形態においても誤嚥が疑われる場合には，間接訓練に留めるべきである．また，誤嚥性肺炎で入院となった患者は低栄養状態である場合が多く，直接訓練開始の有無に関わらず，早期から適切な栄養管理が行われることが望ましい．栄養状態を改善し，嚥下訓練を継続して行うことが，誤嚥性肺炎患者において早期経口摂取への近道であると考えている．

直接訓練の開始にあたり，開始できる基準を満たしているかを評価し，適切なリスク管理を行うことは，早期経口摂取と段階的摂食訓練を実施する上で重要である．また，リスク管理と同時に，直接訓練の目的を明確にし，直接訓練開始のタイミングを検討することも大切である．なぜ直接訓練を開始するのか，機能維持または機能改善を目的に行うのか，どのように訓練を進めるのか等，訓練目的を明確にし，直接訓練の開始を検討する．

### 文献


1）塚本芳久：急性期嚥下障害へのアプローチ．臨床リハ 4：721-724，1995.
2）藤原葉子，長谷公隆，他：急性期病院における嚥下障害患者の意識レベルと経口摂取確率の成否との関係．日摂食嚥下リハ会誌 19：117-126，2015.
3）Koyama T, Maeda K, et al：Early Commencement of Oral Intake and Physical Function are Associated with Early Hospital Discharge with Oral Intake in Hospitalized Elderly Individuals with Pneumonia. J Am Geriatr Soc 63：2183-2185, 2015.


（齋藤 翔太）

# 27 直接訓練におけるモニタリング，リスク管理，中止基準は？

**要旨** 直接訓練において最も注意が必要なことは安全性の確保である．直接訓練におけるモニタリング，リスク管理では，訓練前・訓練中・訓練後に確認すべきポイントがある．また，訓練を中断・中止する基準を念頭に置き，状況に応じて直接訓練を進める必要がある．

## I 直接訓練に必要なモニタリング，リスク管理

### 1. 訓練前に確認すべきポイント

**①原疾患・合併症によるリスク**

原疾患や合併症の増悪，症状の進行がないか，呼吸・循環動態とバイタルサインについても確認しておく．脳卒中急性期など安静度の制限（ベッドアップ角度など）がないか確認する．

**②栄養状態**

摂食状況（食事内容，摂取量，体重の増減など）を把握し，現在の栄養状態について確認する（2 栄養状態はどうやって把握する？を参照）．

**③検査所見**

血液検査では特に炎症反応をみるCRP（C反応性蛋白）・WBC（白血球数）値を確認する．CRPはWBCより遅れて上昇することから，同時に測定することで感染の時期を推測することができる．炎症反応がある場合は，改善傾向なのか増悪傾向なのか，検査値の推移を確認することが重要である．

**④口腔内環境**

直接訓練を実施する前には口腔内を視診し，汚染があれば口腔ケアを行う．口腔乾燥が強い場合は，訓練前に含嗽や加湿を行い，口腔器官が動きやすい状態にしておく．義歯がある場合は咬合など適合を確認し，訓練前に装着する．

**⑤食形態**

咀嚼と嚥下機能に応じた適切な食形態，とろみ調整食品を準備し，直接訓練時の誤嚥・窒息の予防を図る．

**⑥使用薬剤の確認**

薬剤の副作用による薬剤性の嚥下障害があることに留意する．投与されている薬剤の中に，意識レベルや注意力の低下，唾液分泌の低下，運動機能の障害，粘膜障害などを起こす薬剤がないか確認しておく[1]．

### ⑦病棟スタッフからの情報

カルテからはわからない細かな状態の変化については，病棟スタッフから直接情報収集する必要がある．特に痰量の変化や夜間の睡眠状況については確認することが望ましい．



## 2. 訓練中に確認すべきポイント

### ①訓練環境

吸引が行える環境で訓練を行うことが望ましい．常に唾液が咽頭貯留している，咳嗽による喀出力が弱いなど誤嚥リスクが高い患者に直接訓練を行う場合は，すぐに吸引が実施できるよう環境を整える．

### ②患者の様子

覚醒状態，顔色，呼吸状態に変化がないか，食事に伴う疲労がないか，常に確認する．異変に気づいたときは，意識レベルとバイタルサインを評価する．特に急性期治療中の患者では，全身状態が日々変化しやすいことに留意が必要である．また，高齢者では，肺炎を合併していても発熱・痰の増加などの症状が現れにくく，ボーっとしているなど全般的な活動性が低下することもあり，注意が必要である．

### ③呼吸状態

直接訓練時には経皮的動脈血酸素飽和度（$SpO_2$）のモニタリングを行う．嚥下後の$SpO_2$の低下と誤嚥との関連については，否定的な意見もあるが，個々の患者における呼吸状態の変化や疲労の程度，窒息・重度誤嚥を評価するための重要な所見となる．また，呼吸数や呼吸パターン，呼吸切迫症状にも注意が必要である．

### ④摂食姿勢

嚥下能力に応じた適切な摂食姿勢で直接訓練を行うことが，誤嚥や窒息のリスク軽減につながる．体幹角度や頸部姿勢など，嚥下状況に応じて適宜調整を行う．ベッド上で訓練を行う場合は，頸部が伸展しやすいため，注意が必要である．

### ⑤嚥下状態

嚥下前後のむせ，湿性嗄声，呼吸の変化がないか注意深く観察する．これらの症状を認めた場合，軽減する代償手段や食形態の調整を行い，症状が改善しない場合には訓練を中止する．

### ⑥頸部・胸部聴診

訓練前後，または嚥下時に頸部・胸部聴診を行う．頸部聴診では嚥下音の長さや大きさ，嚥下後の呼吸音の変化について評価する．胸部聴診では特に気管分岐部やS9，S10の区域を聴診する[2)]．聴診のみによる誤嚥の判定は難しいが，聴診を継続することで日々の呼吸状態の変化をとらえることができ，誤嚥や肺炎の早期発見につながる可能性がある．

## 3. 訓練後に確認すべきポイント

### ①姿勢

直接訓練直後に仰臥位を取ることは，胃食道逆流現象を誘発しやすく，逆流性の誤嚥性肺炎のリスクを高めることになる．食後は可能な範囲で座位を保持することが大切である．

表1 ● 直接訓練を中断する基準
（文献3より一部改変）

| |
|---|
| ①頻回なむせや湿性嗄声 |
| ②発熱 |
| ③痰の増加 |
| ④炎症反応の上昇（CRPやWBC） |
| ⑤意識状態悪化 |
| ⑥全身状態悪化 |

表2 ● 直接訓練中止を検討する基準
（文献3より一部改変）

| |
|---|
| ①肺炎を繰り返す |
| ②再評価にて食物誤嚥・唾液誤嚥 |
| ③呼吸状態悪化が持続する |
| ④意識状態悪化が持続する |
| ⑤全身状態悪化が持続する |
| ⑥長期にわたる拒食 |

**②口腔ケア**

食物残渣による口腔内汚染は誤嚥性肺炎の要因となるため，直接訓練後は必ず口腔内を視診し，口腔ケアを行う．

**③病棟スタッフとの情報共有**

訓練時の様子や摂取した内容・量について病棟スタッフへ報告する．嚥下状況や嚥下時の注意点について，十分に情報共有をすることが，リスク管理につながる．

**④再評価**

嚥下直後に湿性嗄声を認めていなくても咽頭残留や誤嚥が疑われる場合がある．直接訓練後しばらくしてから再度発声の評価を行い，声質に変化がないか確認する．

## Ⅱ 直接訓練の中止基準

### 1. 直接訓練を中断する基準

表1に示す症状を認める場合には，主治医に報告・相談し，直接訓練をいったん中断する．むせや湿性嗄声の程度・頻度については，患者の全身状態や予備能力，咳嗽力などから総合的に判断し，直接訓練を中断するか検討する．また，急性期病院や回復期病院，介護施設や在宅など訓練を行う環境により中止基準の程度は異なり，誤嚥した場合の対応が難しい場合は，中止基準を厳しくする必要がある．

### 2. 直接訓練中止を検討する基準

表2に示す症状を認める場合には，直接訓練を中止し，全身状態の改善を図る必要がある．再び経口摂取を目指し訓練を行うのか，目標を誤嚥性肺炎予防に変更するのかなど，ゴールの再検討を含め，今後の方針について主治医と協議し，直接訓練の中止を検討する．

**文献**

1）木内祐二：薬剤性摂食・嚥下障害（才藤栄一，向井美惠・監修：摂食・嚥下リハビリテーション）．医歯薬出版，2007，pp304-307．
2）井上登太：頸部胸部聴診法施行判定方法（井上登太・編著：頸部胸部聴診法）．星雲社，2009，pp37-57．
3）岡田澄子：直接訓練の概念・開始基準・中止基準（日本摂食・嚥下リハビリテーション学会・編集：摂食・嚥下リハビリテーションの介入Ⅱ）．医歯薬出版，2011，pp2-6．

（齋藤　翔太）

# 28 知っておきたい食形態基準は？



**要旨** 嚥下リハビリテーションでは，難易度の異なる段階的な嚥下調整食が安定的に提供される必要があるが，本邦において統一された嚥下調整食の内容・段階や名称は存在しない．このことは，食形態に関する情報共有が図りにくい，環境によって嚥下障害者の嚥下機能に見合った食形態が提供できないなどの問題を内包している．また，市販の嚥下補助食品やとろみ調整食品も豊富となり，それらの基準や分類が不明確であるという問題もある．食形態の基準を知り，共通用語を用いて施設内・施設間で連携を図り，嚥下障害者に安全な食事提供ができるよう支援すべきである．

## Ⅰ 嚥下ピラミッドについて

聖隷三方原病院では末期癌患者のための食事の開発を行い，その経緯から嚥下食の基準が開発された．その発展形が「嚥下食ピラミッド」であり，2004年の第10回日本摂食・嚥下リハビリテーション学会の教育講演で金谷により発表された．嚥下ピラミッドではすべての食事を摂食嚥下の難易度に基づいて，レベル0（開始食），レベル1（嚥下食Ⅰ），レベル2（嚥下食Ⅱ），レベル3（嚥下食Ⅲ），レベル4（介護食・移行食），レベル5（普通食）の6段階に分類し，各レベルごとの食形態の物性条件を基準化している（表1）[1]．レベル0～3は嚥下訓練食，レベル4は咀嚼対応，レベル5は嚥下障害者が食べることが困難なごく一般的な食事としている．硬さだけではなく，均一性，付着性や凝集性などについて基準化されていること，段階的な食形態の体系が示されたことにより嚥下障害の臨床において広く活用され，食形態の重要性が改めて認識される契機となった．

## Ⅱ 日本摂食嚥下リハビリテーション学会嚥下調整食学会分類2013（以下，学会分類2013）について

学会分類2013は，食事およびとろみの形態の段階分類を示したもので（図1）[2]，国内の医療・介護・福祉関係者が共通して使用できることを目的としている．食事は「コード0～4」の5段階，とろみは段階1～3の3段階を設定し，対象は成人の中途障害による嚥下障害を想定している．食事については既存の分類との対応を示し，形態を日本語表記している．各段階には物性値を記載していないが，物性値を測定できる機関が少ないこと，不均質な食品の物性測定法が未確立であることをその理由として挙げ，対応する既存の分類の測定値を参考にできるとしている．各段階の段階名には数字でコードを示し，日本語名称（ペースト食など）によるイメージの影響を避けている．また嚥下調整食の意義は形態にあり，量や栄養成分の規定を明示していない．とろみにつ

表1 ● 嚥下食ピラミッド（文献1）

| | L0（開始食） | L1（嚥下食Ⅰ） | L2（嚥下食Ⅱ） | L3（嚥下食Ⅲ） | L4（移行食） |
|---|---|---|---|---|---|
| 形態 | スライス法*で咽頭部を重みでスムーズに通過するもの（ざらつき・付着は全くない）.<br>ゼラチン1.6%（濃度）ゼリー | 開始食のゼリーに加え，スープ，ジュース，重湯などをゼラチンで固めたもの．スライス法で嚥下，べたつき，ざらつきがなく，粘膜にくっつきにくい．<br>ゼラチン1.6%（濃度）ゼリー | 開始食のゼリーに加え，スープ，ジュース，重湯などをゼラチンで固めたもの．スライス法で嚥下・嚥下食Ⅰよりべたつき，ざらつきが多少あるもの．<br>ゼラチン1.6%<br>＋魚貝肉 | 嚥下食Ⅱにピュレ状の形態のものを追加する．舌で押したとき砕けないもの．水分にとろみをつける．<br>でん粉，増粘剤 | 水分を多く含むもの，柔らかく煮たもの，細かすぎないもので，パサパサしたものは避ける．必要ならば水分にとろみをつける． |
| 量 | 1食あたり（1品）<br>約100 mL<br>100kcal | 1食あたり（2品）<br>約300 mL<br>約150kcal | 1食あたり（3～4品）<br>約500 mL<br>約300kcal | 1日あたり約2,000 mL<br>約1,400～2,600kcal | 1日あたり約2,000 mL<br>約1,400～2,600kcal |
| 備考 | 均一な食品物性 | | | 不均一な食品物性 | |
| | ゼラチン食が中心で濃厚流動食（間接的経口食堂栄養法など）併用．濃厚流動ゼリーはブルーベリーソース付き． | | | 個人対応別の栄養量<br>でん粉，寒天，増粘剤が使える | |
| | 嚥下食Ⅲでは，開始食・Ⅰ・Ⅱのすべてが使える．ゼラチンゼリーは，2～5℃・24時間で構造安定（前日調理）．どの段階でも使い，食事の最後はお茶ゼリーで終わる（交互嚥下）．お茶ゼリーは開始食では，フリーズドライのカテキン粉末緑茶だが，急須抽出では嚥下食Ⅰからの使用．<br>造粘剤：ソフティアゲル，ソフティアゾル，とろみクリアー，スルーキング | | | | |

＊スライス法：食品3gを扁平にすくうこと

いては「飲んだとき」，「見たとき」の性状の説明と粘度が表記され，簡便に測定が可能なラインスプレッドテストの結果を参考値として併記している（主にキサンタンガム系のとろみ剤を使用）．学会分類2013は，前文，本文，学会分類2013（食事）早見表，学会分類2013（とろみ）早見表からなり，本文では離水の問題を取り扱っているのも特徴的である．学会では「基準」ではなく「分類」であり，「早見表」だけではなく常に本文を参照するように強調している．

## Ⅲ 市販の食品の分類・基準

### 1. 特別用途食品制度・えん下困難者用食品

特別用途食品制度は，1952年に栄養改善法により定められた制度で，2009年の改定で「高齢者用食品」は「えん下困難者用食品」に変更され，許可基準が設けられた．えん下困難者用食品は「えん下を容易ならしめ，かつ，誤えん及び窒息を防ぐことを目的とするもの」であり，「えん下困難者の用に適する旨を医学的，栄養学的表現で記載されたものに適用される」とされている．また，申請により特定用途食品として国の許認可を受けた商品は「えん下困難者用」など特定の対象向けである旨の表示を行うことができる．許可基準は6項目の基本的許可基準に加え，硬さ・付着性・凝集性の規格基準があり「許可基準Ⅰ～Ⅲ」の3段階に分類される．また温度により物性が変化することから，常温および喫食の目安となる温度のいずれの条件であっても規格基準の範囲内であることと定められている[3]．現在，表示許可等は消費者庁が管轄している．

### 2. ユニバーサルデザインフード

介護食品は，各メーカーにより物性や表示方法が様々で，利用者の利便性には課題があった．2002年に日本介護食品協議会が設立され，介護食品を「ユニバーサルデザインフード（以下，UDF)」と命名し，「利用者の能力に対応して摂食しやすいように，形状，物性，及び容器などを工夫して製造された加工食品および形状，物性を調整するための食品」と定義した．そして「区

表2 ● 学会分類2013と他分類の対応（文献4）

0j 1j 物性に配慮した離水の少ないもの
学会分類2013
j ゼリー：jelly
t とろみ：thickness
たんぱく質含有量が少ないゼリー
0j 嚥下訓練食品 0j
0t 嚥下訓練食品 0t
たんぱく質含有量は問わない プリン・ゼリー・ムースなど
1j 嚥下調整食 1j
学会分類2013(とろみ)の中間〜濃いとろみ たんぱく質含有量が少ないこと
2-1 嚥下調整食 2-1
均質でなめらかなもの（あまりさらさらしすぎないこと）
2-1, 2-2 べたつかず まとまりやすい ミキサー食，ペースト食など
2-2 嚥下調整食 2-2
やわらかい粒等を含む不均質なもの
3 嚥下調整食 3
形はあるが，歯や入れ歯がなくとも口腔内で押しつぶし，食塊形成が容易なもの
4 嚥下調整食 4
形があり，かたすぎず，ばらけにくく，貼りつきにくいもの．箸で切れるやわらかさ

| 学会分類2013 | 嚥下食ピラミッド | 特別用途食品／えん下困難者用食品 | ユニバーサルデザインフード（UDF）区分 | スマイルケア食 |
|---|---|---|---|---|
| 0j | L0（開始食） | 許可基準Ⅰ | － | ゼリー状／C |
| 0t | L3の一部（とろみ水） | － | － | － |
| 1j | L1・L2（嚥下食Ⅰ・Ⅱ） | 許可基準Ⅱ | 区分4／かまなくてよい | ムース状／B |
| 2-1<br>2-2 | L3（嚥下食Ⅲ） | 許可基準Ⅱ<br>許可基準Ⅲ | 区分4／かまなくてよい | ペースト状／A |
| 3 | L4（移行食） | － | 区分3／舌でつぶせる | 舌でつぶせる／C |
| 4 | L4（移行食） | － | 区分2／歯ぐきでつぶせる<br>区分1／容易にかめる（一部） | 歯ぐきでつぶせる／B<br>弱い力でかめる／A |

形態，特色などの詳細は「嚥下調整食分類2013」の本文及び学会分類2013（食事）早見表をご確認ください．
※他分類の対応に関して：嚥下食ピラミッド，えん下困難者用食品許可基準，UDF区分は「学会分類2013（食事）早見表」を，スマイルケア食は「スマイルケア食の選び方（P3）」を参考に株式会社ヘルシーネットワークが作成したものです．
※学会分類2013に対応する内容のみ記載しておりますので，嚥下食ピラミッド「L5普通食」，スマイルケア食「青D（介護予防のための食品）」の記載は割愛しております．
※学会分類2013に対応していない場合は「－」を記載しています．

分1（容易にかめる）～4（かまなくてよい）」の区分および物性値の自主規格を整備した（自主規格に基づいた「物性に配慮した一般の食品」である）．各区分には咀嚼・嚥下機能の目安と状態および食品の形態の目安を平易な言葉で記載し，物性規格として「かたさ上限値」を設定している．区分3，4には飲み込みやすさへの配慮から「粘度下限値」を設けている．また，とろみ調整食品の表示方法にも統一した表示基準を設け，とろみの状態を「フレンチドレッシング状」「マヨネーズ状」などの4種とし，かたさの目安として物性値を示している．日本介護食品協議会の会員各社は製品に区分表示およびとろみ調整食品の統一表示を行っている．

## 3. スマイルケア食

2014年11月に農林水産省は，従来「介護食品」と呼ばれてきたものを低栄養の問題も含む新たな視点でとらえ直し，愛称を「スマイルケア食」とすることを発表した．同省は介護食品の認知度向上，開発・普及および流通の促進を考慮し，スマイルケア食をめぐる社会システムの構築を視野に入れている．対象は原則，在宅の高齢者や障害者で，内容は加工食品，個々の食品が組み合わされた料理，配食サービスなどの1食分の食が挙げられ，治療食・病院食は対象外である．学会分類2013など他分類との対応表が作成され（表2）[4]，物性規格は特別用途食品のえん下困難者用食品の規格基準に準じている．農林水産省は，2016年夏以降の運用開始に向け検討を進めているとし，ホームページで情報を提供している（http://www.maff.go.jp/「スマイルケア食（新しい介護食品）」）．

### 文献


1）坂井真奈美，金谷節子：嚥下食ピラミッドに準拠した食事レシピ集(1)嚥下食ピラミッドの概要とL0(開始食)．臨床栄養 110：232-235，2007．
2）日本摂食嚥下リハビリテーション学会医療検討委員会嚥下調整食特別委員会：日本摂食嚥下リハビリテーション学会嚥下調整食学会分類 2013．日摂食嚥下リハ会誌 17：255-267，2013．
3）厚生労働省医薬食品局食品安全部新開発食品保健対策室：特別用途食品の表示許可について：2009．
4）ヘルシーネットワーク：はつらつ食品 2016 年 4～9 月号．2016，pp23-24．


（萩野 未沙）

言語聴覚士が行う嚥下訓練〈直接訓練〉

# 29 患者に適した食形態はどうやって決定する?

**要旨** 適切な食形態で段階的な直接訓練を行うことにより嚥下パターン運動を再獲得するのが嚥下リハビリテーションの手法であり，嚥下機能は安全な条件下で「食物を嚥下する」ことで最も鍛えられる．飲み込みやすく，誤嚥しにくく，おいしい食事であれば食べて鍛えることが可能となる．食形態によって「食べられるか否か」が左右される場合もあり，食形態の調整と選択は非常に重要である．

## I 基本情報の確認

### 1. 対象者が食べていた食形態と摂取方法や姿勢

もともと食べていた食形態，とろみの有無を確認．現病歴から誤嚥が疑われる場合は自己摂取／介助摂取，食事の姿勢なども確認（5 嚥下障害の問診の取り方は？参照）.

### 2. 原疾患の特性

例として消化器官の狭窄がある場合など，疾患によっては嚥下機能とは別の要因として適する食形態が存在する．進行性疾患では食形態を徐々に下げる必要があり，経管栄養導入のタイミングなども考慮する必要がある．癌の末期などでは対象者の嚥下機能より高い食形態であってもQOLの観点から本人または家族の同意を得て摂取を試す場合がある.

### 3. 対象者に必要と考えられる栄養・水分量

嚥下障害者は，障害のない人に比べ血清アルブミン濃度が0.81 g/dL低く，栄養状態が不良であると報告されている[1]．そして嚥下調整食ではエネルギー，たんぱく質，脂質等の不足が懸念される．また水分にとろみをつける場合，満腹感や風味の問題から飲水量が減る傾向にある．必要量の経口摂取が可能となるまでは栄養補助食品の活用や，点滴や経腸栄養の併用が必要となる.

### 4. 食習慣，嗜好

経口摂取の確立には，ある程度の摂取量が必要となる．いかに安全においしく食べてもらうかが重要であり，可能な範囲で個別対応も考慮する（好みの味のゼリーを選択的に提供するなど）.

### 5. その後の生活

病院・施設・在宅など生活の場や介護力によって用意できる食形態には差がある（環境因子）.

安定的に用意できて嚥下機能に適した食形態を検討し，定期的な嚥下機能評価の機会を設けるなどシームレスな支援を図る必要がある．



## Ⅱ 摂食嚥下に影響する食品物性とその他の因子

食品の物性はかたさだけでなく凝集性，付着性などを考慮することが必要である．栢下は，かたさ10000 N/$m^2$以下，付着性150 J/$m^3$以下，凝集性0.3〜0.4の範囲に入るものが重度の嚥下障害者に対して提供する食品としての必要条件であると述べている[2]．そして温度や提供までの時間によっても物性は影響を受ける．これらの食品物性と食塊の量や味，摂食時の食品の温度が嚥下動態に影響を与えると考えられる．ゼリーや粥の離水についても考慮し，安全性に対する配慮が必要である（筆者の勤務している急性期病院では，NSTの管理栄養士，調理師，言語聴覚士，摂食嚥下障害看護認定看護師による院内メールを活用した意見交換を随時行っている．調理師が参加している意義は大きく，メールの活用により問題点や患者に好評であった点などがリアルタイムに把握でき，非常に有用である）．身体機能との関連では，舌圧20 kPa未満，握力15 kg未満であると食形態の調整が必要となる可能性が高いと報告されている[3]．

## Ⅲ 嚥下のメカニズムからみた食形態

### 1. 先行期

注意障害，認知症，食思不振，拒食などが問題になることが多い．食事に集中できない，摂取量が少ない，口に貯めたまま飲み込まないなどの場合，口腔期および咽頭期に重度の問題がなければ好物や馴染みのある食品の摂取を試したり，咀嚼可能な食形態を選択しプロセスモデルにおけるStage Ⅱ transportを促進させることも有用である（咽頭期に問題がある場合は咀嚼が嚥下に及ぼす影響を考慮すること）．

### 2. 準備期

口腔までの運搬動作に問題がある場合の食形態は，フォークで刺しやすい，スプーンですくいやすい，手で食べやすい（おにぎりなど）などを考慮する．咀嚼と食塊形成の問題がある場合は，硬さ・含水量・凝集性などに配慮し，口腔内残留について観察する．必要に応じてお茶ゼリーなどの交互嚥下を励行する．咀嚼回数の多さによる疲労にも配慮する．きざみ食の誤嚥リスクは理解されつつあるが不十分であり，きざみ食の適応について関連職種への啓発が必要である．

### 3. 口腔期・咽頭期

送り込みに問題がある場合は，舌と口蓋による圧形成が不十分なことが多い．凝集性が低く，付着性が高い食物の場合，送り込みに時間を要し，食事時間の延長から疲労を招き，結果的に摂取量が不足することがある．咀嚼可能な機能があっても，あえてピューレ状などで効率性を優先する場合もある．また直接訓練開始時は適度な変形性を有し，付着性の低いゼリーなどによる丸飲みなどで訓練する場合があるが，一塊のまま喉頭蓋谷に残留したり誤嚥することがあり，注意が必要である．嚥下反射の遅延に対してはゼリーなどに比べ流動速度の遅いゾル（均質な粘稠液状食品，とろみをつけた水分など）やピューレ状を選択することがあるが，粘度が高すぎると咽頭残留を助長する可能性がある．また温度がはっきりしている食品，味付けが濃い食品により感覚入力の強化をねらう場合もある．いずれも一口量の調整や交互嚥下，体位調整（リクライニング位など），頸部回旋など代償方法の併用を検討するとよい．

### 4. 食道期

食道入口部の開大に問題がある場合は変形性，付着性などを考慮し，誤嚥リスクを軽減できる低粘度のゾルが有効となる．一方でワレンベルグ症候群などでは1～2mL程度の液体は通過するが，低粘度であっても粘度があると咽頭に残留し嚥下後の誤嚥を起こす場合もある．代償方法の導入を含め，ケースによって詳細な検討が必要である．

## 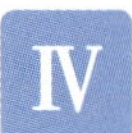 段階的訓練

### 1. 直接訓練開始

ゼリーなど均質性を持ち，重力だけで咽頭をスムーズに通過する物性を有する食品で少量，1日1回実施．誤嚥兆候（発熱や痰の増加など）がなければ1回の摂取量を増量し，市販のゼリー1個程度の分量（70g程度）が誤嚥兆候なく摂取できるようになったら食事の開始を検討する

### 2. 食事の開始と段階のアップ

1日1食から開始（病院や施設では看護師など人員配置が安定し，食前～食後の観察が可能で急変時に対応しやすい昼食時がよい）．1食あたり30～40分程度で7割以上の量を2～3日問題なく摂取できた場合に次の段階に進む．食形態を上げて1日1食のまま継続するか，同じ食形態で食事回数を増やすかはケースバイケースである．ポイントは食形態，摂取量，食事回数，姿勢（リクライニング角度の調整），一口量などの条件を一度に2つ以上変えないこと（誤嚥兆候がみられた場合に，どの条件が作用したか分かりにくくなるため）．条件を変えた場合は2～3日様子を見る．1日3食経口摂取可能となり，必要な栄養と水分量を満たしていることを目標とするが，目標達成後も適宜食形態のアップやとろみ濃度の調整（なるべく薄くできないか）を検討する．

### 3. リハビリテーションの視点とリスク管理の両立

現状の嚥下機能に適した食形態を中心に，一段階上の形態を1品と容易に嚥下できるゼリーなどを一緒に提供することで量を確保しながら，次のチャレンジが可能となる．

#### 文献


1）栢下淳子，長江浩朗：質問票による低栄養状態のリスク判定に関する研究．日本病態栄養学会誌 9：191-197，2006.
2）栢下　淳：嚥下障害者に適した食事－市販食品の利用－．難病と在宅ケア 9：57-59，2003.
3）田中陽子，中野優子：入院患者及び高齢者福祉施設入所者を対象とした食事形態と舌圧，握力および歩行能力の関連について．日摂食嚥下リハ会誌 19：52-62，2015.


（萩野　未沙）

# 30 とろみ調整食品の上手な使い方は?



**要旨** とろみ調整食品(以下,とろみ剤)は,水分にとろみをつけることで物性を変化させ,誤嚥を軽減させるのに有用である.まとまりを良くし,咽頭内の通過速度を遅くするなど嚥下障害の臨床にはなくてはならないものである.しかし,とろみの程度が不適切であったり,とろみ剤が十分に溶解されずダマになったまま患者に提供される場面を目にすることがある.とろみ剤の使用に際して注意すべき点について述べる.

## I とろみの程度

### 1. とろみの基準

2013年に日本摂食・嚥下リハビリテーション学会から,嚥下調整食分類が発表された[1].そこではとろみ付き液体を「薄いとろみ」,「中間のとろみ」,「濃いとろみ」の3段階に分けて表示している.とろみは濃ければよいというものではなく,濃すぎると咽頭残留を増やし誤嚥の危険性を高める可能性もある.また,濃くなると極端に味が悪くなり飲水量が減少し脱水を招く危険性もある.各患者の嚥下機能に合わせて調整することはもちろん,常に一定の濃度のとろみを提供できる環境も必要となる.筆者の勤務する病院では,3gずつに包装されたとろみ剤を使用しており,それに使用する水の量を100mL,200mLと指定することでとろみ剤の濃度を厳密に管理している.また,各患者の嚥下機能に適したとろみを提供するために,5段階のとろみ剤の濃度を設定している.

同じ患者でも,目的に応じてとろみの程度を変える場合がある.例えば,普段の飲水には中間のとろみ,訓練では一口量の調整や姿勢の調整などを行って薄いとろみを使用するといった使い分けである.どのような条件であればとろみ剤の濃度を薄くすることができるのかという視点は,非常に重要である.

### 2. とろみ剤の種類による違い

とろみ剤は様々な銘柄が売り出されているが,同じ濃度でも粘度は異なる.図1の条件1は,10種類の2%濃度のとろみ付き液体の粘度を測定したものである((株)エー・アンド・デイ製 音叉振動式粘度計 SV-10使用).最も粘度の低いものと最も粘度の高いものとでは,3倍以上の開きがあることがわかる.転院や退院などでとろみ剤の種類を変更する場合は,とろみ剤の濃度で合わせるのではなく,とろみの程度を一致させる必要がある.Line Spread Test(図2)を使用すると,安価で簡便に測定が可能であり,嚥下調整食分類との比較も可能である.『とろみ調整剤ハンド

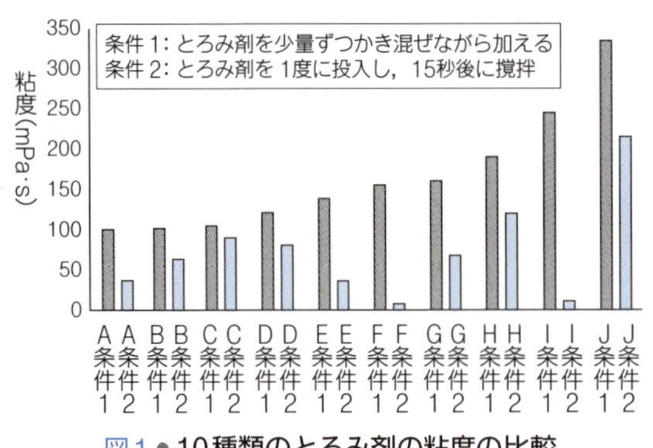


図1●10種類のとろみ剤の粘度の比較
—溶解方法の違い—

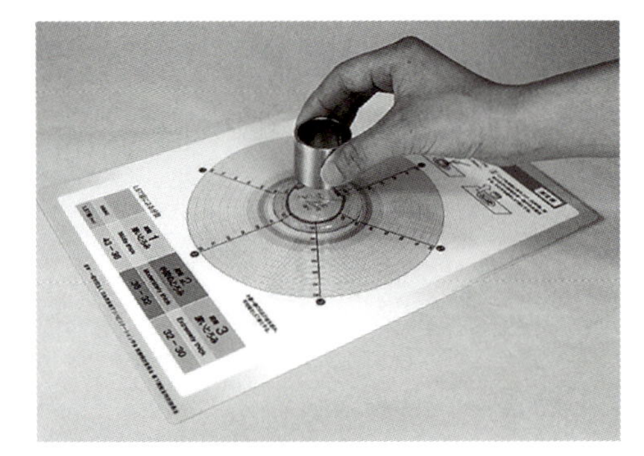

図2●Line Spread Test（サラヤ製）

ブック』には，様々なとろみ剤のLine Spread Testの値が記載されているので利用されたい[2]．とろみ剤によって味，色，価格，原料がそれぞれ異なるため，選択には注意が必要である．

## Ⅱ 臨床での問題点

### 1. ダマになる

とろみ剤を使い慣れていないスタッフや患者，高齢な家族がとろみをつけた場合，ダマができている場面に遭遇することがある．ダマは，とろみ剤が十分に溶解されていないために生じ，とろみの程度が薄くなるため大変危険である．ダマそのものの誤嚥も考えられる．各患者に合わせたとろみの程度を設定したつもりでも，実際に患者が飲むときに薄くなっていたのでは意味がない．

とろみ剤は「少量ずつかき混ぜながら加える」と混ざりやすいが，両上肢を同時に使う必要がある．知識の不足や高齢による運動・感覚機能の低下，麻痺の問題に影響され，とろみ剤の溶解は意外と難しい．実際に高齢者の溶解方法を観察してみると一度にとろみ剤を投入し，時間が経ってから撹拌していることが多かった．以下にその対策について述べる．

#### ①対策1：溶解方法の指導の徹底

当然ながら，とろみ剤の溶解方法の指導は必須である．しかし，どの程度再現ができるかは個人差が大きい．筆者が行った65歳以上の高齢者を対象とした実験では，適切なとろみ剤の溶解方法が示されたビデオを見た後でも4割は誤った方法で溶解を行っていた[3]．認知機能の低下，両上肢の運動・感覚機能の問題で適切な溶解ができない場合は，以下のような対策も考慮する必要がある．

#### ②対策2：とろみ剤の種類の変更

とろみ剤の種類によって溶解のしやすさが異なるが，とろみ剤を不適切に溶解した場合でもかなりの差がある[4]．図1は，10種類のとろみ剤を，条件1：少量ずつかき混ぜながら加えた群と，条件2：一度に投入し15秒後に撹拌した群の粘度を比較したものである．多くは条件2でとろみ剤がダマとなり粘度が低下したが，条件1，2ともにそれほど変わらないものもある．とろみ剤の種類を変えることも一考である．

### ③ 対策3：ボトルなどの容器の使用

上肢の運動・感覚機能の問題でとろみ剤が混ぜられない場合はペットボトルなどの容器を使用し，水ととろみ剤を同時に入れシェイクする方法もある．筆者は「水の入っているボトルにとろみ剤を一度に投入し撹拌した」ものと，「とろみ剤を少量ずつかき混ぜながら加えた」ものとを比較する実験を行った．その結果，図1のCのとろみ剤は差がないが，Iのとろみ剤では差があった[5]．とろみ剤の種類にもよるが，ボトルの使用も有効である．

## 2. 牛乳・濃厚流動食（経腸栄養剤を含む）にとろみをつける

牛乳や濃厚流動食用のとろみ剤が市販されている．また，とろみ剤によっては濃厚流動食と水との兼用も可能と明記されているものもある．しかし，濃厚流動食と水とでは大きな相違点が3つある．①一般的なとろみ剤の場合，とろみの程度が安定するまでに要する時間が水では3分程度であるのに対し，濃厚流動食では10分以上かかるものが多い．また，とろみ剤投入時および数分後に2度撹拌することが必要な場合もある．使用に際して多くの知識と手間を要する．②濃厚流動食ととろみ剤との相性があり，濃厚流動食の種類が変わると同じ種類・濃度のとろみ剤を使用してもとろみの程度が変わることがある．濃厚流動食用のとろみ剤であっても，特定の濃厚流動食にはあまりとろみがつかないものもある．③大半のとろみ剤は水に比べてより多くのとろみ剤を必要としコストがかかる．

濃厚流動食にとろみをつける用途としては，胃瘻からのボーラス投与を目的としている場合が多いと思われるが，経口からの使用はできる限り避けた方が無難である．

## 3. 在宅での問題点

ドラッグストア等で売られているとろみ剤の中には，主原料にでんぷんを使用したものがある．でんぷんは唾液に反応して分解されるために口腔，咽頭通過時にとろみが薄まる危険性がある．現在は，キサンタンガムを主原料としたものが推奨されている．そのほか，とろみ剤は図1のように同じ濃度でも粘度が変わる．一度に必要な使用量が異なるためコストが大きく変わる．また，少量ずつ包装されているか大袋に入れられているかなどの包装方法によっても，管理のしやすさや価格が変わる．とろみ剤に対する理解，経済状況など各患者に応じてどのとろみ剤をどこで購入するのか，情報提供を行うことも大切である．

### 文献


1) 日本摂食・嚥下リハビリテーション学会医療検討委員会：日本摂食嚥下リハビリテーション学会嚥下調整食分類2013. 日摂食嚥下リハ会誌 17：255-267，2013.
2) 房　晴美：急性期病院でのとろみ調整食品の利用方法（大越ひろ，品川喜代美，他・著：とろみ調整剤ハンドブック）. 東京堂出版，2012，pp141-152.
3) 大黒大輔：とろみ調整食品は適切に溶解されているか？. 第27回日本嚥下障害臨床研究会抄録集：24，2015.
4) 大黒大輔：とろみ調整食品の溶解方法の違いがとろみの程度に与える影響について. 第20回日本摂食嚥下リハビリテーション学会学術大会抄録集：S228，2014.
5) 大黒大輔：とろみ調整食品のボトル容器を使用しての溶解がとろみの程度に与える影響について. 言語聴覚研究 10：227，2013.


（大黒 大輔）

# 31 食事介助，環境設定を行う上での注意点は？

**要旨** 環境設定では，食事に集中できる周囲環境や，安定した姿勢など，誤嚥を予防できるような設定を食事前に行う．食事介助の際には介助者の立ち位置やスプーンの挿入角度に留意し，安全な食事姿勢を保つような介助を心がける．また言語聴覚士は患者の口腔機能や嚥下機能に応じた適切な介助を行わなければならない．

## I 食事前の環境調整

### 1. 姿勢の設定

安定した姿勢をとることで，誤嚥リスクの軽減，自己摂取の確立，食事に伴う疲労の軽減が期待できる．姿勢と嚥下の関係については，33 Chin-down肢位の効果と実施のポイントは？，34 リクライニング位の効果と実施のポイントは？，35 頸部回旋，一側嚥下はどのような場合に有効か？を参照してほしい．まず食事姿勢のための環境設定として机の高さや配膳の位置に注意する．高い机では肩や頸部の過度な緊張を伴い[1]，嚥下時に頸部の不必要な緊張を伴う可能性がある．また低すぎると円背姿勢となり呼吸機能が低下したり[2]，頭部伸展位での嚥下となる（図1）．また座位姿勢の保持が難しい患者では，食器の位置が体よりも遠いと，前方へ姿勢が崩れたり，円背姿勢や頭部伸展位となりやすいため，手を伸ばしても体幹の姿勢が崩れない位置に机の設置や配膳を心がける（図2）．

### 2. 周辺環境への配慮

周囲に注意がそれてしまう患者では，自己摂取の中断，咀嚼や嚥下運動の停滞，不良姿勢での嚥下，食事時間延長による摂取量低下や疲労がみられ，安全で効率的な摂取が困難となる．そのような患者では，テレビやラジオを消す，できるだけ静かな環境にする（廊下側ではなく部屋の奥に座るなど），目に入る位置に物品を置かないなど，視覚・聴覚的ににぎやかで気が散る条件がないよう留意する[3]．また左半側空間無視がある患者では，体の右側を壁にすることで，右側への過剰な注意が軽減される場合がある．

### 3. 自助食器・食具の選択，水分摂取方法の検討

自己摂取をしている患者では，自助食器や食具に配慮することで，食事にかかる時間を短縮し，疲労による誤嚥を減らすことができる．また捕食しやすい条件が整うと，姿勢の崩れが減少する患者も経験する．作業療法士と連携を図りながら嚥下機能と上肢能力に応じた自助食器・食

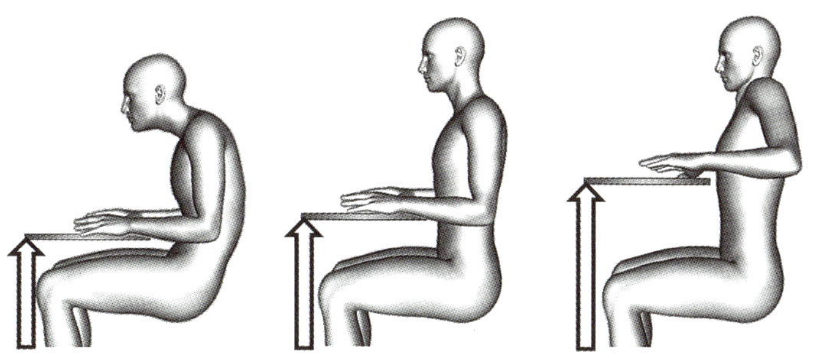

図1 ● 机の高さと姿勢（左：低い机，中：適切な机，右：高い机）

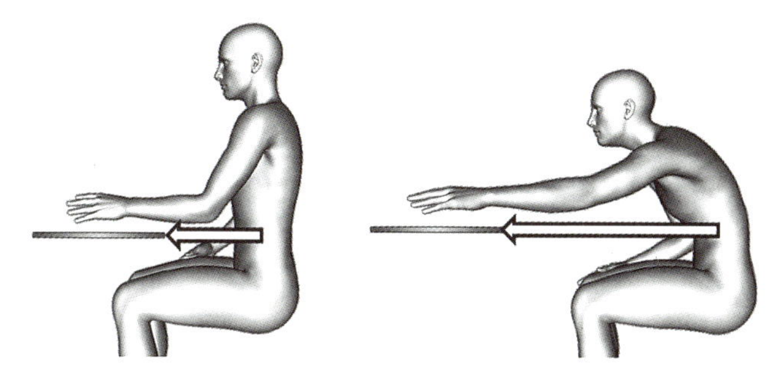

図2 ● 机の位置と姿勢（左：適切な位置の机，右：遠い位置の机）

表1 ● 各水分摂取方法の長所と短所

| 方法 | 長所 | 短所 |
|---|---|---|
| コップ | 一口で多量の水分摂取が可能．<br>普段の飲み方と変わらない． | 一口量が増えやすい．<br>口唇の麻痺や感覚障害があるとこぼれやすい．<br>水分が少なくなると頸部伸展位になる． |
| 吸飲み | リクライニングや臥位で飲みやすい．<br>とろみが濃い水分でも飲みやすい．<br>吸う力がなくても容器を傾けると飲むことができる． | 吸い口が太いので，ストローよりも一口量が多くなりやすい．<br>摂取時に頭頸部伸展位になりやすい（図3）． |
| ストロー | 一口量を調整しやすい．<br>頸部屈曲位で飲むことができる．<br>普段行う飲み方なので，受け入れやすい． | 口腔周囲の麻痺や呼吸機能の低下があると吸えないことがある．<br>細めのストローではとろみが濃いと強く吸わないと飲めない． |
| スプーン | 一口量をスプーンの大きさに応じて調整できる．<br>一口ずつ嚥下するように促すと，摂取ペースも調整しやすい． | 一口量が少ないと時間がかかる．<br>「飲んでいる実感」が得られにくい．<br>すくう際にこぼれることが多い． |

具選択を行うことが望ましい．

水分摂取方法はコップ飲み，吸飲み，ストロー飲み，スプーン飲みなどが選択できる．摂取方法を選択するときに，筆者が意識している各々の長所と短所について表1にまとめた．スプーン飲みでは食事用のスプーンとは別のスプーンを用意し，あらかじめコップにスプーンを入れておくと，誤ってコップから飲んでしまうことが少ない．水分摂取方法は一口量の調整，取り込み時の頸部角度，水分摂取の効率性を考慮して選択しなければならない．

## Ⅱ 食事介助の注意点

### 1. 食事姿勢を保つための介助方法

介助者の立ち位置，食器の位置は，食事中の姿勢に影響する．介助者が真横に立っていたり，食器が真横にあると，視線が側方に向いてしまうため，頸部が回旋したり，姿勢が側方へ崩れる原因となる．可能であればベッド上であってもオーバーテーブルなどを用いて，被験者の正面に食事がくるようにセッティングする．介助の際には，スプーンを口元に近づける角度にも注意する必要がある．介助者が立って介助をする場合，スプーンが上方から近づいてくると，スプーンの位置にあわせて，頭頸部を伸展させる場合が多い（図4）．可能であれば，介助者は座る，または口の高さよりも下方からスプーンを近づけ，頸部屈曲位で嚥下ができるように配慮する．

### 2. 一口量，介助のペース

一回の介助で口腔内に取り込む食物の量（以下，一口量）は特に重要である．一口量が多いと口腔内や咽頭の残留が増加し，誤嚥リスクが高まるが，一口量が少なくなると食事に時間がかかり，疲労によりむせが増加する場合もある．また，患者によっては一口量を多めにする方が口腔内に食物の感覚が入り，口腔運動の停滞が減少する場合もある．誤嚥兆候の有無や，食事時間と疲労を考慮しながら，各症例に適切な一口量を設定する．

介助のペースは原則として，一口につき1回の嚥下をしてもらうように調整する．咽頭残留や喉頭侵入が疑われる患者では，湿性嗄声を確認したり，咳払いや追加嚥下を促し，次の一口に移

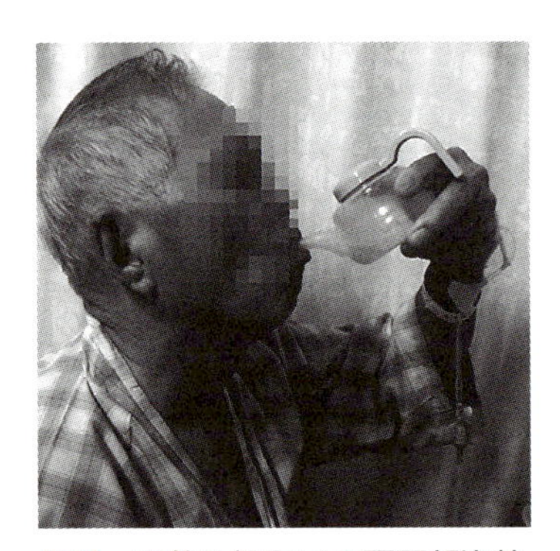

図3 ● 吸飲み摂取での頭頸部姿勢

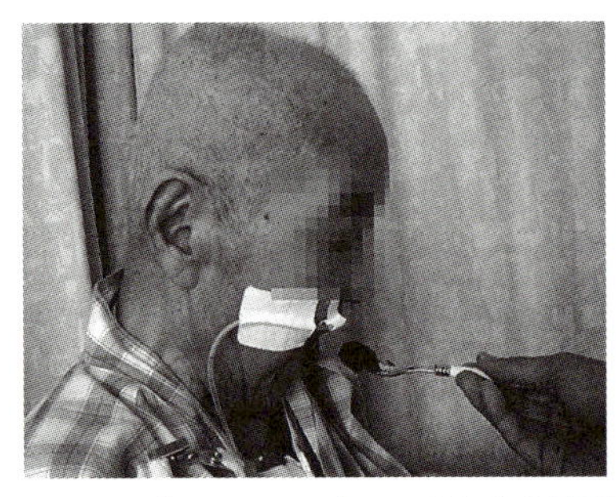

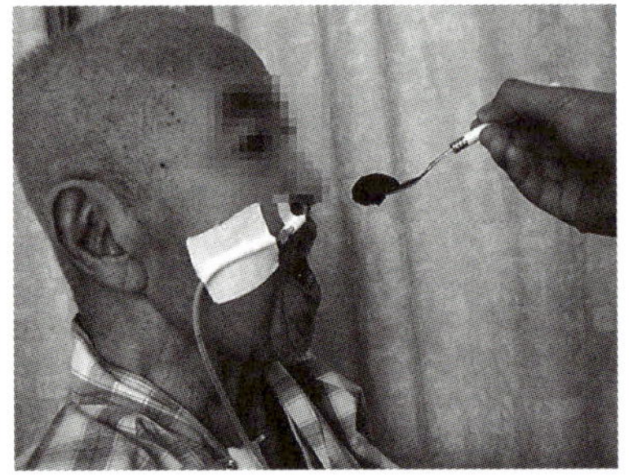

図4 ● スプーンのアプローチ角度と頭頸部姿勢（左：下方から，右：上方から）

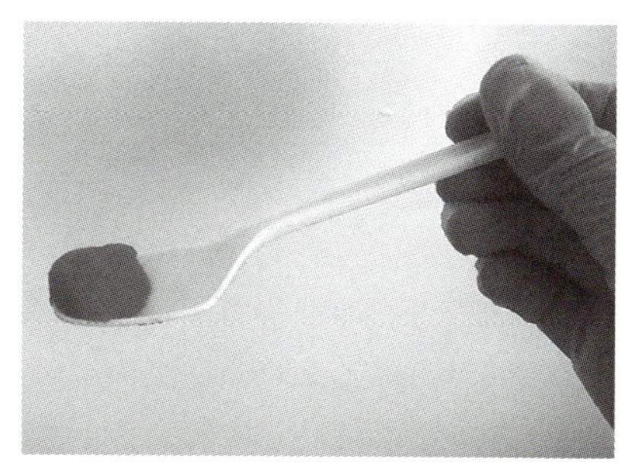

図5●口唇で取り込みやすいすくい方
スプーンの先端で山型にすくう

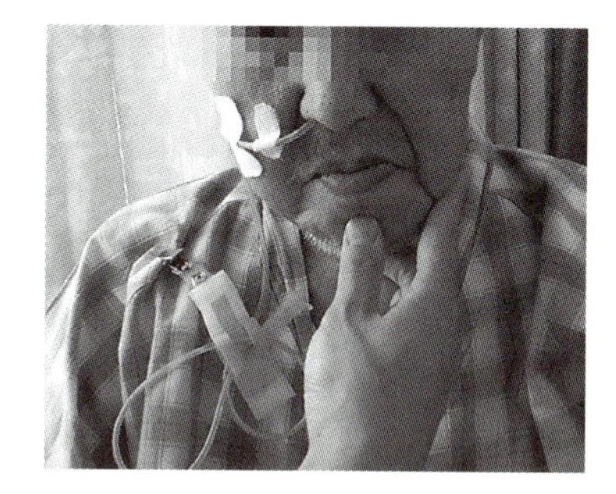

図6●下顎のサポート



る前に残留による誤嚥を予防しなければならない．しかし過度に咳払いや追加嚥下を促すことは食事時間の延長にもつながるため，症例の誤嚥リスクに応じて介助ペースを調整することが大切である．

### 3. 口腔機能，嚥下機能に合わせた介助

食事介助の際には口腔機能，嚥下機能に合わせた介助を心がける．例えば口唇の筋力低下が著しい患者では，スプーン上の食物をすべて口腔内に取り込めない場合（特にペースト状の食物）がある．そのような場合は，深さが浅いスプーンを用いたり，食物がスプーンの先端で山型になるようにすくう（図5）と，口唇で取り込みやすくなる．また口腔移送能力の低下があり，食物を咽頭に移送できない患者や口腔外に出てきてしまう患者では，食物を舌後方にのせることで，口腔移送がスムーズになるケースもある．下顎が下制している患者では，食物の取り込み時や嚥下時の下顎の挙上をサポートすることで，下顎を安定した位置に保つことができる（図6）．食事介助を行う場合には，低下している機能を補うような介助方法を考えることが大切である．

#### 文献

1）戸上英憲，野呂影勇：VDT 作業台の最適高さの研究．人間工学 23：155-162，1987.
2）Piesiak P, Brzecka A, et al：Efficacy of noninvasive volume targeted ventilation in patients with chronic respiratory failure due to kyphoscoliosis. Adv Exp Med Biol 838：53-58, 2015.
3）清水充子：姿勢保持や食事介助の視点からみた摂食・嚥下ケア．総合ケア 17：25-30，2007.

（南都 智紀）

# 32 水でむせる場合はどうする?

要旨 嚥下障害患者の経口摂取において食事摂取量が確保できても，水分によるむせや飲水量の不足が問題になることが多い．とろみ調整食品の開発と共に安全に水分摂取できるようになったが，「水をごくごく飲みたい」「好きな飲み物を飲みたい」という嚥下障害者の声を多く聞く．とろみをつければ解決ではなく，まず安全に飲める条件を探索すること．そして実用的な水分摂取方法を勘案し，「安全」と「おいしさ，楽しみ」の両立を目指すのがリハビリテーション専門職の力量である．

## I スクリーニング

改訂水飲みテストを実施，問題なければ30 mLの水飲みテスト[1)]を行う．さらに問題がなければコップから自由に連続嚥下する場面など，より日常に近い場面を観察し，どのレベルの問題なのかを把握する．

## II 代償方法および体幹角度調整

水分のむせが，代償方法や体幹角度調整（リクライニング位と頭頸部の角度を組み合わせて調整する)，および両者の組み合わせにより改善するかを検討する．いずれの場合も体幹の安定を図ること．

### 1. 代償方法の例

- 嚥下の意識化
- 一口量の調整：後述
- Chin-down肢位：頸部前屈（屈曲）位，頭部前屈（屈曲）位，頭頸部複合屈曲の違いを理解すること（33 Chin-down肢位の効果と実施のポイントは？参照）
- 頸部回旋：左右差の有無を確認
- 複数回嚥下
- 息こらえ嚥下（supraglottic swallow）
- 顎突出嚥下

## Ⅲ 飲み方の工夫

一口目がむせやすいこと，温度による影響がありうること（冷たい方がむせにくいなど）を考慮する．

### 1. 一口量の工夫

#### ①コップ

コップ内の液体が少なくなったときに，頸部伸展を防ぐ工夫が必要．

#### ②ストロー

太さにより一口量を調整する．認知症などより一口1嚥下が順守できない場合は，一口ごとにストローを口唇から引き抜く場合もある．

#### ③吸いのみ

病院で推奨される場合もあるが，日常的に使い慣れていない（コップなど慣れた食具を用いた方が自然な取り込みが可能），一口量が調整しにくいなどから，適応を考える必要がある．飲み口につけるキャップで一口量を調整できるものもある．

#### ④スプーン

少量一口ずつを管理しやすいのはスプーンによる飲水で，スプーンの大きさで一口量の調整が可能．一口量は管理できるが，少量ずつ飲むため必要な飲水量を確保しにくい．

### 2. とろみ調整食品の使用

ⅡやⅢ-1でむせが改善しない場合はとろみ調整食品（とろみ剤）の使用を検討する．

対象者の嚥下機能によって代償方法，飲み方の工夫を組み合わせ，実用的に水分摂取が可能となるとろみの濃さを検討する．

#### ①とろみ調整食品の開発

第1世代（デンプン），第2世代（グアガム＋デンプン系，1991年トロミアップ®），第3世代（キサンタンガム系，2000年ソフティア®，トロミクリア®）と開発が進んだ．現在多く使われている第3世代のとろみ調整食品は，元の飲料の味が変わりにくい．牛乳や濃厚流動食にはとろみがつきにくいので，専用のとろみ調整食品が販売されている．

#### ②とろみの濃さ

とろみ調整食品の種類によりとろみの付き方，粘度や付着性に差があるため，それぞれの製品表示を参考にし，試飲が必要．学会分類2013（とろみ）早見表には「飲んだとき」と「見たとき」の性状の説明が言葉で書かれている．例えば「濃いとろみ」の場合，『スプーンで「eat」するという表現が適切なとろみの程度』であると説明されており，水分でありながら「飲む」というよりは「食べる」イメージであることを本人や家族・介護者に伝えると理解されやすい．言語聴覚士以外のスタッフや家族にもわかりやすいように「水分○○mLにとろみ剤○g」というように具体的な指定が必要（上手なとろみのつけ方を，必要に応じて代償方法・飲み方をあわせて指導する）．嚥下機能に併せてとろみの濃さを調整できるように適宜評価を行う．水分補給の意味ではある程度の量を飲まなくてはいけないので，普段は安全のためにとろみ付きのお茶を，おやつのときは「おいしさ，楽しみ」のためにとろみなしのコーヒーを（安全な飲み方の指導が必要）など対象者の嚥下機能や好み，生活スタイルに合わせて柔軟に検討する．

**③対象者への説明**

なぜとろみをつけるとよいのかをしっかり説明し，誤嚥・肺炎予防の重要性を理解していただく．理解が不十分だと「おいしくない」などの理由でとろみをつけなくなってしまい，誤嚥性肺炎の原因となる．

## Ⅳ 精査の考慮

代償方法や飲み方の工夫の効果を確認する場合や臨床的に何かおかしいと感じる場合は，嚥下造影検査（VF）や嚥下内視鏡検査（VE）などの精査を考慮する．実際にむせを主訴として来院した症例（ADL自立，RSST異常なし，1mLの水で嚥下反射はスムーズに惹起し喉頭挙上にも異常はないが嚥下後やや遅れて激しいむせがあり，代償方法による効果なし）で嚥下反射の惹起性と嚥下後の激しいむせに乖離があり，VFを実施したところ気管食道瘻を形成していた．こういった状況は精査でなくては発見困難であり，言語聴覚士としての専門的な所見を重視すべきである．

**文献**

1）窪田俊夫，三島博信，他：脳血管障害における麻痺性嚥下障害－スクリーニングテストとその臨床応用について－．総合リハ 10：271-276，1982.

（萩野 未沙）

# 33 Chin-down肢位の効果と実施のポイントは?



**要旨** Chin-down肢位は，誤嚥を減少させる嚥下肢位として臨床で広く用いられている．Chin-down肢位は機能解剖学的に頭部屈曲位，頸部屈曲位，複合屈曲位（頭頸部屈曲位）に分類され，各肢位は嚥下機能に異なる影響をもたらす．Chin-down肢位を使用する際は，嚥下障害の病態や個々の状態に応じて適切な使い分けを行う必要がある．

## I Chin-down肢位とは

### 1. Chin-down肢位の効果

Chin-down肢位は，Logemannの報告以降，誤嚥を防止する手技として臨床で広く使用されている．メカニズムとして，舌根と喉頭蓋が後方へシフトすることにより，喉頭入口部が狭小化し，気道を防御しやすい形態となることや，舌根と咽頭後壁の距離が短縮することにより，咽頭腔が狭まり，嚥下時の咽頭圧が増大することが報告されている[1]．また，喉頭蓋谷のスペースが広がるため，嚥下反射が遅延する患者や口腔期に咽頭流入を認める患者においては誤嚥の防止になる（図1）．一方で，Chin-down肢位によって喉頭蓋谷のスペースは拡大しないという報告や，嚥下時の咽頭収縮圧は減少するといった報告もあり，効果に関しては一定の見解が得られていないことに留意する必要がある．

### 2. 適用症例

適用として，嚥下時の喉頭閉鎖が不十分なために喉頭侵入，誤嚥を生じる症例や舌運動障害，嚥下反射の惹起遅延を認める症例に対して有効である．前述のように，症例により効果が異なる

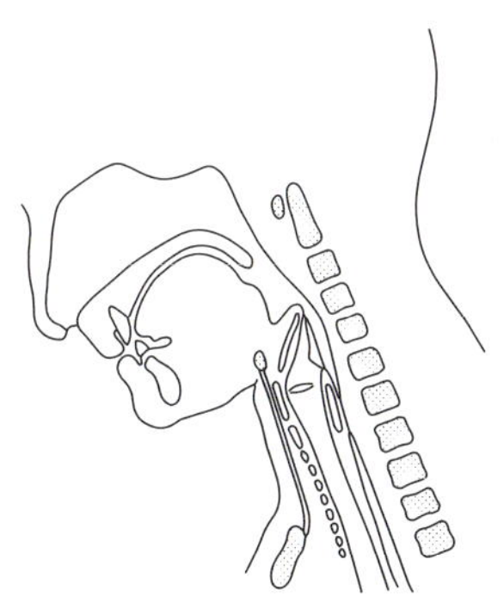

図1 ● Chin-down肢位

ことが予想されるため，嚥下造影検査（VF）や嚥下内視鏡検査（VE）で解剖学的変化と効果の確認を行うことが望ましい.

## Ⅱ Chin-down肢位の種類

### 1. 名称の注意点

Chin-down肢位は，頭頸部の角度によって規定されるべきであるが，これを明確に定義したものはない．臨床場面においては，「Chin-down」の他，「顎引き」「頭部前屈」など様々な名称で用いられているが，これらの名称からイメージする頭頸部肢位は必ずしも同一ではなく，指導する言語聴覚士によっても異なる可能性がある．Okadaらは，日米の言語聴覚士にアンケート調査を行った結果，「Chin-down」「Chin-tuck」「顎引き」「頭部前屈位」など名称が混在していると述べ，これらの混乱の理由として，頭頸部肢位の機能解剖学的な認識が欠如していることを指摘している[2].

### 2. 頭頸部肢位のバリエーション

頭頸部の屈曲は，軸椎－環椎関節による頭部屈曲と，第3～第7頸椎までの下位頸椎を中心とする頸部屈曲があり，さらに両者の複合である頭頸部屈曲位（複合屈曲位）の3タイプの肢位に分類される[3]（図2）．当然のことながら，これら頭頸部肢位の違いによって，咽喉頭の解剖学的構造や嚥下機能も異なることが考えられる．下記に各頭頸部肢位の違いと嚥下機能に及ぼす効果について記載する[2,4].

**①頭部屈曲位**

舌根と咽頭後壁の距離が短縮するため，咽頭腔が狭くなり，嚥下時の咽頭圧が上昇する．喉頭入口部も狭小化する．舌根部の後下方運動や咽頭収縮が不十分なために咽頭残留，誤嚥を生じる症例に対して有効である.

**②頸部屈曲位**

舌根と咽頭後壁の距離や喉頭入口部は中間位と差がなく，咽頭圧，嚥下圧の増大は期待できない．症例によっては，前頸筋の緊張を緩め，喉頭蓋谷のスペースが広がるため，嚥下反射が惹起する前に食物が咽頭流入する場合の誤嚥防止として有効である.

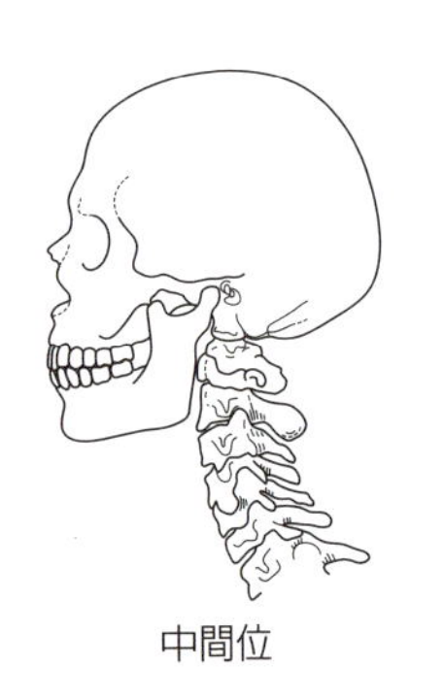
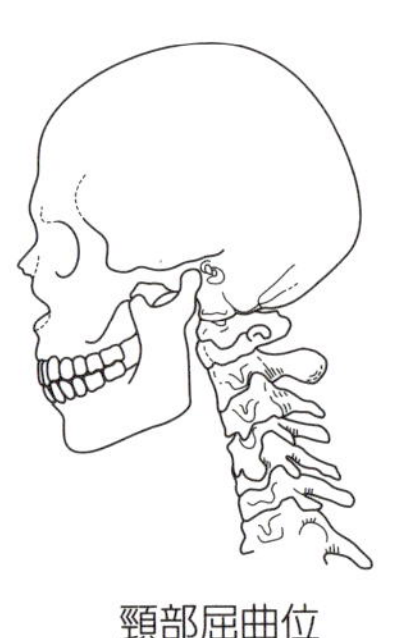
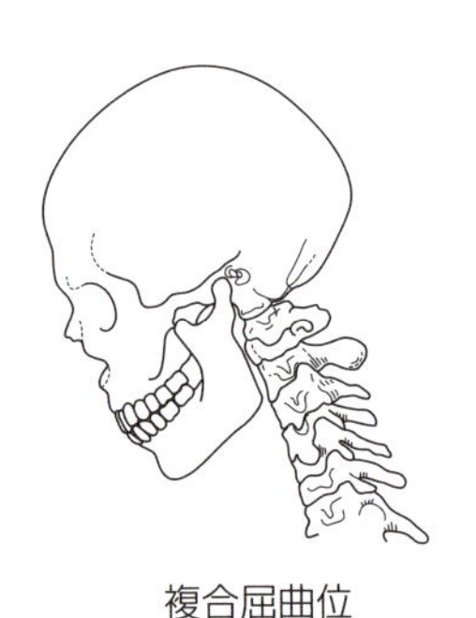


図2● 頭頸部屈曲の分類

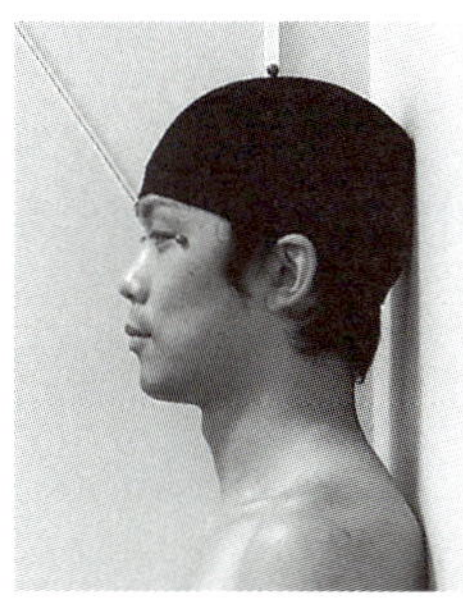
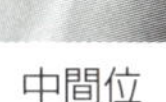
中間位

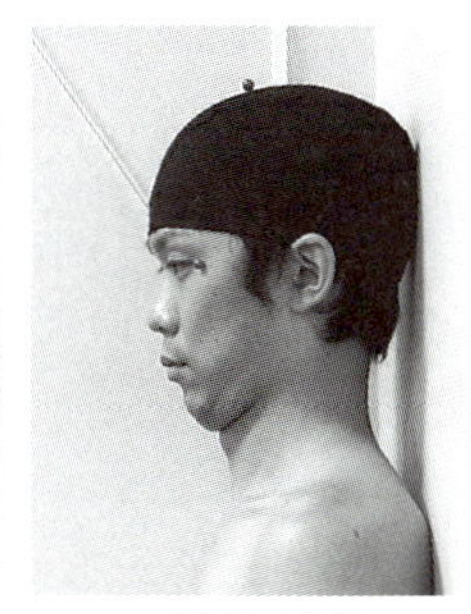
頭部屈曲位

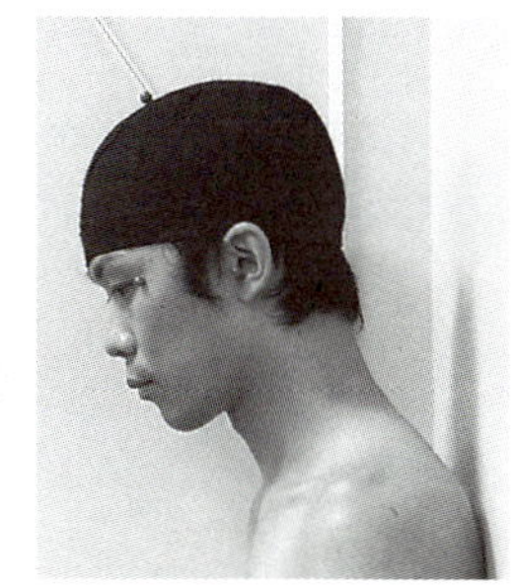
頸部屈曲位

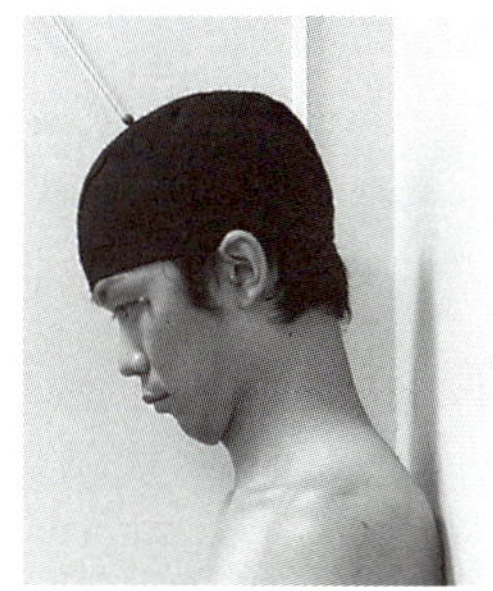
複合屈曲位

図3 ● Chin-down肢位の設定

### ③ 複合屈曲位（頭頸部屈曲位）

下顎と舌骨の距離が短縮するため，嚥下時に舌骨の前方への移動は少なくてすむ．舌根と咽頭後壁の距離も短縮する傾向であり，嚥下圧の増大にも有利である．

## Ⅲ Chin-down肢位を使用する際のポイント

Chin-down肢位を指導する際は，頭頸部肢位の違いが嚥下機能に異なる影響をもたらすことを認識し，病態や個々の状態に応じて使い分けることが重要である（図3）．例えば，液体で誤嚥する症例では，嚥下反射の遅延が原因の場合は，液体の早期流入を回避し，喉頭蓋谷に貯留させることを目的に頸部屈曲位を用いる．喉頭閉鎖が不良で，嚥下中誤嚥を認める場合には，頭部屈曲位あるいは複合屈曲位を試行してみる．舌根後方運動が低下し，喉頭蓋谷に残留を認める症例に対しては，頭部屈曲位を用いることで嚥下圧の増大が期待できる．喉頭下垂のある高齢者に対しては，複合屈曲位により舌骨運動を代償できるか確認する．また，Chin-down肢位を設定する際には，患者自身の主観的な飲み込みやすさを評価することも大切である．頭部屈曲位や複合屈曲位を行うとかえって嚥下しにくい場合もある．姿勢調節の際，頸部や肩周囲に過度な緊張がかかっていないか触診してみる．Chin-down肢位のアレンジの一つとして，顎をやや引きぎみにして頸部を前方に突き出すようにする顎突出嚥下法がある．これによって下顎骨に牽引されるように喉頭が前方に移動し，食道入口部が開大しやすくなる．輪状咽頭筋切断術＋喉頭挙上術を実施した患者に対する指導として有用な嚥下法である[5]．

### 文献


1）Logemann JA：Evaluation and treatment of swallowing disorders. PRO-ED, 1983.
2）岡田澄子：嚥下訓練のEBM　精度の高い嚥下訓練を目指して．言語聴覚研究 7，25-30，2010.
3）Hislop HJ, Montgomery J：Daniels and Worthingham's Muscle Testing. 8th ed., W.B.Saunders, 2007.
4）依田光正：嚥下造影からみた摂食・嚥下の運動学－二次元解析ソフトを用いたVF画像解析－．Jpn J Rehabil Med 47，690-698，2010.
5）大前由紀雄：嚥下のリハビリテーション，特に頭位，体位について．日気食会報 62，485-493，2011.


（福岡 達之）

# 34 リクライニング位の効果と実施のポイントは?

**要旨** リクライニング位は，直接訓練を行う際に，誤嚥をコントロールする姿勢調整として臨床場面で用いられている．しかし適用を誤ると誤嚥の危険性を増大させることもある．また，自己摂取が難しいなどデメリットもある．実施する際の注意点や工夫を紹介する．

## I リクライニング位の効果

リクライニング位は体幹角度調整の一つの手段であり，一般にベッドや車椅子のリクライニング角度を30度，45度，60度と変化させて体幹の屈曲角度を変化させるものである．その効果としては，①重力方向の変化により口腔内移送を容易にする，②気道が食道に対して上方に位置する解剖学的な位置関係を利用し，喉頭への食塊流入をしにくくする，③食塊が咽頭後壁をつたって移送される，といった重力方向を利用した食物の通過経路の変化が考えられる．そのほか，④座位保持が困難な患者の場合は姿勢の安定を促し，疲労を軽減させるのに有用である．①～④の効果はリクライニング角度を小さくした方がより大きく働くと考えられるが，すべての症例において同じ効果が得られるわけではなく，個別の評価が必要である．

## II リクライニング位実施時の注意点

### 1. ポジショニング・姿勢の安定

リクライニング位を行う上で最も注意すべき点は，頭部・頸部の伸展を防ぎ軽度屈曲位を保ち，姿勢保持に使われる頸部・体幹の過度な筋緊張を軽減させることである．特に円背のある患者では頭頸部が伸展しやすいため，ポジショニングが重要となる．高い枕を使用するなどの頭頸部のみのアプローチでは，より伸展したり，頸部に無理な負荷を与えるなどかえって悪影響を及ぼすことも多い．体幹も含めたポジショニングが必要であるが，あまりに手が込みすぎたポジショニングは言語聴覚士以外のスタッフによる再現が難しい．また，リクライニング位よりも座位やリクライニング0度側臥位（35 頸部回旋，一側嚥下はどのような場合に有効か？参照）などの方が誤嚥を防ぐことができる場合があり，姿勢調整は個々の患者に応じて設定することが重要である．

### 2. 食材による効果の違い

リクライニング位は，重力方向の変化を利用して口腔内移送を容易にするが，付着性の高い食材であると咀嚼や移送という観点からは効果が得られにくい場合やむしろ不利な場合もある．リクライニング位では咀嚼効率が悪いこと[1]や，リクライニング30〜45度と60〜90度で口腔内移送時間を比較すると，スライスゼリーでは短縮されるがとろみ水や全粥では変わらなかったとの報告もある[2]．口腔期障害に対してリクライニング位を用いる際は食材や訓練目的によって適用を判断する必要がある．

咽頭期への悪影響としては，流入速度が速い液体では座位に比べてリクライニング位で喉頭挙上遅延時間（LEDT）が延長し，口腔期障害を有する患者は口腔内保持が難しく誤嚥が多くみられたとの報告がある[3]．リクライニング位での液体嚥下は特に注意が必要である．

### 3. 頸部回旋の悪影響

リクライニング位に頸部回旋を組み合わせる場合，姿勢の設定方法によっては誤嚥の危険性が高まることが報告されている．詳細は，35 頸部回旋，一側嚥下はどのような場合に有効か？を参照されたい．

### 4. 座位での背もたれの有無による変化

嚥下造影検査（VF）では誤嚥がないにもかかわらず，実際の食事では頻回な誤嚥を疑う症例がみられる．座位では背もたれの有無がその原因の一つになっていることがある．VF時は背もたれを使用しているが実際の食事では端座位で食べており，体幹が前傾していることがある．同じ座位ではあるが背もたれにもたれるわずかな体幹の傾斜角度が誤嚥防止に影響している場合がある．

## Ⅲ リクライニング位の臨床での工夫

### 1. VF正面画像

VFで正面画像を撮影する際，リクライニング位では車椅子を設置できるだけのスペースがなかったり，椅子の背もたれが映るため実施できない施設が多い．筆者が勤務する病院もその一つであるが，斜位で撮影することで食塊の通過経路を確認している（図1，図2）．頸部回旋時の評価も可能である．正面画像ほど正確ではないが十分参考になる．

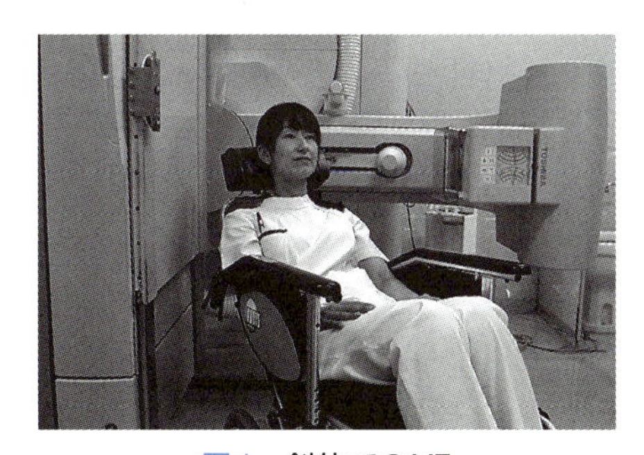
図1 ● 斜位でのVF

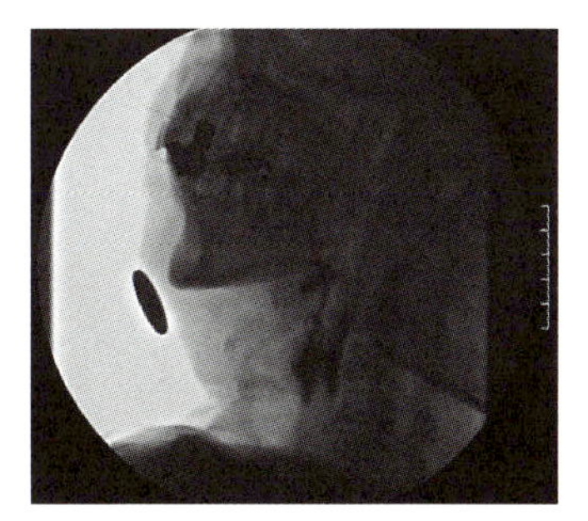
図2 ● 斜位で撮影したVF画像

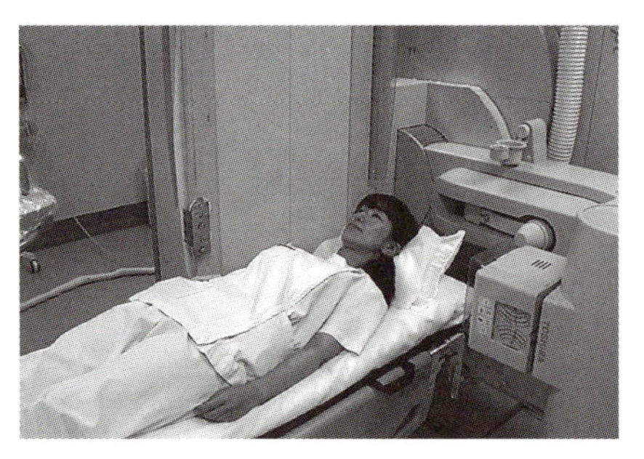

図3 ● リクライニング0度仰臥位でのVF

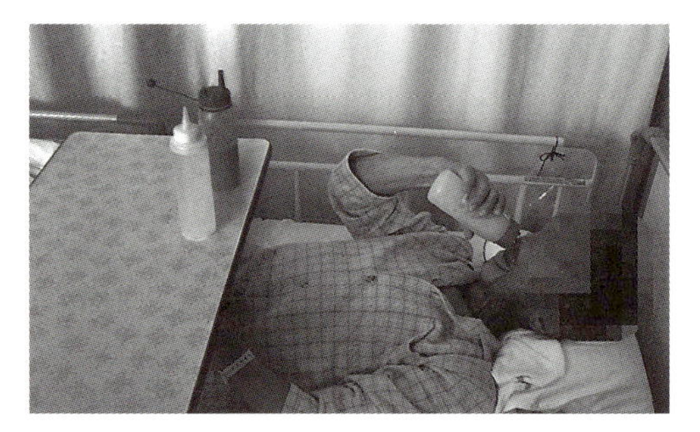

図4 ● リクライニング0度仰臥位，調味料ボトルを用いた食事場面

## 2. リクライニング0度仰臥位

口腔期障害が重度でまったく送り込めない患者でもリクライニング0度仰臥位で経口摂取が可能な場合がある．112例でリクライニング0度仰臥位を実施した報告[4]では，リクライニング0度仰臥位の利点として姿勢が安定する，頸部前屈の管理がしやすい，姿勢介助が楽にできるため在宅や施設の介護負担が軽減されることを挙げている．実施にあたっては，嘔吐や胃食道逆流のリスクがないこと，咽頭残留が少ないことを確認する必要がある．リクライニング位の効果が重力方向の変化によるものと考えると30度より0度の方が有効な可能性もある．ひいては口腔期のみならず咽頭期への効果も期待される．実施時には，頭頸部の伸展を防ぐために枕やクッション等を用いる．VFで評価する際，筆者はストレッチャーを用いて0度仰臥位の撮影を実施している(図3)．

## 3. リクライニング0度～30度仰臥位での自己摂取

筆者は0度～30度リクライニング位でも積極的に自己摂取を実施している．図4は0度仰臥位，ミキサー食を調味料ボトルに入れて自己摂取を行っている場面である．口の大きさが様々な調味料ボトルが市販されており，お粥やミキサー食程度であれば押し出すことが可能である．重度の口腔期障害例であっても，食物の挿入の工夫と重力を利用したリクライニング位を併用することで，舌や下顎の運動機能低下を代償し，送り込みが可能となる症例も多い．

### 文献


1) 原口裕希，山村千絵：健常者の体幹および頭頸部の姿勢変化が咀嚼の効率に及ぼす影響．理学療法科学 27：171-175，2012．
2) 畑　裕香，清水隆雄，他：嚥下障害例における摂食時姿勢と食物形態の違いによる口腔通過時間の検討．日摂食嚥下リハ会誌 12：118-123，2008．
3) 山口優実，梅崎俊郎，他：物性の違いとリクライニング位による嚥下動態の検討．耳鼻と臨床 56 (Suppl.2)：133-137，2010．
4) 福村直毅，福村弘子：0度仰臥位での経口摂取．第20回日本摂食嚥下リハビリテーション学会学術大会抄録集：352，2014．


（大黒 大輔）

# 35 頸部回旋，一側嚥下はどのような場合に有効か?



**要旨** 咽頭機能に左右差のある患者において，左右どちらかの咽頭へ食塊を誘導する目的で頸部回旋（別名：横向き嚥下）および一側嚥下が用いられる．また頸部回旋と一側嚥下は食物の通過経路を誘導する以外にも様々な効果があり，適応範囲の広い手技である．本項では，これらの手技を実施する上での注意点や工夫を解説し，リクライニング0度側臥位の有用性についても詳述する．

## I 頸部回旋について

### 1. 頸部回旋による解剖学的変化

頸部を回旋することにより喉頭蓋が回旋側に偏位し，咽頭側壁と喉頭蓋との距離が縮小され，非回旋側は拡大される．梨状窩上部も回旋側が縮小し，非回旋側は開大する．食道入口部の静止圧値は非回旋側で低下する．これらの解剖学的変化，圧変化を利用して喉頭蓋付近より非回旋側へ食物を誘導し通過させることが可能となる．

### 2. 頸部回旋の実施方法

頸部回旋の実施には2種類の方法がある．嚥下前より頸部を回旋する方法と，嚥下後に頸部を回旋して空嚥下を追加する方法である[1]．「嚥下前頸部回旋」は食塊を非回旋側へ誘導することを目的に実施するが，「嚥下後頸部回旋空嚥下」は嚥下後に残留物がある場合に非残留側へ頸部を回旋して残留物の除去を試みる方法であり，用途が異なる．

頸部を回旋する角度はその角度が大きいほど効果が出やすい一方，嚥下時の努力性が増す可能性があり患者への負担は大きい．そのため，嚥下しやすく，効果が得られる最も小さい回旋角度がよいと思われる．この角度は個人差が大きく，最大角度の回旋でも非回旋側ではなく回旋側を通過することもある．頸部回旋の角度の決定や効果判定は，必ず嚥下造影検査（VF）や嚥下内視鏡検査（VE）で確認する必要がある．

### 3. 頸部回旋を実施する上での注意点

リクライニング位に頸部回旋を組み合わせると誤嚥の危険性が高まることが報告されている[2]．リクライニング位では頭頸部が回旋側に傾きやすく，重力の影響で回旋側の喉頭蓋谷から回旋側の梨状窩へと送り込まれるためである．さらに梨状窩に貯留した場合，食塊は重力に抗して押し上げられ，非回旋側の梨状窩から食道へ送り込まれることになる．喉頭挙上や披裂・声門閉鎖が不十分であれば，誤嚥する危険性がある．頸部回旋角度が不十分な場合は回旋側の梨状窩から食塊が通過し咽頭残留が増加する．対策として一側嚥下を併用することにより重力方向を変化させる方法が考えられるが，これについては後述する．

リクライニング位の患者に食事介助を行う場合，介助側に頸部を回旋させて食事を口腔内に入れることが多く意図せず頸部回旋となっていることがある[2]．また座位であっても両側に咽頭残留がある場合，「嚥下後頸部回旋空嚥下」を実施すると同様の危険性があると考えられる．

ただし筆者の経験では「水あるいはとろみ水といった物性」「頸部回旋の角度」「嚥下圧の強さ」「解剖学的な個人差」の違いによって食物の通過経路は多様に変化する．通過経路を一定にするために一側嚥下を併用することが望ましいが，身体機能の問題で実施困難な患者もいる．リクライニング位で頸部回旋を実施する場合は上記の危険性を留意しつつ，個々の患者に適した条件を精査し実施する必要がある．

### 4. 頸部回旋のさらなる可能性

咽頭機能に左右差はなくても頸部回旋を実施することで咽頭残留を減少できるケースを時々経験する．偽性球麻痺患者では嚥下運動のcoordinationが改善する可能性[3]や，頸部回旋による喉頭の位置変化が嚥下時の喉頭の前方移動を代償する可能性が考えられる．食形態の調整やその他の姿勢調整では咽頭残留物の除去が難しい患者に対して試してみる価値はある．

## Ⅱ 一側嚥下と類似した方法について

### 1. 一側嚥下の実施方法

球麻痺や腫瘍の術後などで食道入口部に通過障害がある患者が適応となる．食道入口部の通過に左右差がある場合，より良好な方へ食塊を誘導させることを目的とした姿勢調整法である．つまり通過させたい側を下とした側臥位姿勢を取ることで重力方向を変化させ，食塊を一側へ誘導する．これに頸部回旋およびリクライニング位が併用されることも多く，食塊の一側通過をより強固なものとする．先述したリクライニング位で頸部回旋をした際，食塊が回旋側へ流入する危険性を回避する効果もある．

ただし，この方法は姿勢を保持するだけでも努力を必要とし，体幹が安定しにくいという問題点がある．自己摂取を行う際は食物の取り込みに多大な労力が必要となるし，リクライニング車椅子では実施が難しくVFが実施できないこともある．身体機能などを含めた適応を見極める必要がある．

### 2. リクライニング0度側臥位の有用性について

一側嚥下はリクライニング角度をつけて実施するが，リクライニング0度側臥位はリクライニング角度をつけずに実施する．咽頭側壁が真下になる姿勢である．重力方向を可能な限り変化させることにより，一側嚥下とリクライニング位の効果を最大限に活かす姿勢調整法である．頸部回旋を組み合わせることも可能である．

リクライニング0度側臥位の効果としては，①嚥下反射の惹起位置が咽頭上方へ変化する[4]，②

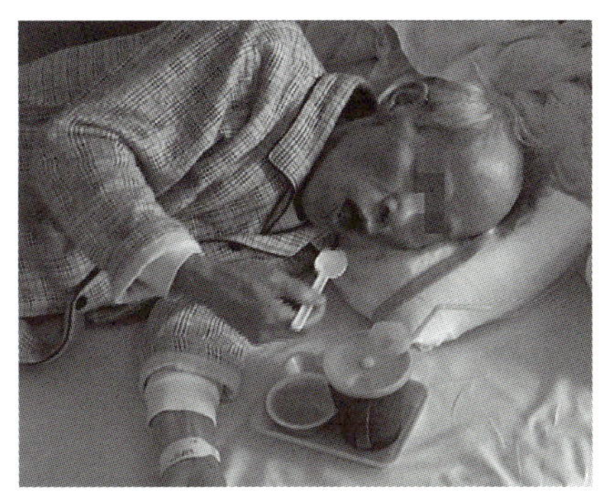

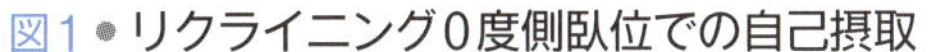

図1 ● リクライニング0度側臥位での自己摂取

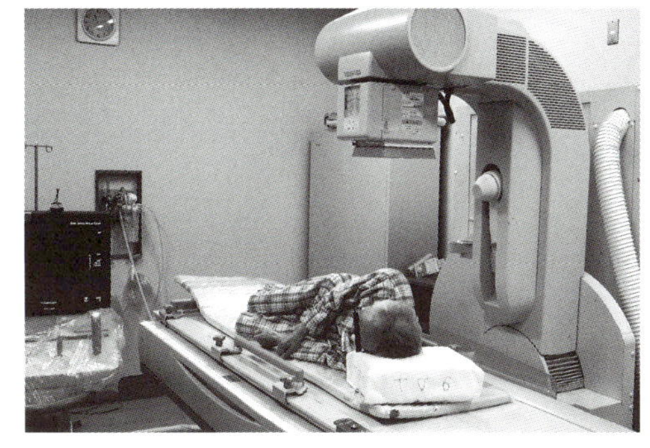

図2 ● リクライニング0度側臥位でのVF



咽頭貯留スペースが形成され（座位の約3倍），嚥下前誤嚥，嚥下後誤嚥が減少する[5]，③喉頭前庭部が上り傾斜となり咽頭残留物が喉頭へ流入することを防止する，もしくは喉頭侵入物が声門下へ落下しにくい，④食塊の通過経路が喉頭を避けて下側を通過する，⑤体幹が安定する，⑥自己摂取が可能となる（図1），などである．①の機序に関しては重力方向の変化により食塊の通過速度が遅くなり咽頭により多くの食塊が接触し，感覚刺激入力が増加する．その結果，嚥下反射が惹起しやすくなると考えられる．

適応となるのは嚥下反射惹起不全や咽頭残留，咽頭機能に左右差のある症例，リクライニング位が必要であるが自己摂取も取り入れたい症例（早期から頻回な直接訓練が可能となる），円背などで30度リクライニング位では頭頸部が伸展する症例などである．そのほか，臨床上有効であった例としてはとろみを拒否する症例である．30度リクライニング位では少量のゼリーやとろみ水でも誤嚥するが，リクライニング0度側臥位では水で誤嚥を認めなかった患者を経験している[4]．終末期の患者では大きな姿勢変化を必要としないため実施しやすいし，意識障害のある患者では傾眠時でも食塊が重力で咽頭に流入しないため誤嚥のリスクが軽減する．ただし送り込み時，口腔器官を動かす必要があるため重度の口腔期障害の患者は適応外である．なお，リクライニング0度側臥位の姿勢でもVF（図2），VEともに実施が可能である．

### 文献

1）日本摂食・嚥下リハビリテーション学会医療検討委員会：訓練法のまとめ（改定2010）．日摂食嚥下リハ会誌 14：644-663，2010.
2）太田喜久夫，才藤栄一，他：体位効果の組み合わせにおける注意 頸部回旋がリクライニング姿勢時の食塊の咽頭内通過経路に与える影響について．日摂食嚥下リハ会誌 6：64-67，2002.
3）武原　格，藤島一郎，他：嚥下における頸部回旋の運動学的検討，総合リハビリテーション 29：249-254，2001.
4）大黒大輔：リクライニング0度側臥位での直接訓練が有効であった重度嚥下障害症例．第26回日本嚥下障害臨床研究会抄録集：24，2014.
5）福村直毅，牧上久仁子，他：重度嚥下障害患者に対する完全側臥位法による嚥下リハビリテーション．総合リハビリテーション 40：1335-1343，2012.

（大黒 大輔）

言語聴覚士が行う嚥下訓練〈直接訓練〉

# 36 気管切開患者の嚥下訓練の進め方は？

**要旨** 気管切開しカニューレが挿入されていると，嚥下には不利な状態である（図1）．気管切開が必要な状態であれば呼吸訓練や排痰訓練などを徹底的に行い，可能なら気管切開孔（以下，気切孔）を閉鎖するように努めるべきである[1]．少なくともカフ付カニューレのカフを脱気した状態が保たれるまでは，自力で十分に排痰できるように，排痰・呼吸訓練を先行させる[2]とされているように，呼吸，発声を含めた包括的な評価・プランニングが嚥下訓練成功のカギとなる．

## I プランのバリエーション

カニューレの変更に応じた嚥下訓練の流れを図2に示す．

### 1. スピーチカニューレに変更し，呼吸・発声・排痰のトレーニングからカニューレ抜去を目指す

比較的早期にカニューレ抜去の見込みがある場合や，カニューレの刺激が分泌物を増加させていると推測できる場合などは，嚥下訓練に先行してカニューレ抜去（またはレティナカニューレに変更）および気切孔閉鎖を目指す．

**二重管スピーチカニューレによる呼吸・発声の評価と訓練の手順（吸引や内筒の交換は看護師に依頼：各施設の決まりに従う）**

①意識レベル，バイタル確認，評価中はパルスオキシメーターによるモニタリングを行う．

②口腔内，気管内の吸引，カフ上の吸引を実施．経過からカフ上の吸引物が減少傾向の場合はカフを脱気．

③呼吸が安定していれば内筒を窓ありに変更．「この状態では特に呼吸苦は生じない」と患者が安心できるよう説明する．

④気切孔にガーゼなどを当てて用手的に軽く圧迫閉鎖する．鼻と口で呼吸するように指示し，呼吸苦がないか確認する．鼻息鏡を用いて，鼻と口から呼気が流出されるか確認してもよい．

⑤そのまま鼻と口で呼吸するように伝え，呼吸苦がなければ一方向弁をつける．楽

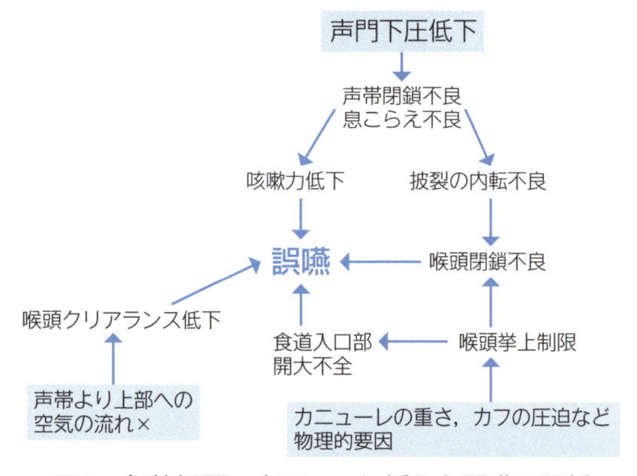


図1 ● 気管切開・カニューレ挿入と誤嚥の関係

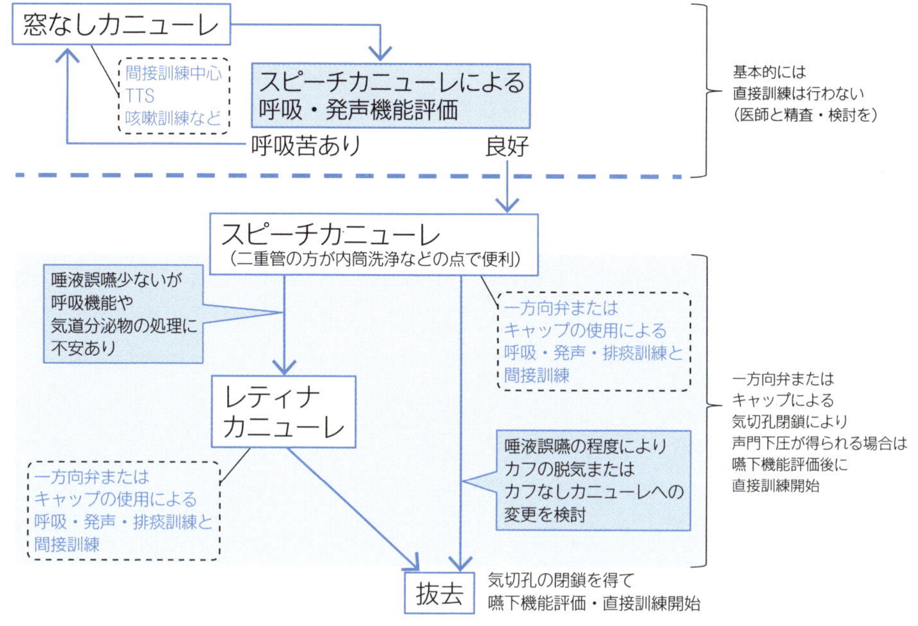


図2 ● カニューレの変更に応じた嚥下訓練の流れ

に呼吸するように指示し，声が出せる状態にあることを説明し発声を促す．呼吸苦がある場合，無理せずに一方向弁を解放する．この段階でカフ圧有の場合はカフを脱気して呼吸苦が改善するか確認する．

⑥発声が可能であれば音声の評価を行う．

⑦問題がなければ一方向弁からキャップに交換し，呼吸・発声を行う．

どこかの段階で呼吸苦や$SpO_2$値の低下がみられたら中止する．後日同じように評価し，呼吸・発声機能を確認する．

気切孔の閉鎖で著明に呼吸苦を訴え発声困難な場合は，声帯の機能不全（自験例では声帯の開大不全など）やカニューレ位置不良による側孔の閉塞などの可能性を考慮する．器質的な異常がなくても気切孔からの呼吸に慣れた患者では，喉頭を通した生理的な呼吸を苦しく感じる場合があり，不安が強い場合もあるため，訴えをよく聞く．

⑥まで可能な場合は，

内筒窓あり・一方向弁装着で数分～数時間→覚醒時終日（夜間は唾液誤嚥予防と呼吸苦防止のため，内筒窓なし・一方向弁なし）→終日内筒窓あり・一方向弁装着

のように段階的に経過を見る（唾液誤嚥が懸念される場合は終日カフあり→日中脱気・夜間カフありなど調整する）．⑦が可能な場合も，同様に経過を見る．この間に発声，咳嗽，排痰訓練および唾液の嚥下など間接訓練を行う．発声が可能になることでストレスが緩和され，訓練意欲が向上するなどの効果もある．言語聴覚士は，コミュニケーションの側面にも常に配慮すべきである．痰が増えた，熱が出たなど誤嚥兆候がある場合は，1段階前に戻って経過を見る．誤嚥兆候なく安定し，終日内筒窓あり・カフ脱気・キャップ装着で問題ない場合は，訓練経過を主治医に報告し，カニューレ抜去またはレティナカニューレへの変更のタイミングを検討する．レティナカニュー

レにも一方向弁の装着は可能である．カニューレ抜去できたら自然閉鎖を待ち，十分に気管孔の閉鎖が得られたら（またはガーゼとテープにより十分に閉鎖が得られる場合），直接嚥下訓練に進む．

### 2. スピーチカニューレに変更し，呼吸・発声・排痰のトレーニングを行い一方向弁（スピーチバルブ）装着で嚥下訓練

カニューレの抜去が困難あるいはハイリスクと思われる場合は，一方向弁装着下での訓練が有用である．大前らは，スピーチバルブ装着により喉頭クリアランスの改善と喉頭流入の軽減が観察されたと報告している[3]．そこでは先行研究を参考に，声門下圧が生じることで喉頭腔の閉鎖力が改善し，喉頭流入のリスクが軽減した可能性とバルブの装着により息止めが可能になれば披裂部が内転し咽頭腔に食塊貯留空間が形成され，喉頭流入のリスクが軽減する可能性について言及している．カニューレ挿入下で直接訓練を始めるには，唾液の嚥下が可能であり，カフ上の吸引物が少ない，随意的な咳嗽が可能であるなどの条件が整う必要がある．カニューレ挿入，カフの影響などを加味して訓練を注意深く進める．

### 3. レティナカニューレ（一方向弁使用）に変更し，嚥下訓練

レティナカニューレは，気管内に挿入している部分が最小限であり，カニューレ挿入に起因する合併症が少ない．鈴木らは，理想的に言えばこの状態になってから，実際の食物を使った直接訓練を行いたいと述べている[2]．レティナカニューレに変更したことで嚥下機能が大幅に改善するケースもあり，嚥下には有利と考えられる．しかし抜けやすいのが難点であり，抜けた場合の対処方法を決めておく必要がある．

### 4. スピーチカニューレを試せない場合

小池らは，挿管性と考えられる両側声帯麻痺により重度嚥下障害を呈した症例に，カフ付側孔なしカニューレでカフ上吸引ラインからの酸素送気による発声と唾液嚥下訓練を行い，両側声帯内転運動の改善と下咽頭から声門部の唾液貯留の減少を確認できスピーチカニューレに変更，その後抜去に至ったと報告している[4]．臨床場面において，重度嚥下障害の気管切開患者に対する嚥下訓練の導入時期や訓練頻度について臨機応変に対応する必要があり，患者の安全を確保するために「今は看護，ケアに重点を置く時期であり，理学療法士と協同して排痰，ポジショニング，呼吸訓練を強化する」という判断や，カフ上の吸引物の減少や認知・身体機能の改善など変化の兆しを逃さずとらえ，集中的に嚥下リハビリテーション介入するなどの見立ての確かさも要求される．

#### 文献


1）津田豪太：重度摂食・嚥下障害に対する外科的治療．日獨医報 46：59-65，2001．
2）鈴木康司，堀口利之：気管切開患者の嚥下リハビリテーション．臨床リハ 12：785-790，2003．
3）大前由紀雄，安達　仁，他：気管切開孔を有する嚥下障害症例に対するスピーチバルブ装着の有用性－喉頭クリアランスに対する影響．日耳鼻 109：594-599，2006．
4）小池一郎，小口和代，他：カニューレカフ上吸引ラインからの送気訓練を実施した気管切開患者の 1 症例．日摂食嚥下リハ会誌 19：64-74，2015．


（萩野　未沙）

# 37 舌接触補助床（PAP）はどのような症例に有効か？



**要旨** 舌接触補助床（PAP）は，嚥下時に舌と口蓋の接触が不十分な症例に適応される歯科補綴装置である．PAPは，舌のボリュームが少ない場合や舌運動障害のために口腔期の嚥下障害を認める症例に有効である．PAPの適応，製作，調整には歯科医師との連携が重要であり，言語聴覚士は構音・嚥下機能に関する情報提供を行うとともに積極的に介入していく必要がある．

## I 歯科補綴装置とは[1)]

補綴装置には，形態を回復するための装置と，構音・嚥下機能を改善（代償）させるための装置の2種類がある．顎口腔領域の手術などにより組織の実質欠損がある場合には，顎義歯，エピテーゼ，バルブ型鼻咽腔部補綴装置など，形態を回復するための装置が適用となる．本項では，嚥下機能を改善するために用いられることの多い舌接触補助床について解説する．

## II 舌接触補助床（Palatal Augmentation Prosthesis；PAP）

### 1. PAPとは[1, 2)]

PAPは，舌の実質欠損や舌の運動障害により舌と口蓋の接触が不十分な症例に対し，上顎の口蓋床に厚みを持たせる装置である．歯の欠損状態により，有床義歯型と口蓋床型のPAPに分けられる（図1）．

### 2. PAPの目的と期待される効果

口腔内の食塊は，舌と口蓋が接触することにより口腔から咽頭へ送り込まれる．舌の欠損や舌

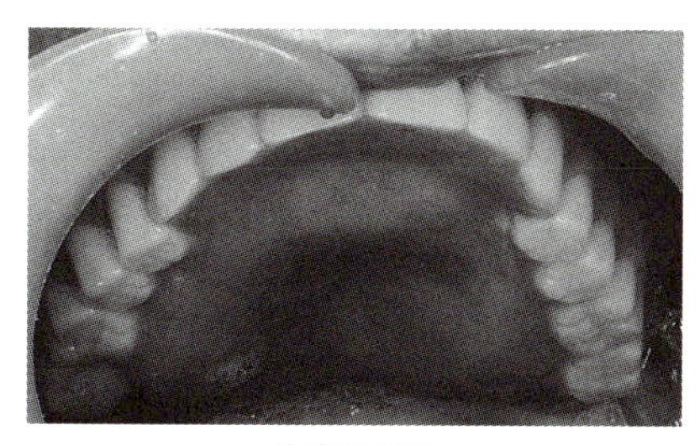
有床義歯型

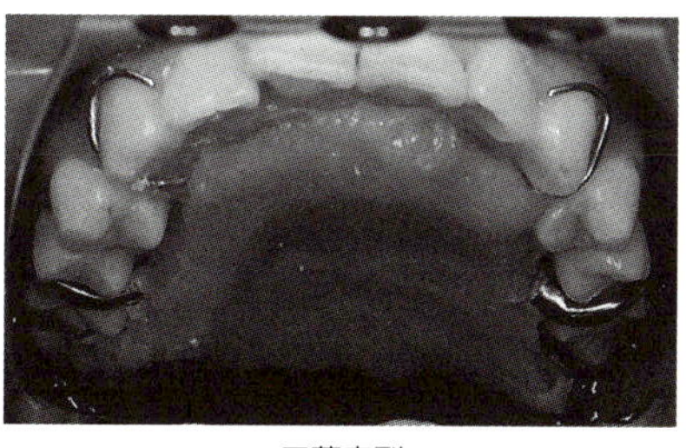
口蓋床型

図1 ● PAP

運動障害，舌の筋力低下がある症例では，舌と口蓋の接触が不足するため，食塊の送り込み障害や口腔残留といった症状がみられる．PAPの目的は，口蓋部を厚くした補綴物を付与することにより，舌尖や舌背が口蓋に接触しやすい状態を作ることである．PAPの効果としては，嚥下時の舌圧の上昇，口腔通過時間の短縮，食塊の口腔残留の減少などである．また，舌の前方部分と口蓋による基点（アンカー）が形成されることで，舌根部の後下方運動の改善や咽頭圧の上昇，舌骨喉頭挙上の改善も報告されている[1,3]．

### 3. どのような症例に有効か

PAPは，舌の実質欠損がある舌癌患者に用いることが多いが，疾患によらず舌のボリュームが少ない場合や舌の運動障害により，舌と口蓋の接触が不十分な症例に効果が期待される．脳血管障害，神経筋・変性疾患，脳性麻痺など，舌の運動障害や筋力低下を来たす疾患にも作成されることがあり，適応範囲は拡大していると思われる．

PAPの適応を考える際の具体的な症状としては，食物を口腔内に取り込んだ後に上手く送り込めない，口腔底にある食塊をすくい上げることができない，嚥下後に食塊が舌背や口蓋部に付着し残留するなどが挙げられる．

PAPが有効でない病態としては，嚥下障害の主な原因が咽頭期障害の場合であり，嚥下反射の惹起遅延（不全），喉頭挙上量の低下，喉頭閉鎖不良，食道入口部開大不全などに対して，直接な効果は期待できない．また，認知症による先行期障害や食行動の異常（食物を口腔内に溜め込んだまま送り込まない，咀嚼を続けるだけでなかなか嚥下しない，吐き出すなど）がある患者への適応は難しい．

## III PAPの評価と製作の流れ[1]

PAPを製作する前に，舌運動および舌と口蓋の接触状況を評価する必要がある．開口させた状態で，舌尖を上顎切歯乳頭に押し付ける運動や舌根部の挙上を確認する．「タ行」「サ行」「ラ行」「カ行」の構音や交互反復運動により構音機能を評価する．舌前方部を押し上げる力（舌の筋力）は，指や舌圧子による評価，舌圧測定が有用である．

嚥下機能の評価では，フードテストで舌の送り込みや嚥下後の口腔残留を観察する．舌と口蓋の接触が不十分な場合には，食物が口腔前庭に残留したり，舌背や口蓋に付着することが多い．食物の残留部位や左右差についても評価することが大切である．

PAP製作の際は，上記の評価を踏まえ，口蓋に付与する厚みや部位を歯科医師とともに調整する．舌と口蓋の接触状況は，PAPの口蓋床に塗布したプレッシャー・インジケーター・ペースト（PIP）のパラトグラムにより確認することができる（図2）．PIPの接触状況に応じて必要な部位にソフトワックス等で厚みの調整を行い（図3），構音と嚥下機能が改善するか評価を繰り返す．評価の際は，患者自身の嚥下状態の変化についても聴取することが重要である．

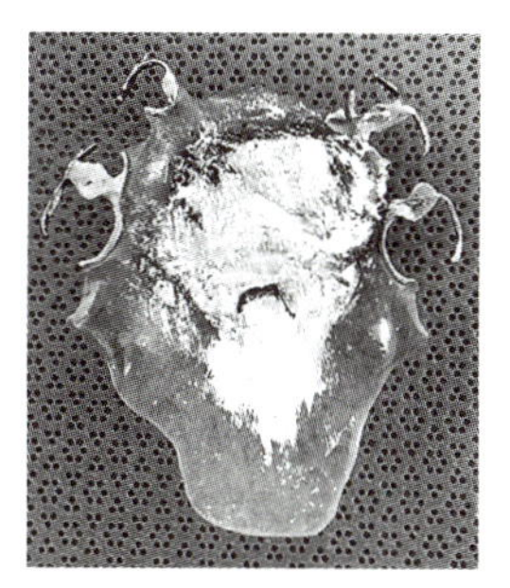

図2 ● PIPを用いたパラトグラム
軟口蓋挙上装置（PLP）を追加した口蓋床型PAP

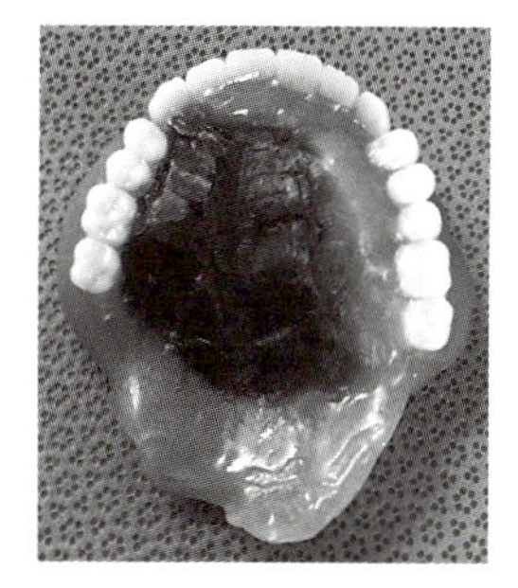

図3 ● ソフトワックスを塗布したPAP
軟口蓋挙上装置（PLP）を追加した有床義歯型PAP

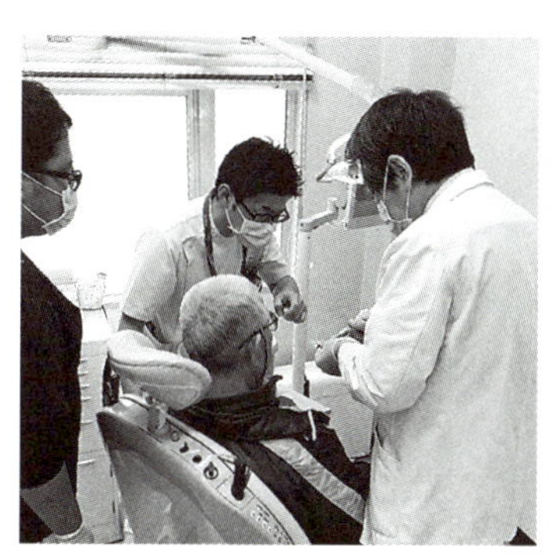

図4 ● 歯科医師と言語聴覚士によるPAPの製作・調整

## Ⅳ 歯科医師と言語聴覚士の協働

PAPの適応，製作，調整には歯科医師と言語聴覚士の連携が不可欠である（図4）．言語聴覚士は発声発語機能と嚥下機能の評価・訓練の専門家であり，PAPの製作に有用な情報を提供することができる．したがって，PAPの適応と製作には言語聴覚士も積極的に介入することが望ましい．歯科医師から直接依頼があれば協働は比較的容易と思われるが，そのような医療機関，施設はまだ少ないのが現状である．また，全ての歯科医師がPAPや軟口蓋挙上装置（PLP）などの補綴装置に精通しているわけではなく，言語聴覚士が適応を判断して歯科医師に依頼する状況も考えられる．当然ながら言語聴覚士も歯科補綴装置に関して，歯科医師との協働に必要な知識を持ち，製作の経験を重ねることが望まれる．

### 文献

1）前田芳信，阪井丘芳・監著，小野高裕・編著：開業医のための 摂食・嚥下機能改善と装置の作り方 超入門．クインテッセンス出版，2013．
2）才藤栄一，向井美惠・監修：摂食・嚥下リハビリテーション，第2版．医歯薬出版，2013．
3）中島純子，唐帆健浩，他：舌接触補助床装着が咽頭期嚥下に及ぼす影響－健常者における検討－．日摂食嚥下リハ会誌 14：244-250，2010．

（福岡 達之）

# 38 咀嚼訓練はどのように行う?

要旨 咀嚼訓練には，下顎，口唇，頬，舌に対する要素的訓練と食品を用いた咀嚼の協調訓練がある．要素的訓練では，咀嚼時に各器官がどのように運動するのかを把握した上で，咀嚼を意識した運動訓練を行うことが大切である．食品を用いる場合は，咀嚼に特化した訓練だけでなく，咀嚼嚥下（プロセスモデル）を考慮した訓練が必要である．物性の異なる食品を用いることで，咀嚼訓練の難易度調整を行うことができる．

## I 咀嚼訓練の進め方

咀嚼とは，口腔内に取り込んだ食物を破砕し，唾液と混和しながら食塊を形成する一連の過程である[1]．咀嚼運動には，下顎，口唇，歯，舌など多くの口腔器官が関与しており，リズミカルな協調運動を行っている．咀嚼の訓練は咀嚼能力を評価した上で，要素的訓練から開始し，食品を用いた咀嚼の協調訓練へと移行するのが一般的である．食品を用いる場合は，咀嚼だけでなく，咀嚼嚥下（プロセスモデル）を考慮し，難易度の異なる食品により段階的な咀嚼嚥下訓練を行っていくことが重要である．

## II 咀嚼の要素的訓練

### 1. 下顎の運動訓練

下顎は下制（開口）と挙上（閉口）の他，前進，後退，左右運動を行うことができる．咀嚼時の下顎運動には，開口相，閉口相，咬合相の3相があり，下顎は咀嚼側に向かって開閉運動を行っている[1]．下顎の運動訓練は，上下運動による開口と閉口を行うことから始め，次に口唇を閉鎖した状態でその運動を繰り返し行う．咬合訓練として，両側の臼歯部に挿入したチューブを咬む訓練や（図1），舌圧子を用いて下顎前歯に抵抗を加え，強く閉口する運動を行う．咬筋，側頭筋を触診して筋収縮に左右差を認める場合は，咬合力が弱い側の訓練を行う．

### 2. 口唇，頬の運動訓練

口唇，頬は咀嚼中の食塊操作や口腔内圧の上昇に作用している．運動訓練として，口角横引き，口すぼめ動作を繰り返すことから開始し，口唇，頬の運動範囲を拡大する．口すぼめ時には，頬筋が強く収縮するように意識させることが大切である．筋力訓練として，一側の口角に小指を入れて，横に引っ張る抵抗に抗して口すぼめを強く3秒間維持させる．筆者は，舌圧測定器

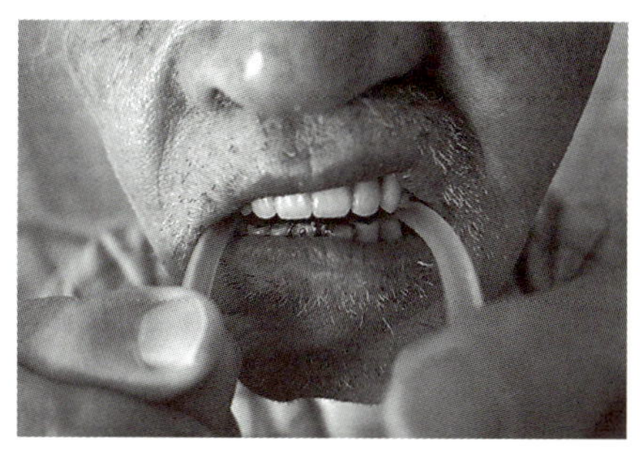

図1 ● チューブを用いた咬合訓練

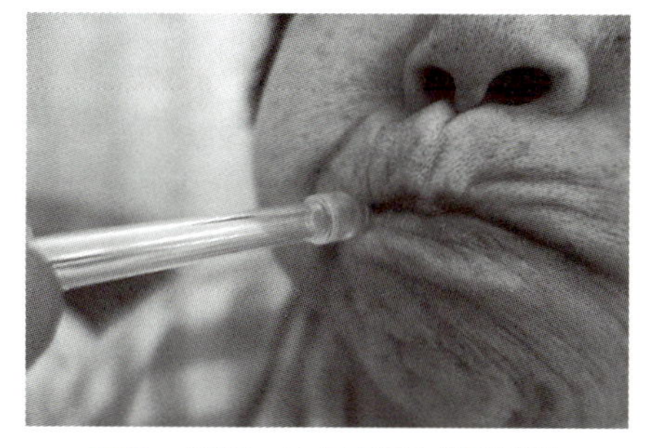

図2 ● 頬筋に対する筋力増強訓練

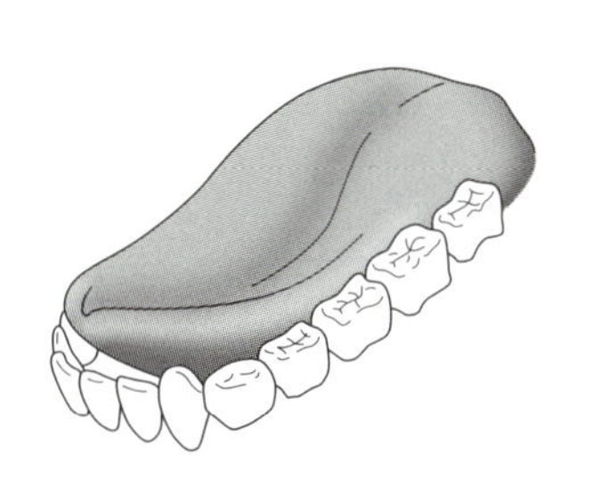

準備相

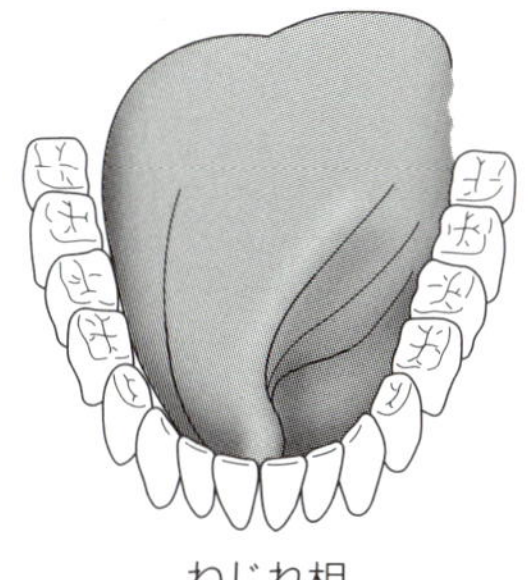

ねじれ相

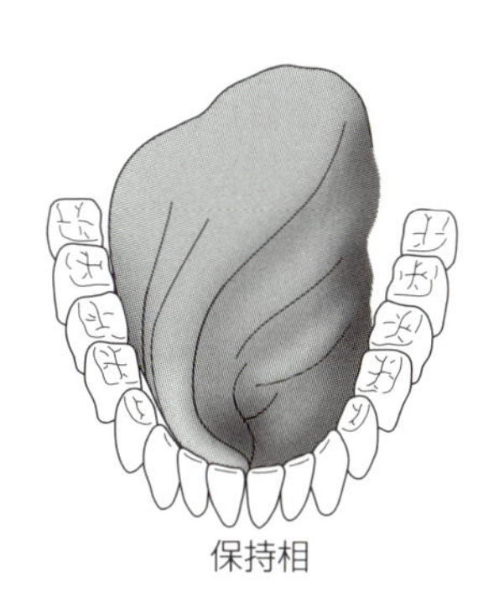

保持相

図3 ● 咀嚼時の舌運動

(JMS社製）のバルーンを頬粘膜と歯列の間に挿入し，頬で押しつぶす訓練により頬筋の筋力増強も行っている（図2).

### 3. 舌の運動訓練

咀嚼時の舌運動は，準備相，ねじれ相，保持相，選別相，食塊形成相の5相から構成されている[2]（図3).

<1> 準備相：舌が樋状になり，食物を舌背に集める．

<2> ねじれ相：舌前部が咀嚼側にねじれて，食物は臼歯の咬合面上に置かれる．

<3> 保持相：舌をねじったまま，舌背を歯列内側に押し付け，食物が臼歯の咬合面から落ちないように保持する．

<4> 選別相：十分に咀嚼されていない大きな食物片を選り分け，再び咬合面上にのせる．咀嚼された食物は舌縁部に集められる．

<5> 食塊形成相：舌は一側から対側へと交互運動を行うことによって食物と唾液を混ぜ合わせる．

咀嚼時の舌運動を考慮し，舌尖，舌背の挙上運動，側方（捻転）運動を行う．舌の側方運動は綿球を舌背に置き，左右の臼歯部に移送する訓練が有効である[3]（図4).

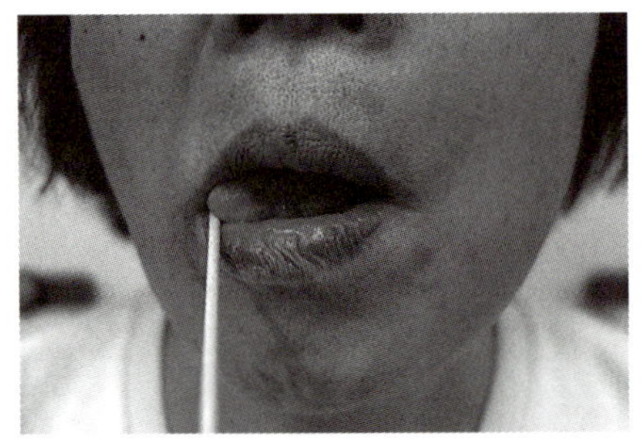

図4● 綿球移送訓練

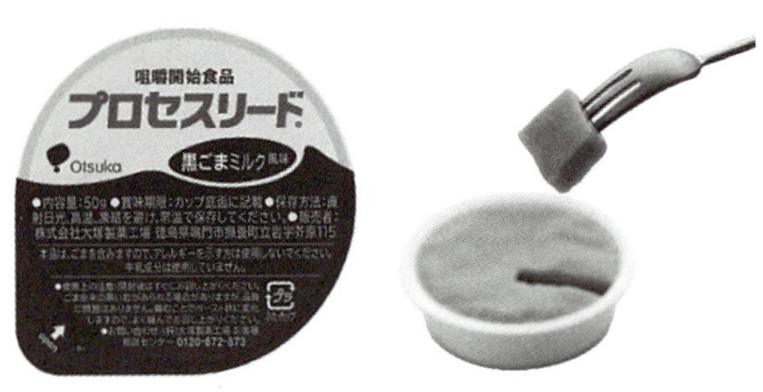


図5● 咀嚼開始食品（プロセスリード®，大塚製薬）

## Ⅲ 食品を用いた咀嚼訓練

### 1. ガム，グミ，スルメ

これらの食品は咀嚼に特化した訓練として用い，嚥下しないようにガーゼに包んで使用する．咀嚼中は反射（刺激）唾液が多く分泌されること，嚥下前に唾液は下咽頭に達することもあるので，咀嚼中の唾液処理には十分注意が必要である．

### 2. 咀嚼開始食品

プロセスリード®は，咀嚼を必要とする硬さを有するが，嚥下時にはペースト状となり，咀嚼から嚥下までの一連の過程を安全に訓練できる食品である（図5）．本食品の咀嚼中には，食塊の咽頭への進行（Stage Ⅱ transport）が生じることが確認されている[4]．咀嚼を要しないゼリーやペースト，ムースから，咀嚼を要する固形食に移行する際の咀嚼開始食品として利用することができる．

### 3. 咀嚼訓練の難易度調整

用いる食品の物性により，咀嚼訓練の難易度調整を行うことができる．ソフトせんべいやかっぱえびせんは，硬さと凝集性の面から咀嚼訓練に適している．ただし，これらの食品は，付着性が高く口腔内に残留しやすいこと，咀嚼すると溶けて体積割合が少なくなるという特徴がある．クッキーは，ある程度の硬さがあり，凝集性も低いため咀嚼の難易度は高くなるが，咀嚼と食塊形成を訓練する食品として有用である．食品の物性（硬さ，凝集性，付着性）を考慮し，咀嚼訓練の難易度調整を段階的に行っていくことが大切である．

#### 文献

1）倉智雅子・編：言語聴覚士のための摂食・嚥下障害学，医歯薬出版，2013．
2）森本俊文，二ノ宮裕三，他・編：基礎歯科生理学．医歯薬出版，2014．
3）松尾浩一郎，柴田斉子・編，才藤栄一・監修：プロセスモデルで考える摂食・嚥下リハビリテーションの臨床－咀嚼嚥下と食機能．医歯薬出版，2013．
4）中川量晴，松尾浩一郎，他：プロセスモデルに基づき開発された咀嚼嚥下訓練用食品の有用性－施設入居高齢者における予備的検討－．Jpn J Compr Rehabil Sci 5：72-78，2014．

（福岡 達之）

# 39 嚥下に安全な服薬方法は?



**要旨** 嚥下障害を扱うとき，我々言語聴覚士は患者に適した食形態の選択をするだけでなく，服薬についても十分に配慮しなければならない．適切な服薬方法を選択するためには，患者の嚥下能力の把握に加えて薬剤の特性についても理解を深める必要がある．薬剤を残留させず，かつ，安全に服薬する方法について解説する．

## I 嚥下障害患者と服薬

嚥下障害患者に用いられる経口以外の服薬方法には，経鼻経管や胃瘻，腸瘻などの方法がある．これらの方法を用いれば，経口摂取が難しいレベルの患者であっても服薬は可能である．また，近年，様々な種類の口腔内崩壊錠が開発され，多くの患者が服薬しており，嚥下障害を扱う現場では，絶飲食中の嚥下障害患者に口腔内崩壊錠が処方され，経口で服薬している場面に遭遇することも多い．口腔内崩壊錠の特性を考慮し，安全に服薬するためのポイントについても解説する．

### 1. 口腔内崩壊錠

口腔内崩壊錠は，“口腔内に入れるとすぐに崩壊するため，高齢者や経口摂取が困難な嚥下障害患者に適した薬剤である”と誤認されていることが多い．しかし，実際は口腔内で溶解する時間は薬剤ごとに大きく異なる．もちろん，溶解する前に嚥下してしまうと，錠剤を服薬しているのと同じこととなる．また，添付文書には「唾液または水で飲み込ませること」と記載されている．すなわち，唾液量が低下した高齢者や，経口摂取が困難な患者の口腔内に口腔内崩壊錠のみ投与するという方法は，口腔や咽頭に薬剤を残留させてしまう可能性があるため，服薬方法としては適切ではない．さらに，口腔内崩壊錠は低刺激に設計されているため，少量の唾液に崩壊して残留してしまった場合，残留感が得られにくい可能性がある[1]（図1，図2）．また，口腔内では吸収されないため，消化管に送って吸収させる必要がある．

以上を考慮すると，唾液量が低下していない場合は，薬剤が口腔内で溶解するためそのまま服薬しても問題ないが，可能であれば，水で摂取して確実に消化管に送ることが望ましい．また，水ではなく，とろみ水を摂取している場合は，とろみ水で服薬することが望ましい．とろみ水の摂取も難しい状態であれば，簡易懸濁法などを用いて経鼻経管や胃瘻などから注入する方法が安全である．

## Ⅱ 嚥下に安全な服薬方法

では，嚥下障害患者にとって“安全な服薬方法”とは，どのような方法なのか．服薬の際のポイントについて解説する．

### 1. 簡易懸濁法

簡易懸濁法で薬剤を溶解すれば，薬剤の残留を心配する必要はない．溶解した薬剤は患者の状態に合わせて経鼻経管から注入するほかに，経口から服薬することも可能であるし，場合によってはとろみをつけて服薬することもできる．薬剤を粉砕して投与する場合，配合変化を起こす可能性や，粉砕してから日数が経過してしまう危険性があるが，簡易懸濁法ではそのようなリスクはない．

### 2. 姿勢と水分の粘性

臨床では，服薬と食事が別次元でとらえられている場面に多く遭遇する．食事の際はリクライニング位で水分にとろみをつけている状態であっても，服薬の際には座位で水を用いているということもある．我々言語聴覚士は，患者の服薬についても食事と同様の姿勢および水分の粘性で服薬できるよう，患者や家人，関係スタッフに情報を提供し配慮する必要がある．

### 3. 内服薬の整理

多くの薬剤を服薬している場合，服薬の回数を減らすために，医師に薬剤の整理について相談することも重要である．特に，高齢者は多くの薬剤を服薬していることが多く，薬剤の種類も錠剤や散剤など多岐にわたることが多いので注意が必要である．

### 4. 一回量

一度に多くの薬剤を口に含むと口腔内で薬剤がバラバラになり，口腔や咽頭に残留しやすくなる．一度に服薬する数を少なくすることも重要である．

### 5. 服薬用ゼリー

ゼリーが嚥下可能なレベルであれば，市販の服薬用ゼリーを用いることで，水やとろみ水を使用せず服薬が可能となる．さらに，散剤に対応しているものも多く，錠剤の場合も複数の錠剤を一塊に嚥下することができる．

## Ⅲ 注意事項

### 1. 固形物と液体の同時摂取

固形物と液体を同時摂取する場合，液体が喉頭蓋谷や梨状陥凹に到達しても固形物が口腔内に留まっている間は喉頭が挙上せず，誤嚥につながる恐れがある[2)]．すなわち，水やとろみ水などで薬剤を内服するという行為は，高い嚥下能力が求められるということを忘れてはならない．高

披裂間切痕に
口腔内崩壊錠が残留

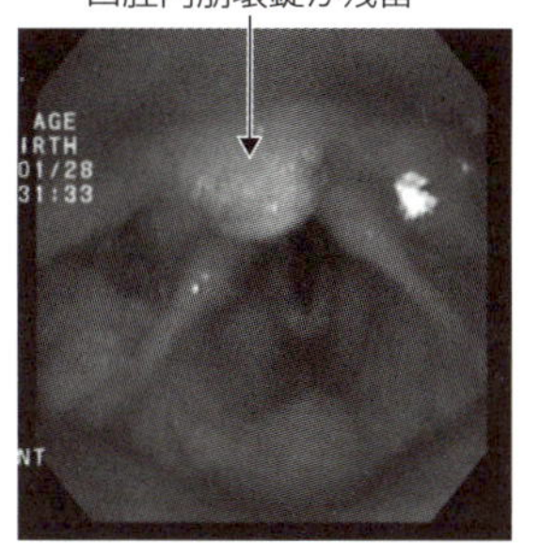


図1 ● 口腔内崩壊錠の残留
残留薬剤：口腔内崩壊錠
残留の知覚：なし
食形態：絶飲食（口腔内崩壊錠のみ経口投与）

喉頭蓋谷に
口腔内崩壊錠が残留

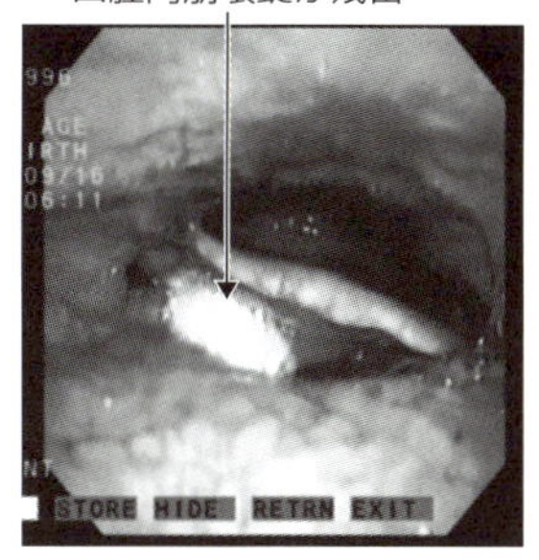


図2 ● 口腔内崩壊錠の残留
残留薬剤：口腔内崩壊錠
残留の知覚：なし
食形態：普通食

喉頭蓋谷に錠剤が残留
下咽頭全体に黒色球形の散剤が残留

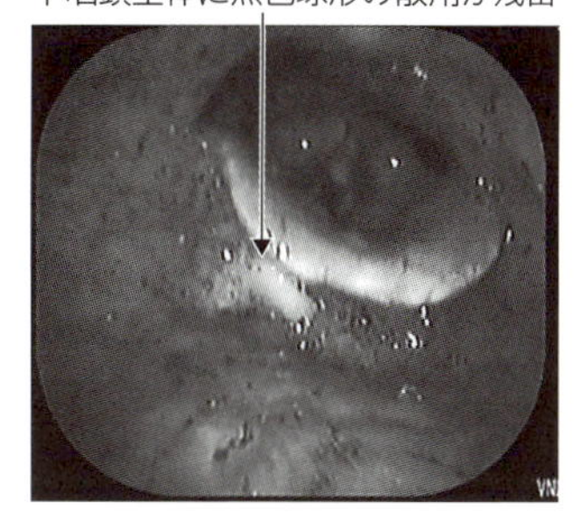

図3 ● 錠剤と散剤の残留
残留薬剤：錠剤，黒色球形
残留の知覚：なし
食形態：普通食

齢者では，嚥下機能の低下や唾液量の低下を来たしていることが多いため，服薬に関しては特に注意が必要である．

## 2. 薬剤の咽頭残留感

薬剤の咽頭残留を認めても，残留を知覚していない患者もいるため（図1，図2，図3），咽頭残留の有無を患者の自覚症状のみで判断することは危険である．服薬の際は，服薬の状態をよく観察し，複数回の嚥下動作やむせ，知覚低下などを認める場合は，可能であれば内視鏡で服薬の状態を確認することが望ましい．

## 3. 食形態と薬剤の咽頭残留

普通食を摂取している患者でも，薬剤が咽頭に残留しているケースがある（図2，図3）．嚥下障害の程度や食事のレベルで服薬の状態を判断せず，疑わしい場合は服薬の評価を行うことも重要である．

## 4. 言語聴覚士の服薬への介入

高齢者は薬剤のつっかえ感を自覚していても，剤形変更まで行うケースは少ないという報告もある[3]．我々言語聴覚士は，患者の訴えに頼らず，嚥下の専門家として医師や薬剤師，看護師と協力して各々の患者に応じた服薬方法を積極的に模索していく必要がある．

提示症例の一部は，JSPS科研費No.25350694の研究結果として報告した．

### 文献

1）馬木良文，野﨑園子，他：口腔内崩壊錠は接触・嚥下障害患者にとって内服しやすい剤形か？．臨床神経学 49：90-95，2009.
2）矢守麻奈：食物形態（日本嚥下障害臨床研究会・編集：嚥下障害の臨床－リハビリテーションの考え方と実際，第2版）．医歯薬出版，2012，p290.
3）橋本隆男：高齢者の服薬の実態と剤形に対する意識調査．Therapeutic Research 27：1219-1225，2006.

（宮田 恵里）

# 40 誤嚥，窒息した場合の対処法は？

**要旨** 言語聴覚士は，誤嚥や窒息リスクを評価し，適切な食形態の選定，姿勢調節，代償嚥下を行うことが重要である．万が一誤嚥や窒息が起こった際には，迅速に気道からの異物除去を図らなければならない．また窒息による気道閉塞など緊急度の高いケースは医師や看護師の救急処置に従うことが重要である．

## I 誤嚥，窒息のリスク評価

摂食嚥下障害患者では，誤嚥，窒息リスクが高い症例が多い．言語聴覚士は嚥下機能の評価に加え，誤嚥や窒息のリスクも評価した上で，適切な食形態の選択を行わなければならない．以下に誤嚥や窒息のリスク評価および対応について紹介する．

### 1. 咀嚼機能の評価

咀嚼機能の低下により十分な食物破砕が難しい場合には，食物で窒息してしまう可能性がある．食事を行う前には口腔運動機能，残存歯の有無，義歯の適合（疼痛の有無，咀嚼時の安定性，噛み合わせの状態），咀嚼後の食物破砕の状態を確認しなければならない．咀嚼時の下顎運動は，1秒間に約2回のリズムで，咀嚼する側に向かって開口し（最大開口位の半分程度まで），咀嚼側に膨らんだ楕円の軌跡を描きながら閉口する[1]（涙滴状の運動軌跡）．咀嚼運動が遅い場合や下顎運動が上下方向しか動いていない場合には，十分に咀嚼できていない可能性がある．そのような場合には「普段どおり噛んで，飲み込む前に口の中を見せてください．」と指示し，咀嚼後の食物破砕の状態を確認する．繊維のある肉や野菜は咀嚼しても細かくならないことが多いが，咀嚼によって軟らかく「ほぐされているか」，唾液と混和しているかを確認する．

### 2. 摂食ペースの評価

注意障害や認知症のある患者の場合には，摂食ペースが速くなるため誤嚥や窒息のリスクが高くなる．ペースは人によって異なるが，促してもペースコントロールができない場合には，食形態の選択に注意が必要である．家族や介護者がいる場合には，病前や嚥下障害発症前の摂食ペースの様子を聴取し，現在の状態と比較することも大切である．

### 3. 咳嗽力の評価

咳嗽力が低下した患者では誤嚥や窒息した場合に自己排出できず，重篤な状態に陥る可能性がある．評価方法については，12 咳嗽の評価はどのように行う？を参照してほしい．

### 4. 食形態の評価

上記の機能評価を踏まえ，現在の食形態が適切であるかを評価しなければならない．堀口らの報告[2]では，窒息件数432例中，もち77例，米飯61例，パン47例，魚介類37例，果実類33例，肉類32例が窒息原因食品の上位に入っている．パンは圧縮されると硬さが増加し，さらに唾液が混和すると付着性が強くなる．米飯は圧縮されると，硬さ，凝集性，付着性が増加する[3]．パンも米飯も咀嚼が不十分な状態で窒息した際には排出しにくい形態となるため，選択するときは慎重に評価をする．窒息事故の年齢別分布[2]では10歳から44歳の割合は少ないが，45～64歳（11.5％），65～79歳（31.7％），80歳以上（50.7％）と，年齢が上がるに従い，窒息事故が増えている．摂食嚥下障害が軽度であっても，高齢である場合には注意しておかなければならない．

## Ⅱ 誤嚥時の対応方法

万が一誤嚥をした場合には，咳嗽に有利な姿勢（座位や前屈姿勢）をとってもらい，即座に気道内の異物を除去しなければならない．咳を我慢しようとする患者もいるが，「しっかりと咳をしてください」など，咳嗽を促す．有効な咳嗽ができない場合には，ハフィング（吸気後に「ハ」の口形で息を強く呼出する）を行わせる．慣例的に「むせたら水を飲む」ことが多いが，咳が止まらず気道が開放した状態にあるときは，さらに誤嚥を引き起こしかねないので，絶対に行ってはいけない．呼吸状態が落ち着いた段階で頸部聴診や胸部聴診で呼吸時の雑音がないかを確認したり，発声を行い湿性嗄声がないかを確認する．湿性嗄声や咳嗽が持続する場合には，吸引を行う．特に誤嚥のリスクが高い患者や咳嗽の弱い患者では，湿性嗄声や咳嗽が改善しても，声門下まで誤嚥していたり，咽頭に残留している可能性があるため吸引を実施する．その後は発熱や痰量の増加，呼吸状態の変化がないかを確認しておく．

## Ⅲ 窒息時の対応方法

窒息時は，気道への異物の「部分的閉塞」または「完全閉塞」によって対応が異なる．換気が維持されている間には，自発的に咳と呼気を続けるよう促す．重篤な場合は換気が不十分となり，弱くて効果のない咳，甲高い呼気音，呼吸困難の悪化，チアノーゼが出現することがあり[4]，苦痛な表情や激しい体動，手で首を押さえるような「チョークサイン（図1）」がみられる．完全に閉塞すると換気が行えず，約10分で死亡に至る[5]ともいわれており，即座に対応しなければならない．しかし，一人で対応するのではなく，まず医師や看護師の応援を呼ぶことが大切である．

口腔内に食物が残っていることを確認できる場合，バイトブロックを噛ませた状態で異物を掻き出すようにする．その際，食物を側方に押し付け，気道確保をしながら指でつまんで掻き出すことが必要となる．口腔内からは食物が見えない場合や，口腔内から掻き出しても症状が改善しない場合には，背部叩打法やハイムリッヒ法にて深部異物を喀出する．意識がなくなった状態では，すぐに医師や看護師の救急処置に従わなければならない．また循環のサイン（脈拍の確認や呼

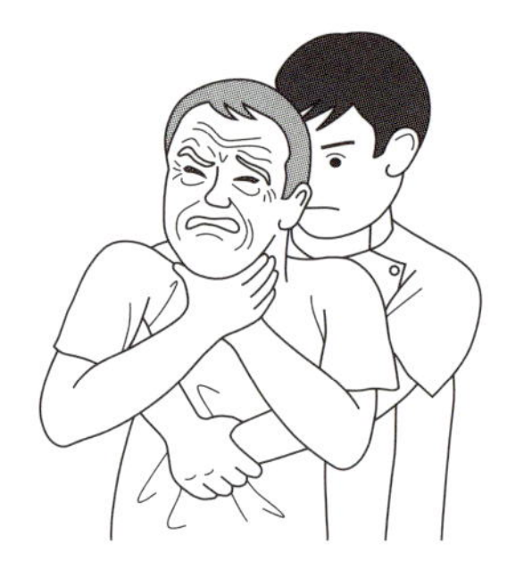

図1 ● チョークサインとハイムリッヒ法

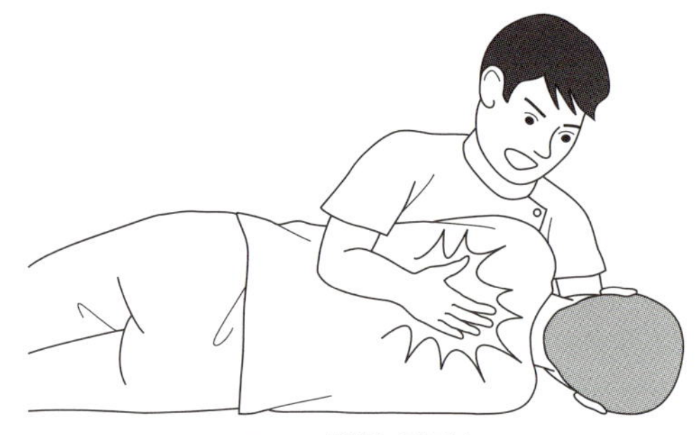

図2 ● 背部叩打法

吸，咳，体動の有無）を調べ，心肺停止の場合は，胸骨圧迫を開始する．以下に代表的な気道異物除去方法を記載する．

### 1. 背部叩打法（図2）

患者の左右肩甲骨の中間あたりを手根部で強く叩き，食物を喀出させる方法である．頭部を胸よりも下に向け，重力の力も利用して食物の喀出を図ることも重要である．妊婦や乳児ではハイムリッヒ法は行わず，背部叩打法を用いる．

### 2. ハイムリッヒ（Heimlich）法（図1）

患者の背後にまわり，握り拳の親指側を腹部正中（臍やや頭側で胸骨剣状突起に当たらない部分）に当てる．他方の手で腹部に当てた拳を握り，内側頭側へ素早く強く圧迫する．この際に剣状突起や肋骨の骨折により臓器を損傷する恐れがあるので注意が必要である．ハイムリッヒ法により，気道内圧が上昇し，詰まった食物を排出することができる．

誤嚥や窒息が生じた場合には，言語聴覚士はその原因を分析し，食形態変更など再発予防に向けて迅速な対応を行わなければならない．

#### 文献


1）山田芳秋：よくわかる 摂食・嚥下のメカニズム．医歯薬出版，2004，pp55-65.
2）堀口逸子，市川光太郎：食品による窒息の現状把握と原因分析研究 食品による窒息の現状把握．平成 19 年度厚生労働科学研究費補助金分担研究報告書：10-19，2008.
3）大越ひろ，河村彩乃：食品による窒息の要因分析－ヒト側の要因と食品のリスク度－原因食品の物性分析 ご飯・パンの物性の解析．平成 20 年度厚生労働科学研究費補助金分担研究報告書：25-33，2009.
4）American Heart Association, Inc.：成人の異物による気道閉塞（FABO）（岡田和夫，美濃部嶢・監修：BLS ヘルスケアプロバイダー 日本語版）．中山書店，2004，pp122-131.
5）上條恵子：高齢者に起こりやすい急変とその対応 ③窒息．Nursing Today 29：23-24，2014.


（南都 智紀）

# 第3章

# 病態に応じた評価・訓練・対処法

# 41 偽性球麻痺

**要旨** 偽性球麻痺（仮性球麻痺とも呼ばれる）は，皮質延髄路の両側性障害によって発症する．痙性構音障害と嚥下障害を来たすことが特徴であるが，責任病巣の部位により，多彩な症状を呈する．嚥下障害の特徴は嚥下関連筋の筋力低下と嚥下運動の協調障害，嚥下反射の惹起遅延である．偽性球麻痺の嚥下障害の対応として，間接訓練は，嚥下関連筋の筋力トレーニングや嚥下反射の誘発訓練を行い，姿勢調整や食形態の調整など代償嚥下法を行いながら，嚥下運動の協調性を向上させることが重要である．

## I 偽性球麻痺の病態と症状[1, 2]

偽性球麻痺（仮性球麻痺，pseudobulbar palsy）は，上位運動ニューロン（皮質延髄路）の両側性損傷により発症する．偽性球麻痺の主な症状は，構音障害と嚥下障害であり，痙性構音障害により，開鼻声，努力性嗄声，構音の歪みを生じる．下顎反射は亢進し，軟口蓋反射は消失する．多発性の大脳病変による皮質延髄路の両側性障害が典型的であるが，一側性の大脳病変でも偽性球麻痺の症状を生じることが報告されている．

偽性球麻痺は，病変部位により「皮質・皮質下型」，「内包・大脳基底核病変型」，「脳幹型（橋，中脳）」に分けられる（図1）．

### 1. 皮質・皮質下型

失語，失行，失認などの高次脳機能障害を合併しやすい．口腔顔面失行や嚥下失行など運動麻

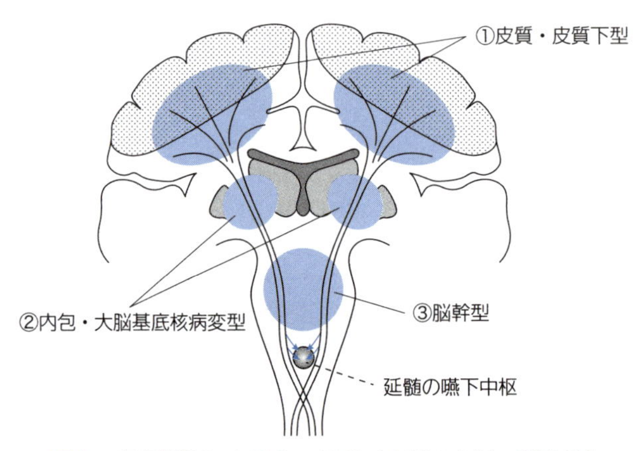


図1●病変部位による3つの型（文献1より一部改変）

痺では説明できない症状を呈する場合もある．両側の前部弁蓋部が障害されると，前部弁蓋部症候群（Foix-Chavany-Marie症候群；FCMS）を来たす．FCMSでは，両側性に顔面下部や舌筋などの随意運動が重度に障害されるが，笑いやあくびなどの自動性運動は保持される特徴的な所見を示す（自動運動－随意運動解離，automatic voluntary dissociation）．構音はほぼ不能となり，嚥下障害は口腔期を中心に重度の障害を生じやすい[3]．



### 2. 内包・大脳基底核病変型

多発性ラクナ梗塞の病変により，パーキンソン症状に類似の症状を来たす．嚥下関連筋の運動範囲が低下し，下顎，口唇，舌の運動が緩慢になる．

### 3. 脳幹部型

延髄より上部の病変が責任病巣であるが，発症初期に橋・中脳病変の浮腫等により延髄の機能が低下し，一過性に球麻痺症状がみられることがある．急性期に症状は変化しやすく注意が必要であるが，球麻痺と思われた症状が偽性球麻痺へと移行する症例もある．

## Ⅱ 嚥下障害の特徴[2, 4]

嚥下関連筋群の協調運動が悪くなること，筋力が低下することを特徴とする．具体的な症状としては，口唇閉鎖不良により食物の取り込みが悪く口唇からこぼれる，咀嚼と食塊形成が不十分であり食塊の口腔残留がみられる，といったものがある．また，舌運動障害と筋力低下により，口腔から咽頭への送り込みが低下する．感覚障害を合併すると，口腔内の唾液貯留や流涎が強い場合もある．咽頭期では嚥下反射は保たれていることが多く，嚥下パターンも障害されないが，嚥下反射の惹起遅延がみられ，咽頭への流入速度が速い液体などで嚥下前～中の誤嚥を生じやすい．反復唾液嚥下テスト（RSST）のような随意的な嚥下運動を行うと，口腔内の唾液処理に時間を要し，嚥下運動は緩慢となり，嚥下反射が惹起されにくい特徴がみられる．また，嚥下反射が起こっても嚥下圧が低く，口腔期の運動や喉頭閉鎖との協調性に欠ける．嚥下時の喉頭挙上範囲は正常だが，筋力と運動速度の低下がみられる．

嚥下造影検査（VF）や嚥下内視鏡検査（VE）の所見では，食塊形成や送り込みに障害がみられ，食塊が下咽頭まで達しても嚥下反射が惹起されないことが多い．偽性球麻痺の嚥下障害は，食塊の流れ（相，phase）に対して，嚥下運動（期，stage）が遅れるという，相と期のずれが特徴である．

## Ⅲ 評価と治療アプローチ

### 1. 評価のポイント

嚥下機能に影響する意識レベルと高次脳機能障害について評価を行う．皮質・皮質下型では，失語症による理解力の低下や注意障害がないか評価する．これらの症状は，嚥下機能の評価や訓練を進める際の阻害因子となる．

脳神経の所見として，下顎，舌，顔面筋，軟口蓋の運動範囲および麻痺の有無，筋緊張の状態を評価する．嚥下時の喉頭挙上を触診し，運動範囲（一横指分を越えるかどうか）と速度から大まかな筋力を評価しておく．安静時の流涎の有無，口腔内の視診による唾液の貯留，湿性嗄声などを評価し，唾液処理能力をみることも重要である．

偽性球麻痺が軽症の場合は，スクリーニングテスト（RSST，改訂水飲みテスト，フードテスト）で異常を示さないこともある．病変が大きく偽性球麻痺の症状が強い場合は，嚥下障害も重度な場合が多い．嚥下反射の惹起遅延による誤嚥がないか，液体についてはスクリーニングテストだけでなく，食事場面での水分，二相性食品（味噌汁など）の摂取状況も観察しておく．

## 2. 間接訓練

流涎を認める症例に対しては，口腔ケアの徹底を行い，アイスマッサージによる唾液の嚥下訓練を実施する．唾液腺のアイシングや唾液を吐き出すなどの対応もあるが，感覚刺激入力を高めて嚥下を誘発し，唾液の処理能力を向上させることが重要である．

嚥下関連筋の筋力低下がある場合，口輪筋や舌筋に対する筋力トレーニングが推奨される．口唇閉鎖と舌背挙上の運動は指や舌圧子，舌圧測定器のプローブを用いて一定の強度で抵抗訓練を行わせる．喉頭挙上量の不足により咽頭期嚥下障害を認める症例に対しては，頭部挙上訓練，嚥下おでこ体操など，舌骨上筋群の筋力強化を行う．嚥下関連筋の筋緊張が高い場合には，痙性をとる目的で筋のストレッチングやリラクゼーションを図る．

## 3. 直接訓練

間接訓練の要素的な運動だけでなく，食物を用いた嚥下の協調運動を訓練することも必要である．具体的な手技としては，安全な食品を用いての努力嚥下法，メンデルソン手技，息こらえ嚥下などが挙げられる．直接訓練は嚥下障害の状態に応じて，頸部・体幹などの姿勢調整や食形態の調整を行い，咽頭残留や誤嚥を減少させる対策が必要である．咽頭残留が多い症例では，横向き嚥下が有効な場合がある．一般に偽性球麻痺では液体で誤嚥し，固形物の方が嚥下しやすいとされているが，症例によっては逆の場合もあるので，個々の症例の病態を評価し，可能であれば嚥下造影検査や嚥下内視鏡検査を行って適切な食形態の選定をするべきである．

### 文献


1） 平山惠三：神経症候学，改訂第 2 版．文光堂，2006.
2） 藤島一郎・監修：疾患別に診る嚥下障害．医歯薬出版，2012.
3） 福岡達之，杉田由美，他：咀嚼の自動運動が保持された Foix-Chavany-Marie 症候群による嚥下障害の一例．日摂食嚥下リハ会誌 14：155-161，2010.
4） 藤島一郎：脳卒中の嚥下障害，第 2 版．医歯薬出版，1998.


（福岡　達之）

# 42 球麻痺



**要旨** 球麻痺の嚥下障害では，嚥下反射の惹起不全，咽頭収縮低下，喉頭挙上障害，食道入口部開大不全を認める．代表的な疾患であるWallenberg症候群は，嚥下中枢の障害により咽頭期嚥下運動のパターン異常を来たし，咽頭収縮や食塊の通過側に左右差を認めるのが特徴である．嚥下訓練は，嚥下反射の誘発やチューブフィーディングによる協調運動，頸部回旋などの体位調整を用いて直接訓練を実施する．

## I 球麻痺の病態と症状[1-3)]

球麻痺（bulbar palsy）とは，延髄の脳神経障害により，嚥下障害と構音障害を主症状とする病態である．顔面神経麻痺や三叉神経麻痺，眩暈，失調症状を伴うことも多い．構音障害は弛緩性タイプが多く，ときに軟口蓋挙上不全による開鼻声を来たす．舌下神経核障害により舌の萎縮と線維束性収縮，疑核の障害により喉頭麻痺，気息性嗄声が出現することもある．

藤島によれば，球麻痺は両側完全麻痺，片側完全麻痺，不全麻痺に分類され，臨床的には片側完全麻痺か不全麻痺が多いとしている．Wallenberg症候群（延髄外側症候群）は球麻痺の代表的な疾患であり，後下小脳動脈や椎骨動脈の血管障害，解離性動脈瘤などによって発症する．発症年齢のピークは40～60歳代であり，脳卒中の中では比較的若年に多い．特徴的な症状としては，病巣側の顔面と反対側の四肢体幹（頸部以下）に温痛覚低下がみられる（感覚解離）．嚥下機能だけが重度に障害され，他の身体症状に乏しい症例も多いことから，「歩ける嚥下障害」とも呼ばれている．

## II 嚥下障害の特徴

表1に偽性球麻痺と球麻痺による嚥下障害の比較を示す．球麻痺による嚥下障害では，嚥下反射の惹起不全，喉頭挙上障害，咽頭収縮の低下，食道入口部開大などの咽頭期障害がみられる．Wallenberg症候群では，急性期に嚥下反射がほとんど起こらず，唾液を吐き出すためにティッシュペーパーを常時携帯している重症例もみられる．嚥下に伴う喉頭挙上は弱く，努力性に不完全な挙上を繰り返す．

嚥下中枢（central pattern generator；CPG）は，脳幹の延髄に存在すると考えられており，疑核，孤束核などが介在して嚥下のプログラムを起動している．延髄病変によって嚥下のCPGが破綻すると，嚥下のパターン異常を生じ，特徴的な咽頭期嚥下障害を呈する．具体的な症状として

表1 ● 偽性球麻痺と球麻痺の嚥下障害の比較

| | 偽性球麻痺 | 球麻痺 |
|---|---|---|
| 先行期 | ・認知症<br>・高次脳機能障害（失語・失行・失認）<br>・感情失禁 | ・問題ない |
| 準備期・口腔期 | ・顔面筋，舌筋の運動麻痺，筋力低下<br>・流涎<br>・口唇閉鎖不全による食物の取りこぼしや口腔保持の障害<br>・舌による送り込み低下 | ・舌筋の萎縮<br>・問題ない症例も多い |
| 咽頭期 | ・嚥下反射の遅延<br>・喉頭挙上範囲は良好<br>・嚥下圧やや弱い | ・嚥下反射の惹起不全<br>・喉頭挙上，喉頭閉鎖の低下<br>・咽頭収縮の低下<br>・食道入口部開大不全<br>・嚥下圧弱い<br>・パターン異常，協調不全 |

は，嚥下時の喉頭挙上，咽頭収縮，輪状咽頭筋弛緩にタイミングのずれが生じ，結果的に食塊の咽頭残留や誤嚥がみられる．食塊が通過する際に輪状咽頭部の圧が上昇する協調障害がみられる場合もある[1]．

Wallenberg症候群では，咽頭期の嚥下において食塊の通過側に左右差を認めることがある．食塊の食道入口部通過は健側優位に通過しやすいとする報告が多いが，一方で病巣側優位に通過する症例も報告されている[4]．病巣側を通過しやすい理由としては，嚥下時に輪状咽頭筋の協調障害により健側は弛緩しないが，病巣側は弛緩性麻痺を生じるため食塊が通過しやすい可能性がある．また同一症例においても，病状の経過により食塊の食道入口部通過側は変化し得ることが指摘されている．谷口らは，食塊の優位通過側は健側が多いが，下咽頭への送り込みは病巣側が多かったとし，健側の口蓋筋群や咽頭収縮筋の収縮により食塊が押しやられる可能性があると報告としている[5]．

## Ⅲ 評価と治療アプローチ

### 1．評価のポイント

#### ①臨床評価

嚥下に関連がある神経学的所見として，舌の運動麻痺，萎縮，軟口蓋挙上障害（カーテン徴候），喉頭挙上の低下について評価する．Wallenberg症候群の急性期には，喉頭挙上は不完全な場合もあり，嚥下反射を伴わない努力性の運動を繰り返すことがみられる．反復唾液嚥下テスト（RSST）で喉頭挙上を触診する際には，誤ってカウントしないよう注意が必要である．気息性嗄声がある場合は，声門閉鎖不全による液体誤嚥がないか水飲みテストで評価する．咳嗽時の声門閉鎖の状態と咳嗽力についても確認しておく．食物を用いたフードテストでは，口腔残留やむせ等の症状以外にも，複数回嚥下の所見や咽頭残留感の有無を評価することが重要である．咽頭収縮不全や食塊通過不良により咽頭残留が生じる例では，少量の食物でも複数回の嚥下によって処理しようとすることが多い．咳嗽力が保たれた症例では，嚥下後にティッシュペーパーに吐き出してもらうことで，咽頭残留をある程度評価することができる．水飲みテストやフードテストの際，頸部回旋を試行して嚥下のしやすさに変化があるか確認する．

**②嚥下造影検査**

球麻痺患者では咽頭期における嚥下の左右差や感覚障害，不顕性誤嚥がみられることから，臨床評価だけでなく，嚥下造影検査（VF）による正確な評価が重要となる．嚥下反射の惹起性，咽頭収縮（舌根－咽頭後壁の接触），喉頭挙上量，食道入口部開大と食塊通過について評価する．食塊通過が不良で咽頭残留を認める場合は，頸部回旋やリクライニング位を併用した一側嚥下，食形態の調整を試みる．必ず正面像での評価も行い，食塊の優位通過側や頸部回旋の効果，咽頭側壁への食物の付着などによって左右差を評価することがポイントである．輪状咽頭筋の弛緩不全に対しては，バルーン法が適応となる場合があるので，拡張後の即時効果を評価することが推奨される．食形態については，固形物が全く通過しない症例でも，少量の液体なら通過する場合もある．食道入口部が開大しない重度例や輪状咽頭筋の協調障害がある場合には，ゼリーも通過せず誤嚥リスクを伴うので注意を要する．

## 2. 間接訓練

嚥下障害の病態に応じてアイスマッサージによる嚥下誘発，喉頭挙上筋群の筋力強化（頭部挙上訓練，メンデルソン手技など），声門閉鎖訓練，咳嗽訓練を実施する．バルーン法やカテーテルを嚥下するチューブフィーディング訓練は，嚥下の協調訓練としても有効である．

## 3. 直接訓練

食塊の食道入口部通過に左右差を認める場合は，食塊を優位通過側に誘導するための頸部回旋，一側嚥下などの姿勢調整を併用して直接訓練を実施する．ただし，患者によっては慣れない姿勢で頸部の筋緊張が高まり，かえって嚥下しにくくなる場合もあるので症例ごとに適応を考える必要がある．

## 4. 嚥下機能改善術

嚥下訓練で改善しない重度の嚥下障害例では，輪状咽頭筋切断術や喉頭挙上術など外科的治療も考慮する必要がある．

### 文献


1）藤島一郎・監修：疾患別に診る嚥下障害．医歯薬出版，2012.
2）才藤栄一，向井美惠・監修：摂食・嚥下リハビリテーション，第2版．医歯薬出版，2013.
3）時里　香，渡邊　進，他：球麻痺の摂食・嚥下リハビリテーション．Modern Physician 26：84-87，2006.
4）三石敬之，三石京子，他：Wallenberg 症候群における食塊の輪状咽頭部優位通過側．リハビリテーション医学 42：412-417，2005.
5）谷口　洋，藤島一郎，他：ワレンベルグ症候群における食塊の下咽頭への送り込み側と食道入口部の通過側の検討．日摂食嚥下リハ会誌 10：249-256，2006.


（福岡　達之）

# 43 パーキンソン病

**要旨** パーキンソン病患者にとって，嚥下障害は高頻度にみられる合併症である．対応としては，まず抗パーキンソン病薬が確実に服薬できているか評価するところから開始する．薬剤の服薬に問題がある場合には，それを改善させる努力が必要である．嚥下障害の特徴は，口腔期から咽頭期まで多岐にわたる．さらに，認知機能障害や姿勢などの問題が影響していることも多く，嚥下機能評価は総合的な視点で行う必要がある．嚥下機能を客観的に評価し，訓練を行うことで嚥下機能の改善および維持は可能である．

## I パーキンソン病の嚥下障害

パーキンソン病患者の死因は，肺炎や気管支炎が39％と最も多く，その他にも窒息6.6％，栄養障害5.7％と，背景に嚥下障害の関与が疑われるものは多い[1]．このように，パーキンソン病では嚥下障害への対策が不可欠であり，言語聴覚士に期待される役割は大きい．本項ではパーキンソン病の嚥下障害の病態と訓練，そして知っておくべき知識について紹介する．

## II 嚥下障害の特徴

パーキンソン病患者の嚥下障害は，病初期から発症する症例があることや，運動機能と必ずしも相関しないこともあり，罹患歴や運動能力が有益な情報とならないことがある．

また，脱水や薬剤の急な中止による悪性症候群が原因で症状の増悪を来すなど症状の変動にも注意が必要である．また，パーキンソン病患者は嚥下障害の有無に関わらず，栄養障害を合併していることも稀ではないことも念頭に置くべきである（表1）．

嚥下造影検査（VF）における所見として，舌の送り込み障害，嚥下反射遅延，喉頭閉鎖不全，食道入口部開大不全などはよくみられ，これらの症状が重複していることが多い（表2）．誤嚥の特徴として食塊が声門下を超えて気管に侵入してからむせる場合や，むせることなく本人にも自覚がないことも多い．そのほかにも，

表1 ● パーキンソン病患者の嚥下障害の特徴

1）50%に嚥下障害を認める
2）Hoehn-Yahr 分類は嚥下障害の重症度と相関しないこともある
3）嚥下障害が病初期より存在することもある
4）嚥下障害の自覚に乏しく，客観的な嚥下評価が必要である．
5）不顕性誤嚥のリスクが高い
6）抗パーキンソン病薬により口腔乾燥，ジスキネジアの出現
7）自律神経障害による食事性低血圧（失神）のための窒息のリスクがある
8）脱水，薬剤の急な中止による悪性症候群による嚥下障害の増悪
9）嚥下障害による薬剤の服薬困難によるパーキンソン症状の増悪
10）急激な体重減少例では嚥下障害による脱水，低栄養の可能性がある
11）姿勢異常による食道入口部開大不全

姿勢異常（特に頸椎の過前屈）が食塊の咽頭残留や誤嚥につながることもある．このように，パーキンソン病患者の嚥下障害は多くの要因が影響している．そのため，評価の際には嚥下機能の客観的な評価はもちろんであるが，食事中の姿勢や後述する服薬状況など多くの視点からの評価が必要となる．

表2 ● 嚥下造影検査でみられる嚥下障害の特徴

1）先行期
・認知症（高齢者で20～30%，剖検例では70%に達する）
2）口腔期
・舌の送り込みの問題（ポンプ様運動，分割嚥下，嚥下の躊躇）
・咀嚼不十分（下顎動作が遅く，振幅が小さい）
3）咽頭期
・嚥下反射遅延
・咽頭収縮不全
・舌骨および喉頭拳上不全（速度，距離，筋力の低下）
4）食道期
・食道入口部開大不全
・蠕動運動不全

## Ⅲ 嚥下障害への対応

### 1. 原疾患への対応

原疾患への対応でまず必要なことは，「薬が確実に飲めているのか」について確認することである．臨床では，薬剤の咽頭残留感や，服薬後に咳で薬剤が飛び出してくることをしばしば経験する．このような場合には，まず薬剤が口腔か咽頭内のどちらに残留していたのかを知ることが必要となる．薬剤が口腔内で残留している場合には，専用のゼリーに混ぜて服薬するなどの工夫が必要となる．薬剤が咽頭に残留しているような場合には，交互嚥下などの代償法を試みる．それでも効果がみられないときには，錠剤やカプセルを粉砕，開封せずに温湯に入れて溶かす簡易懸濁法の選択を考慮する必要がある（懸濁が成分上困難なものや薬剤の組み合わせによっては懸濁ができないものがあり，薬剤師に相談が必要）．そして，確実に服薬できることが確認できたら，それによって嚥下障害が軽減されているか再評価を行う．このような取り組みがパーキンソン病患者の嚥下障害治療の基本になる．

### 2. 嚥下機能評価

パーキンソン病の嚥下機能評価は，脳血管障害やその他の嚥下障害患者と変わることはない．まず問診，スクリーニング検査を行い，必要であれば嚥下造影検査（VF），嚥下内視鏡検査（VE）を行う．誤嚥が疑われる場合は胸部の単純撮影だけでなくCTにて陳旧性肺炎の存在を確認する．問診については，嚥下機能にかかわる質問で「ここ1年でやせてきたか？」「薬を飲む時にむせるか？」「自覚症状として食事中の体の動きの悪さはあるか？」が誤嚥と関連が強かったと報告されている[2]．

### 3. 栄養評価

パーキンソン病では症状進行に伴い，低栄養が問題となることが多い．低栄養な状態では筋肉量や筋力の低下により，嚥下機能が低下する一因となる．そのため，嚥下機能とあわせて栄養状態の評価を行う必要がある．そして，それらの情報から訓練法を選択し負荷量を決定する必要がある．重度の低栄養の状態や，今後さらに栄養状態が悪化する可能性がある場合には，積極的にレジスタンストレーニングを行うと，さらに筋肉量の減少を招く可能性があるので注意が必要である．

## 4. 嚥下訓練

パーキンソン病患者への嚥下訓練として，エビデンスは十分ではないが，舌運動訓練，舌抵抗訓練，声門閉鎖訓練，メンデルソン手技等が嚥下訓練として有効であることや，近年では，呼吸筋トレーニング（expiratory muscle strength training；EMST）が嚥下機能の改善に有効であることが多く報告されており，パーキンソン病患者の嚥下障害治療の一つとしてその効果が期待される[3,4]．EMSTは，呼気の負荷量の設定に計算が必要であるが，患者は「息を決められた強さで吐く」だけと方法が簡便であることも大きな魅力である．しかし，本邦で使用できるEMST機器は海外に比べ呼気抵抗の負荷量が低く，実際には使用しにくいのが現状であり，今後は臨床で使用できる機器の登場が期待される．

我々は，パーキンソン病のリズム障害に着目して，メトロノームのリズム刺激を用いる嚥下訓練法の効果を検討してきた[5,6]．方法は，メトロノームのリズム刺激に合わせて直接訓練（訓練ではゼリーやとろみ水を使用）するものである．メトロノームの速度は1分間に40～44回（患者の飲み込むタイミングにあわせて調整する）で，6拍子の合図で嚥下を行う．患者には，メトロノームのリズムを聞きながら「1・2・3・4・5・ごっくん」のタイミングで飲み込むように指示をする．この訓練により口腔の食塊移送時間が短縮し，食塊の咽頭残留や誤嚥のリスクを軽減できる可能性がある．このメトロノーム訓練への適応については十分な知見が得られてはいないが，すくみの強い患者，薬剤が口腔から咽頭へ送り込めずに服薬が困難な患者に対して行ってみる価値があると考える．

## 5. その他

薬剤治療に難渋するパーキンソン病患者に対して，視床下核刺激療法（STN-DBS）をはじめとする脳深部刺激療法（DBS）が行われ，運動機能の改善に寄与している．しかしながら，刺激による副作用として嚥下障害が発生する可能性がある．特に，STN-DBSでは過剰な刺激強度で，舌の運動障害や嚥下反射が惹起しにくくなる可能性がある[7]．パーキンソン病は病状の進行により薬物が増量されるだけでなく，刺激強度も強くする傾向がありSTN-DBSの調整後には四肢体幹の運動機能だけでなく，嚥下機能への配慮も必要である．

### 文献


1) Nakashima K, Maeda M, et al：Prognosis of Parkinson's disease in Japan. Tottori University Parkinson's Disease Epidemiology(TUPDE)Study Group. Eur Neurol 38(Suppl.2)：60-63, 1997.
2) 山本敏之，臼井晴美，他：問診によるパーキンソン患者の誤嚥の評価．嚥下医学 1：90-98，2012.
3) Nagaya M, Kachi T, et al：Effect of swallowing training on swallowing disorders in Parkinson's disease. Scand J Rehabil Med 32：11-15, 2000.
4) Troche MS, Okun MS, et al：Aspiration and swallowing in Parkinson disease and rehabilitation with EMST：Neurology 75：1912-1919, 2010.
5) 杉下周平，野崎園子，他：嚥下訓練としてリズム刺激が有効であったパーキンソン病患者一例．日摂食嚥下リハ会誌 12：141-147，2008.
6) Nozaki S, Matsui T，et al：Rhythm therapy with a metronome to treat dysphagia in patients with Parkinson's disease. Deglutition 1：400-413, 2012.
7) 杉下周平，松井利浩，他：視床下核刺激療法の刺激量による嚥下機能の変化．機能的脳神経外科 49：188-193，2010.


（杉下 周平）

# 44 脊髄小脳変性症



**要旨** 脊髄小脳変性症は，運動失調を主要症候とする進行性の神経変性疾患である．孤発性の脊髄小脳変性症は，皮質性小脳萎縮症と多系統萎縮症に大別され，病型によって嚥下障害の頻度や症状は異なる．脊髄小脳変性症の嚥下障害では，口腔相から食道相にかけて客観的な評価を行い，その時点での症状に応じた嚥下訓練を行うことが重要である．また，嚥下障害が進行するにつれて栄養障害を予防するための経管栄養の導入や経口摂取が困難となった時期における外科的治療の適応についても検討する必要がある．

## I 脊髄小脳変性症

### 1. 脊髄小脳変性症とは

運動失調を主要症候とする原因不明の神経変性疾患の総称であり，主に脊髄および小脳が侵され，その症状は緩徐に進行する．本邦において，脊髄小脳変性症の発症頻度は10万人あたり7～10人とされており，約3分の1が遺伝性であり，その多くは孤発性（非遺伝性）である[1]．孤発性脊髄小脳変性症では，純粋小脳失調型の皮質性小脳萎縮症（CCA）と多系統萎縮症に大別され，さらに，多系統萎縮症では自律神経症状を中核とした，小脳症状が先行するMSA-Cとパーキンソニズムが先行するMSA-Pに分類される．

### 2. 脊髄小脳変性症の嚥下障害の特徴

脊髄小脳変性症では，運動失調のみならず嚥下障害が頻発する．進行性の神経変性疾患では，一般的に罹患期間が長くなるにつれて嚥下障害が重症化していく傾向がみられるが，脊髄小脳変性症では罹患期間と嚥下障害の重症度は関連しないといった報告もみられ[2]，症状の進行には病型による差が影響する．本項では，臨床上経験することの多い孤発性脊髄小脳変性症である，皮質性小脳萎縮症および多系統萎縮症の嚥下障害の特徴について述べる．

#### ①皮質性小脳萎縮症（CCA）

皮質性小脳萎縮症（CCA）は小脳失調が主症状であり，パーキンソニズムはみられず，多系統萎縮症に比べ病状の進行が緩やかである．これは，嚥下障害においても同様の傾向がみられ，誤嚥や咽頭残留といった咽頭相の障害が軽度である．一方で，上下肢や体幹機能に運動失調が生じると食事場面における食器類の操作が困難となり，結果的に食器に口をつけて食物を流し込む動作や，すすり飲みをするなど一口量やペーシングのコントロールが難しく，これら食事動作がむせの原因となってしまう症例もみられる．

### ②小脳症状が先行する多系統萎縮症（MSA-C）

MSA-Cは，病初期に舌の協調運動障害により送り込みが障害され，意図したタイミングとは異なり，食塊が口腔から咽頭へ吸いこまれるような移送がみられる．そのため，口腔内での食塊形成が不十分となり，食塊がバラバラに咽頭へ流入し，誤嚥や喉頭侵入など咽頭相の障害がおこる．Higoらの報告によると，MSA-Cの咽頭相の障害は，罹患期間の影響は少ないが口腔相における食塊の移送は罹患期間の延長に伴い障害され，発症後7年以降になると85%の患者に口腔からの食塊の送り込み遅延がみられ，42.9%の患者で誤嚥性肺炎の既往があったと報告されている[3]．

### ③パーキンソニズムが先行する多系統萎縮症（MSA-P）

MSA-Pでは，MSA-Cに比べ嚥下障害の発症頻度が高く，発症早期から嚥下障害が出現する症例がみられる．MSA-Pの嚥下障害の特徴は，パーキンソン病と類似しており，筋固縮や無動寡動といった錐体外路症状が口腔相から咽頭相にかけて影響する．口腔相では，MSA-Cの協調運動障害とは異なり，舌の動作緩慢による食塊の形成不良や送り込み遅延を認める．また，咽頭相では嚥下反射の惹起遅延を認め，嚥下反射後も舌骨の移動距離が短縮し，嚥下反射前後の誤嚥や咽頭残留といった症状が多くみられる．

## Ⅱ 脊髄小脳変性症の嚥下評価

### 1. 嚥下スクリーニングテスト

臨床的に実施されている改訂水飲みテストや反復唾液嚥下テストは，嚥下障害の有無を判定するのみでなく，嚥下機能の継時的な変化を観察する上で簡便かつ有用と思われる．また，口腔相での障害を評価する場合，舌の協調運動や食塊形成の指標として，咀嚼力判定用のチューインガムを用いた色調変化を観察することで評価が可能である．しかし，これら嚥下スクリーニングテストの多くは，脳卒中患者を対象に感度や特異度の検討が行われており，脊髄小脳変性症患者を対象とした報告はなく，その結果の解釈には注意が必要である．

### 2. 嚥下造影検査

筆者らは年齢と運動失調の重症度が同程度のCCA，MSA-C，MSA-P症例について嚥下造影検査（VF）を用いて嚥下機能を比較した結果，MSA-Pにおいて誤嚥や咽頭残留の所見が多くみられ，MSA-P，MSA-C，CCAの順に嚥下反射の開始時間や食塊の咽頭通過時間が延長し，舌骨の前方移動距離が短縮していることを確認した（図1）．つまり，孤発性脊髄小脳変性症では，MSA-Pのようにパーキンソニズムの症状が強い

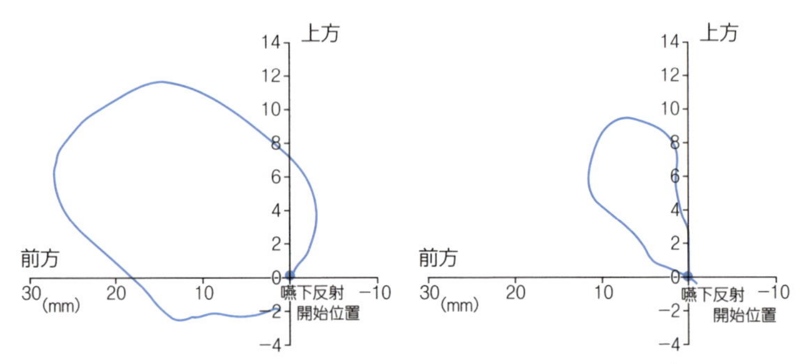


図1●病型による舌骨の移動距離の違い

ほど嚥下障害が重度になる傾向があり，嚥下スクリーニングテストで嚥下障害が疑われる症例はもとより，運動失調が重度でない時期においても，パーキンソニズムの症状の進行が認められる症例においてはVFによる客観的な評価を行う必要がある．

## Ⅲ 脊髄小脳変性症の訓練と対処法

### 1. 脊髄小脳変性症における嚥下障害介入の現状

国立病院機構の調査報告によると，脊髄小脳変性症は他の神経筋疾患に比べ誤嚥性肺炎の発生比率が高く，神経内科医の認識において嚥下障害の対策に苦慮する疾患として挙げられている[4]．臨床現場においても脊髄小脳変性症の摂食嚥下障害に対する取り組みは，食形態やリクライニング位など食事姿勢の調整といった非特異的な介入にとどまっている．

### 2. 脊髄小脳変性症に対する嚥下訓練

脊髄小脳変性症の嚥下訓練では，病型ごとの症状を理解し，その時点での症状に応じた嚥下訓練を選択することが重要である．筆者らは，病初期の舌の協調運動障害に対して，メトロノームの音に合わせて嚥下反射のタイミングを意識する嚥下訓練により，食塊の咽頭への移送のタイミングがコントロールされ，食事中のむせが軽減された症例を経験した．また，嚥下障害の重症化に伴う長期の絶食や舌骨の前方移動距離の短縮により，食道入口部の開大不全が生じた症例に対して，バルーン訓練法を行うことで安静時の唾液のクリアランスが改善し，発熱を認めなくなるといった二次的な機能低下に対しても嚥下訓練が有効であった症例を経験している．

### 3. 脊髄小脳変性症の嚥下障害の対処法

多系統萎縮症では，嚥下障害により筋蛋白の栄養障害がいったん起こると，胃瘻（PEG）などの経管栄養を行っても栄養障害の改善はみられなくなる[5]．そのため，経口摂取が可能な時期においても摂取量の低下がみられる場合，嚥下機能の維持を目的とした経管栄養の早期導入を検討しておく必要がある．また，罹患期間が長期となり経口摂取が困難となった場合や唾液による誤嚥性肺炎を頻繁に併発するような場合，誤嚥防止術といった外科的治療の選択がある．しかし，誤嚥防止術を行うと音声を失うといったデメリットもあり，QOLの観点から何を優先すべきか十分な検討の上で実施すべきである．

### 文献


1）Hirayama K, Takayanagi T, et al：Spinocereberar degenerations in Japan：nationwide epideminological and clinical study. Acta Neurol Scand 153(suppl)：1-22, 1994.
2）金藤大三：脊髄小脳変性症の嚥下障害を知る（湯浅龍彦，野﨑園子・編集：神経・筋疾患摂食嚥下・障害とのおつきあい）．全日本病院出版会，2007，pp24-27.
3）Higo R, Nito T, et al：Swallowing function in patients with multiple-system atrophy with a clinical predominance of cerebellar symptoms(MSA-C). European Archives of Oto-Rhino-Laryngology. 262：646-650, 2005.
4）野﨑園子，市原典子，他：神経難病患者の摂食・嚥下障害対策－国立病院・療養所神経難病病棟における現状と問題点－．医療 57：610-614，2003.
5）長岡詩子：多系統萎縮症の栄養障害の特徴とその対策．臨床栄養 119：279-284，2011.


（今井 教仁）

# 45 筋萎縮性側索硬化症

**要旨** 筋萎縮性側索硬化症は，運動ニューロンが選択的に障害される進行性の疾患であり，経過中に嚥下障害は高頻度に発症する．嚥下障害の進行は口腔期障害が先行する場合や誤嚥など咽頭期障害が先行する例もあり，病態は多様である．対応としては，嚥下障害の病態に応じて食形態や食事姿勢の調整を行い，病期による栄養管理方法について検討することが重要である．胃瘻造設や誤嚥防止術の適応など外科治療については，十分なインフォームド・コンセントを行い，早期に検討することが重要である．

## I 筋萎縮性側索硬化症とは

筋萎縮性側索硬化症（amyotrophic lateral sclerosis；ALS）は，運動ニューロンが障害される変性疾患であり，進行性に四肢麻痺，球麻痺，呼吸筋麻痺を来たす．有病率は10万人に2～7人で，男女比は2：1である．50～60歳代の発症が多いが，近年，高齢発症の増加が指摘されている．初発症状は上肢の筋力低下が最も多いが，下肢の症状や球麻痺で発症する例もある．全身の筋萎縮，筋力低下，線維束性収縮がみられ，発症から3～4年で呼吸筋麻痺による呼吸不全を来たす．一般に感覚障害，自律神経障害，外眼筋麻痺は末期まで起こりにくいとされている．

## II ALSの嚥下障害の特徴

### 1. 嚥下障害の病態[1, 2]

嚥下障害の進行は，流涎，構音障害，舌運動障害など口腔期の障害が先行する場合と，食道入口部開大不全，誤嚥などの咽頭期の障害が先行する場合がある．いずれも症状が進行すると，口腔期，咽頭期ともに障害される．また呼吸不全と嚥下障害は並行して進行するといわれている．嚥下造影検査所見では，口腔期の食塊形成不全，口腔から咽頭への移送不良や咽頭期では喉頭挙上不全，鼻咽腔閉鎖不全，咽頭残留，食道入口部開大不全，誤嚥などが観察される．上肢麻痺による食事動作の障害や頸部の支持性が低下するため，症状が進行すると姿勢調整や食事介助が必要となる例が多い．ALSの嚥下障害の特徴として，一般的には感覚障害を認めないため，患者の嚥下障害の自覚症状（咀嚼がしにくい，送り込めない，咽頭残留感，むせなど）と嚥下機能低下が一致する場合が多い．しかし，咽喉頭の感覚低下や不顕性誤嚥を来たす症例も報告されていることから，正確な診断には嚥下造影検査による評価が必要である．

## 2. ALS機能スコア

ALSFRS-R（ALS functional rating scale）は，ALS患者の日常生活能力を評価する方法であり，ALSの重症度や症状進行の判定に使用されている．12項目のうち，嚥下機能に関連する「言語」「唾液分泌」「嚥下」は，球機能の評価として参考になる（表1）．構音障害や流涎の程度は口腔期の嚥下障害と関連する．

表1 ● ALSFRS-R（ALS functional rating scale）球症状の項目

| 項目 | スコア | 内容 |
|---|---|---|
| 1．言語 | 4 | 正常 |
| | 3 | 軽度言語障害 |
| | 2 | 繰り返すと理解できる |
| | 1 | 言語以外に伝達法を併用 |
| | 0 | 言葉にならない |
| 2．唾液分泌 | 4 | 正常 |
| | 3 | 口に唾液がたまり夜間に漏れる |
| | 2 | 中程度に唾液が多く，少し漏れる |
| | 1 | 明らかに唾液が多く，漏れる |
| | 0 | 絶えずティッシュ紙やハンカチをあてる |
| 3．嚥下 | 4 | 何でも飲み込める |
| | 3 | 時々むせる |
| | 2 | 食事内容の工夫を要する |
| | 1 | 経管栄養が補助的に必要 |
| | 0 | 全面的に非経口栄養 |

## 3. 代償嚥下[3)]

ALS患者では，嚥下障害の進行過程において，自ら代償嚥下を獲得している例が多いといわれている．舌による送り込み障害を代償する上向き嚥下やうなずき嚥下，食道入口部開大不全を代償する頸部突出などが報告されている．このような代償嚥下を患者が無意識のうちに獲得していないか観察することは，嚥下障害の病態を把握する上で重要である．

# Ⅲ 対処法

## 1. 機能訓練

ALSに対する間接嚥下訓練は，十分なエビデンスがないのが現状であり，進行も速いため，積極的なリハビリテーションは導入しにくい．ただし，機能維持のための負荷量の少ない訓練は行ってもよい．市原らは，嚥下反射惹起に対するアイスマッサージや口腔周囲筋のストレッチによる可動域拡大の効果を報告している．ALSでは，嚥下関連筋の筋萎縮と筋力低下があり，筋疲労を起こしやすく，過度の機能訓練は症状悪化の原因となるため避けるべきである．

## 2. 栄養管理

嚥下障害は進行するため，嚥下機能の評価と併せて適切な栄養管理を行うことが重要である．病期に応じて食形態の調整や補助的な経腸栄養・静脈栄養の併用，胃瘻造設を検討する．ALSFRS-Rの嚥下部分でスコア2の患者では，栄養状態不良となっている場合が多い．スコア1まで進むと経口摂食のみの栄養管理は難しく，代替栄養の導入が必要であり，胃瘻造設が推奨される．ALSの場合，％努力性肺活量（％FVC）が50％以下になると胃瘻造設時のリスクが増すとされており，十分なインフォームド・コンセントを行い早期の造設が望ましい．スコア0になると経口摂取は中止するが，口の中だけで食物を咀嚼して味わい，吐き出すといった方法により，食べる楽しみのQOLを残す取り組みも大切である．

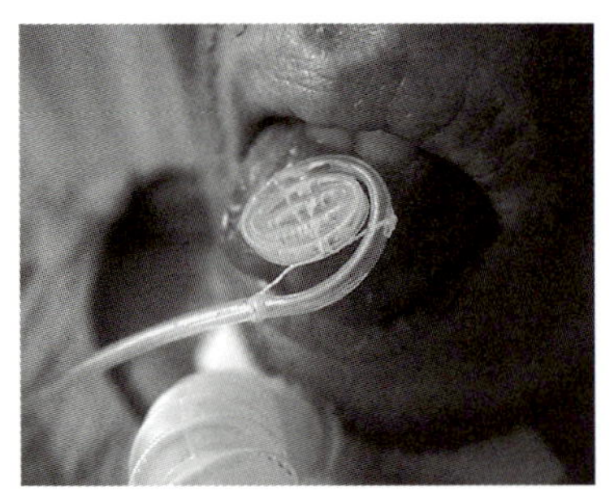

図1 ● メラ唾液持続吸引チューブ

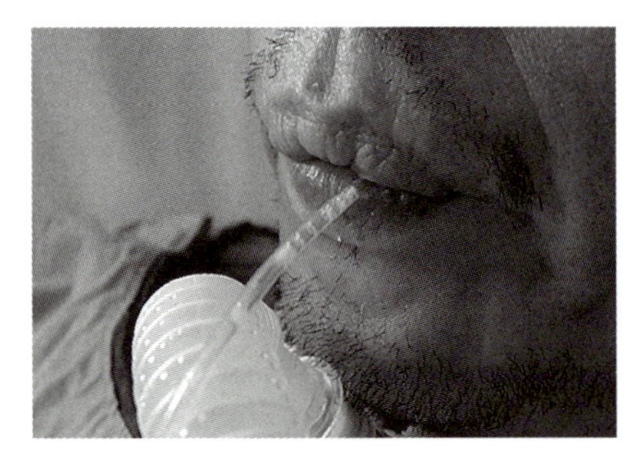

図2 ● 口腔内の唾液持続吸引

### 3. 唾液の持続吸引[4)]

ALS患者では，舌運動障害や咽頭期障害によって唾液嚥下が困難となり，流涎や唾液誤嚥による呼吸器感染症のリスクが問題となる．このような症例に対しては，口腔内の唾液を持続的に吸引する方法が有効である．メラ唾液持続吸引チューブ®（泉工医科工業株式会社製）は舌上など口腔内に留置しやすく，安定した唾液の吸引が可能である（図1）．口腔機能が比較的保たれた患者では，舌の運動により自らチューブを操作し，口腔内の唾液や痰を吸引することができる（図2）．チューブを接続する唾液専用の低圧持続吸引器を購入すれば，在宅でも利用することができる．

### 4. 誤嚥防止術[5)]

嚥下障害のために誤嚥性肺炎を繰り返す症例に対しては，気道を食道から分離する外科治療を検討する必要がある．術式としては，喉頭摘出術，喉頭気管分離術，気管食道吻合術，喉頭閉鎖術がある．いずれも手術により誤嚥を防止することができるが，喉頭機能を犠牲にするため，音声によるコミュニケーションは不可能になる．適応として，高度の誤嚥（唾液および食物）があり肺炎のリスクが高いこと，進行性の疾患があり回復が期待できないこと，患者本人と家族の理解が得られていることなどが条件となる．

### 文献


1） 野﨑園子：ALS患者の在宅医療 摂食・嚥下障害．臨床リハ 19：388-392，2010.
2） 野﨑園子：筋萎縮性側索硬化症の嚥下造影．臨床リハ 17：775-780，2008.
3） 市原典子：筋萎縮性側索硬化症の嚥下障害と対応．コミュニケーション障害学 30：95-102，2013.
4） 高橋　卓，長井瑞希，他：ALS患者の唾液の処理支援－口腔内持続吸引チューブの導入－．難病と在宅ケア 20：36-40，2014.
5） 日本神経治療学会治療指針作成委員会・編集：標準的神経治療：神経疾患に伴う嚥下障害．神経治療 31：437-470，2014.


（福岡 達之）

# 46 重症筋無力症



**要旨** 重症筋無力症は，易疲労性や筋力低下を生じる自己免疫疾患であり，嚥下障害を合併することも稀ではない．嚥下障害の病態は嚥下関連筋の筋力低下に起因する口腔期および咽頭期の障害であり，嚥下パターンが障害されることは少ない．対応として，本疾患に特異的な易疲労性と症状の変動に留意し，病状に応じた評価と訓練，食事指導を行うことが大切である．

## I 重症筋無力症とは

重症筋無力症（myasthenia gravis；MG）は，神経筋接合部の伝達障害により，易疲労性や筋力低下を生じる自己免疫疾患である．病因となる自己抗体として，アセチルコリン受容体（AChR）抗体と筋特異的受容体型チロシンキナーゼ（MuSK）抗体があり，本邦ではMG全体の約80～85%がAChR抗体陽性である．有病率は10万人あたり11.8人で女性にやや多い[1,2]．近年，高齢発症のMGが増加していることが指摘されている．

### 1. 症状

眼瞼下垂，複視，頸部や上肢近位筋の筋力低下，球症状，顔面筋力低下，呼吸障害などの症状を呈する．構音障害は顔面筋や舌の運動低下に起因する構音の歪み，軟口蓋挙上不全による開鼻声を認める．呼吸障害が重症化すると，人工呼吸器管理が必要となる場合もある（筋無力症クリーゼ）．骨格筋の筋収縮を持続すると筋力が低下し，休息により回復すること（易疲労性），夕方に症状が悪化すること（日内変動）がMGに特異的な症状である[1]．

### 2. 重症度の評価

MGFA臨床分類の他，定量的な重症度スコアとして，QMG（Quantitative MG）スコア（表1）や自己申告に基づくMG-ADLスコア（表2），MG-QOL15，MG composite scaleなどが広く用いられている[1,2]．

### 3. 治療

胸腺摘出術，ステロイド，抗コリンエステラーゼ阻害薬，免疫抑制薬，免疫グロブリン大量静注療法などがある．免疫療法の普及により，重症例や死亡例は減少し，長期予後は改善している．生活や仕事に支障のない機能レベルに改善する頻度は50%以上と報告されている[2]．

表1 ● QMGスコア

| 方法<br>Grade | | | 正常<br>0 | 軽度<br>1 | 中等度<br>2 | 重度<br>3 |
|---|---|---|---|---|---|---|
| 右方視，左方視時の複視出現までの時間（秒） | | | 61 | 11〜60 | 1〜10 | 常時 |
| 上方視時の眼瞼下垂出現までの時間（秒） | | | 61 | 11〜60 | 1〜10 | 常時 |
| 顔面筋力 | | | 正常に閉眼できる | 完全に閉じることができるが，少し弱い | 完全に閉じることができるが，抵抗を加えると容易に眼球結膜が露出する | 完全に閉じることができない |
| 100 mLの水の飲み込み | | | 正常 | 軽度の誤嚥，咳払い | 強い誤嚥，むせ，鼻への逆流 | 飲めない |
| 1〜50まで数え，構音障害が出現するまで | | | 50まで言える | 30〜49 | 10〜29 | 1〜9 |
| 座位で上肢90°挙上が可能な時間（秒） | | 右 | 240 | 90〜239 | 10〜89 | 0〜9 |
| | | 左 | 240 | 90〜239 | 10〜89 | 0〜9 |
| %FVC（努力肺活量/予測肺活量×100） | | | ≧80 | 65〜79 | 50〜64 | ＜50 |
| 握力（kg） | 利き手 | 男性 | ≧45 | 15〜44 | 5〜14 | 0〜4 |
| | | 女性 | ≧30 | 10〜29 | 5〜9 | 0〜4 |
| | 反対側の手 | 男性 | ≧35 | 15〜34 | 5〜14 | 0〜4 |
| | | 女性 | ≧25 | 10〜24 | 5〜9 | 0〜4 |
| 臥位で頭部45°挙上が可能な時間（秒） | | | 120 | 30〜119 | 1〜29 | 0 |
| 臥位で下肢45°挙上が可能な時間（秒） | | 右 | 100 | 31〜99 | 1〜30 | 0 |
| | | 左 | 100 | 31〜99 | 1〜30 | 0 |
| 合計（0〜39点） | | | | | | |

表2 ● MG-ADLスケール

| | | 0点 | 1点 | 2点 | 3点 |
|---|---|---|---|---|---|
| 会　話 | （　　点） | 正常 | 間欠的に不明瞭もしくは鼻声 | 常に不明瞭もしくは鼻声，しかし聞いて理解可能 | 聞いて理解するのが困難 |
| 咀　嚼 | （　　点） | 正常 | 固形物で疲労 | 柔らかい食物で疲労 | 経管栄養 |
| 嚥　下 | （　　点） | 正常 | まれにむせる | 頻回にむせるため，食事変更が必要 | 経管栄養 |
| 呼　吸 | （　　点） | 正常 | 体動時の息切れ | 安静時の息切れ | 人工呼吸を要する |
| 歯磨き・櫛使用の障害 | （　　点） | なし | 努力を要する休息を要しない | 休息を要する | できない |
| 椅子からの立ち上がり障害 | （　　点） | なし | 軽度，時々腕を使う | 中等度，常に腕を使う | 高度，介助を要する |
| 複　視 | （　　点） | なし | あるが毎日ではない | 毎日起こるが持続的ではない | 常にある |
| 眼瞼下垂 | （　　点） | なし | あるが毎日ではない | 毎日起こるが持続的ではない | 常にある |
| 合計（0〜24点） | | | | | |

# Ⅱ MGの嚥下障害の特徴

## 1. 嚥下障害の病態[3]

MGにおいて嚥下障害の頻度は15〜60％と報告されている．MGFA臨床分類でClass Ⅱ以上の症例では嚥下障害を認めることが多い．嚥下障害が単独で出現することは少なく，通常は眼症状や上下肢の筋力低下を伴っていることが多い．近年増加している高齢発症のMGでは，球症状による嚥下障害を呈する場合が多いので注意が必要である．

嚥下障害の症状としては，咬筋の筋力低下，嚥下困難感，液体の鼻咽腔逆流などがみられる．舌筋や咀嚼筋群に筋力低下が起こると，咀嚼障害，食塊形成不全，食物の口腔残留を認める．嚥下のパターン運動は正常であるが，嚥下関連筋の疲労現象や筋力低下により咽頭期嚥下の停滞型誤嚥を生じる．また，これらの症状は変動することに留意が必要であり，食事後半や夕食時に咽頭残留感，むせなどの嚥下障害が増悪する場合がある．



## Ⅲ 対処法

### 1. 嚥下機能評価

QMGスコアの中には，「100 mLの水の飲み込み」「1～50まで数え，構音障害が出現するまでの時間」「臥位で頭部45°挙上が可能な時間」など疲労現象を検出するための項目があるが，これらは嚥下にも関連するため評価の参考になる．

嚥下機能はスクリーニングテストのほか，嚥下関連筋の筋力を評価することが重要である．舌圧値の測定は舌の筋力指標として有用であり，午前と午後または食前と食後など，測定時間を変えて数値の比較を行うとよい．また，疲労現象の評価として，ガムを10分間噛んでもらい，その前後で反復唾液飲みテストや改訂水飲みテストを行い，嚥下機能が変化するか判定する[4]．MGの症状は時間帯や疲労の程度により変動する可能性があるため，短時間の観察や1回の評価では正確な病状を把握することは難しい．したがって，本疾患の臨床的な特徴を念頭に置いた評価が必要であり，患者の自覚症状を詳しく聴取することが重要である．

### 2. リハビリテーション

疲労を考慮し，顔面や舌の筋力増強は低負荷で行い，嚥下訓練は夕方や疲労後は避ける．舌や咀嚼筋の筋力低下により固形物の咀嚼，食塊形成，送り込みが低下する患者に対しては，食形態を調整する必要がある．

### 3. 指導のポイント

MGの嚥下障害は変動する可能性があるため，悪化時の誤嚥防止対策を考えておく必要がある．悪化時に嚥下障害が強い場合には，経口摂取を一時中止し，経管栄養法などに切り替えることで誤嚥リスクを軽減することも考慮する．症状が寛解すれば，嚥下機能を再評価し，経口摂食の再開を検討する．

#### 文献

1) 日本神経学会・監修，「重症筋無力症診療ガイドライン」作成委員会・編：重症筋無力症診療ガイドライン2014．南江堂，2014．
2) 福原康介，坪井義夫：重症筋無力症．臨床と研究 92：73-77，2015．
3) 藤島一郎・監修：疾患別に診る嚥下障害．医歯薬出版，2012．
4) 野﨑園子，芳川浩男，他：重症筋無力症患者の寛解期における摂食嚥下病態．リハビリテーション科診療 13：43-47，2013．

（福岡 達之）

# 47 頭頸部癌

**要旨** 頭頸部癌治療に関連した嚥下障害の要因は，①腫瘍の浸潤・圧排，②手術による構造の変化，③放射線治療の3つである[1]．治療法としては，手術による切除や，臓器を温存した上で高い治療効果が期待できる化学放射線療法などがある．本項では手術および放射線治療に伴って生じる嚥下障害の評価・訓練・対処法を中心に解説する．

## I 評価

頭頸部癌治療に伴う嚥下障害は，障害の概要が概ね予測可能である．手術による障害は切除する組織，器官が担当している機能が欠落すると考えてよい．それを修飾するのが放射線治療や合併症，加齢変化などの背景因子である[2]．放射線治療では，急性期には粘膜障害が，晩期には瘢痕や末梢神経障害等が生じることがある．頭頸部癌患者を評価する際は，これらを考慮した評価が必要となる．

### 1. 手術記録

術後患者の場合，我々言語聴覚士は手術内容から形態や機能の変化を把握し，嚥下機能を評価していくことが重要である．筆者は情報収集の中で手術記録の情報収集を最も慎重に行っている．同じ術式であっても，腫瘍の広がり具合や原発巣切除と同時に施行される頸部リンパ節郭清術の具合により機能変化は異なる[3]．また，皮弁再建を施行した患者では術者によって再建皮弁の状態が異なることもあるため，言語聴覚士自身の目で口腔内や咽頭，頸部の状態を観察することが重要である．

筆者が所属する耳鼻咽喉科では，頭頸部癌患者の嚥下リハビリテーションの依頼があった場合，主治医に筆者の作成したリハビリテーション指示書（図1）に必要事項を記入してもらい，その指示書と，カルテの手術記録から情報を収集している．さらに，舌根の切除は嚥下機能に対する影響が大きいため，舌根まで切除範囲が及んでいる場合は，指示書や手術記録からどの程度切除されているかを把握することも重要である．喉頭挙上術と輪状咽頭筋切断術を施行した症例でも，高齢（60歳以上），50％以上の舌根切除，50 Gy 以上の放射線治療が増悪因子として示されている[4]．

### 2. 術後の嚥下評価

術後は術創の安定が得られた段階で介入するのが望ましい．介入の際は，主治医に訓練開始時

頭頸部癌術後　嚥下リハビリテーション指示書

ID：＿＿＿＿＿＿＿＿　氏名：＿＿＿＿＿＿＿＿

性別：　男　・　女　　生年月日：西暦記載＿＿／＿＿／＿＿　年齢＿＿歳

病名（原発部位）：＿＿＿＿＿＿＿＿＿＿（右・左・判別不明）

TNM 分類：＿＿＿＿＿＿＿＿

術前治療：手術先行・術前 RT(　　　Gy)・術前 chemo(　　　　　)
術前 CRT(RT　　　Gy・chemo　　　　　)

手術日：西暦記載＿＿／＿＿／＿＿

切除範囲

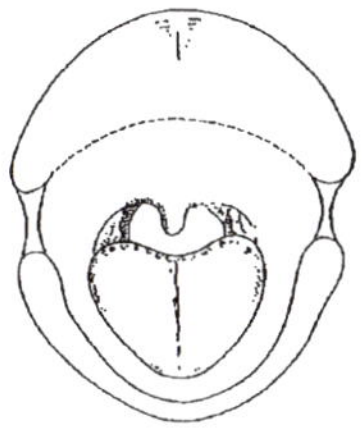

その他コメント（切除した神経など）あれば記載下さい

頸部郭清術：無し・有り（右＿＿＿＿＿＿　左＿＿＿＿＿＿）

再建術：無し・有り（遊離空腸・遊離前腕皮弁・遊離腹直筋皮弁・その他（　　　　）

嚥下に関する手術：無し・有り（喉頭挙上術・輪状咽頭筋切断術・舌骨下筋群切断術）

気管切開の有無：無し・有り（気管カニューレの種類＿＿＿＿＿＿＿＿）

経鼻チューブ：無し・有り（チューブの太さ＿＿＿＿Fr）

ST 記載欄
VE 施行日：＿＿／＿＿／＿＿　POD：

関西医科大学　耳鼻咽喉科・頭頸部外科

図1 ● 嚥下リハビリテーション指示書

期や術創および頸部周囲の運動制限などを確認する．

術後の嚥下評価は他の疾患と同様に行うが，口腔癌術後の場合は食塊の形成や口腔期の食塊の送り込みが器質的に困難であることが多いので，口腔内の皮弁の状態を含め評価を行う．食塊の早期咽頭流入や口腔内残留にも注意する．中咽頭癌の場合は，鼻咽腔閉鎖や嚥下圧についても注意する．癌の切除によって舌根部と軟口蓋による1回嚥下量の調節ができなくなると，喉頭下降期型の誤嚥を来たしやすくなるため[5]，患者に合った一口量を探ることも重要である．また，気管カニューレが留置されている場合は，喉頭挙上や咳嗽反射の閾値上昇などにも注意する．放射線治療後の場合は，口腔内の乾燥や頸部可動域についても観察を行う．

## II 訓練

### 1. 基礎訓練

再建した皮弁に機能訓練を施行しても機能回復は見込めない．嚥下訓練では，どの筋群が残存しているかを正確に把握する必要がある．

頭頸部癌の術後患者の場合，ADLは自立し意識レベルも保たれていることが多い．そのため，代償法の習得や機能訓練の自主練習課題を行うことも比較的容易である．しかし，ADLが自立しているため，患者自身が食べたい物を自ら売店に赴いて購入することもあるので注意が必要である．実際に筆者が受け持った患者で，経口摂取が危険なレベルであるにもかかわらず，自ら購入した物を摂取し，誤嚥した患者が数例存在する．現在の嚥下状態や現時点で考えられるゴール，どの程度の物がどのくらいで摂取できるか等を提示し，患者の“早く食べたい”という気持ちと真摯に向き合っていくことも重要である．

### 2. 頸部郭清術および放射線治療

頸部郭清術や放射線治療の影響で，頸部に瘢痕組織が生じて運動範囲が制限されることがある．運動制限が生じると代償法が上手く行えない場合があるため，適宜，頸部可動域訓練などを取り入れる．また，頸部聴診法を行う際，瘢痕組織の部位では音が聴取しづらいことがある．そのような場合は，瘢痕組織の生じていない部位に聴診器を当てるようにするとよい．さらに，放射線治療後は喉頭の感覚低下が生じるため，嚥下訓練を行う際は不顕性誤嚥や咽頭残留等に注意する必要がある．

### 3. 術後の通過障害

術後，食道入口部に通過障害を認める場合は，必要に応じてバルーン拡張を行う．ただし，食道入口部に食塊の残留を認めても，直ちに食道入口部開大不全と判断しないことが重要である．食塊の残留には，嚥下圧の不足など他の要因が関係している可能性も考えなくてはならない．食道入口部の拡張を行う際は，食塊の残留の原因を正確に見極めてから施行する必要がある．

### 4. 気管カニューレ

手術に伴い，気道確保のため気管切開術が施行されることが多い．気管切開は嚥下機能を低下させる要因となり得るため，可能であれば早期に気管切開孔閉鎖に持っていく．

### 5. 終末期の対応

誤嚥の可能性が高いにも関わらず患者の経口摂取に対する希望が強い場合，大変難しい選択を迫られることがある．そのようなとき，患者および家族の希望にしっかりと耳を傾け，言語聴覚士としての見解を医師に伝え，他職種と協力して方針を決定していく．

## Ⅲ 対処法

### 1. 摂取方法の工夫

口腔癌の術後患者に多く認められる障害として，口腔期の食塊の送り込み障害がある．筆者が対応策として実際に使用する方法をいくつか列挙する．咽頭期に問題のない患者の場合，頭を後屈させる頭部伸展位を用いることがある．ほかに体幹角度調整，いわゆるリクライニング位を用いることもある．スプーンは，柄が長く浅いスプーンを使用すると，食塊を奥舌まで送り込むこ

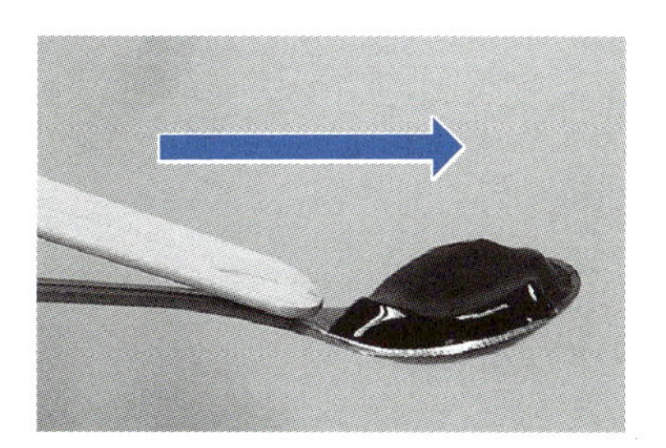

図2● 舌圧子を矢印の方向にスライディングさせる

とができる．嚥下訓練の際は，スプーンに食塊をのせて，食塊を舌圧子でスライディングさせる方法もよく用いる（図2）．その他，咀嚼や送り込みが困難でも咽頭期に問題がなければ，濃厚流動食をゼリー状に固めて注射器を使用して摂取する方法を用いることもある．また，術創の状態により，術後しばらく義歯が装着できない場合や，インプラントが施行できないこともあるため，咀嚼ができない患者の場合は，咀嚼を必要としない摂取方法を探り，早期に経口確立を目指すことも重要である．

## 2. 食形態の工夫

頭頸部癌術後患者では，軟らかめの主食，いわゆる軟飯は“べたつくので飲み込みにくい”という訴えが多い．軟飯よりも通常のご飯である米飯が摂取しやすいという患者も多いため，主食の形態も患者に合わせて変更する必要がある．

また，術後は転院よりも自宅退院となるケースが多い．高齢男性で独居の場合は食事を作ることが困難なことも多いため，自宅に戻った際に入院中と同じ食形態を準備することが可能か否か，情報を収集することも重要である．

## 3. 口腔ケア

口腔ケアは手術や放射線治療前から行うことが望ましい．術後は，口腔内に術創がある場合は，主治医に制限を確認してから介入する．また，放射線治療では口腔内が乾燥し，刺激を感じやすい状態となることも多い．そのような場合は，刺激の少ない口腔ケア用品を考慮するとよい．保湿剤は，スプレータイプの物を用いると，口腔内を触る必要がないため患者への負担も少ない．

### 文献

1）藤本保志，中島 務：嚥下障害の診断・治療 頭頸部癌治療による嚥下障害－診療所でできることと最新情報－．日気食 63：132，2012.
2）藤本保志：術前リハビリテーション 咽頭・喉頭・舌癌の術前リハ．臨床リハ 13：129-134，2004.
3）今井堅吾：がん関連の嚥下障害．嚥下医学 4：5-12，2015.
4）藤本保志，長谷川泰久，他：拡大口腔・中咽頭切除例における摂食機能．音声言語医学 46：251-256，2005.
5）梅崎俊郎：特集 疾患別にみた嚥下機能評価－リハビリテーション治療にむけた病態の理解－頭頸部癌術後．臨床リハ 15：641-648，2006.

（宮田 恵里）

# 48 フレイル，サルコペニア

**要旨** フレイルは高齢者の虚弱であり，要因としてサルコペニア（筋肉量減少）と栄養障害が深く関係している．オーラル・フレイルは，歯および口腔機能の虚弱を意味し，フレイルの前兆あるいは要介護状態の前段階と捉えられている．フレイル，サルコペニアともに早期に発見し，嚥下機能の維持，改善を行うことが重要である．サルコペニアは原因によって対応が異なるが，不要な安静や禁食を避け，適切な栄養管理の下，運動を含む活動性を高めることが基本である．

## I フレイル

### 1. フレイルとは[1)]

フレイル（虚弱，frailty）とは，健康障害につながる心身の脆弱な状態であり，ストレスに対する予備力が低下した状態を指している．健康障害の中にはADL障害，要介護状態，疾病発症，入院や生命予後などが含まれる．フレイルは，身体の虚弱（フィジカル・フレイル），精神心理的な虚弱（メンタル・フレイル），社会性の虚弱（ソーシャル・フレイル）に分かれるが，本項ではサルコペニアと関連の深い身体的フレイルを中心に述べる．

フレイルの主な要因は，図1に示すようにサルコペニアと低栄養といわれている．高齢者において，低栄養が存在すると，サルコペニア（筋肉量減少）につながり，活力低下，筋力低下，身体機能低下を引き起こす．サルコペニアにより，消費エネルギー量の減少，食欲低下，摂取量低下を生じることで，さらに栄養状態が不良になる．このような悪循環をフレイル・サイクルと呼んでいる．

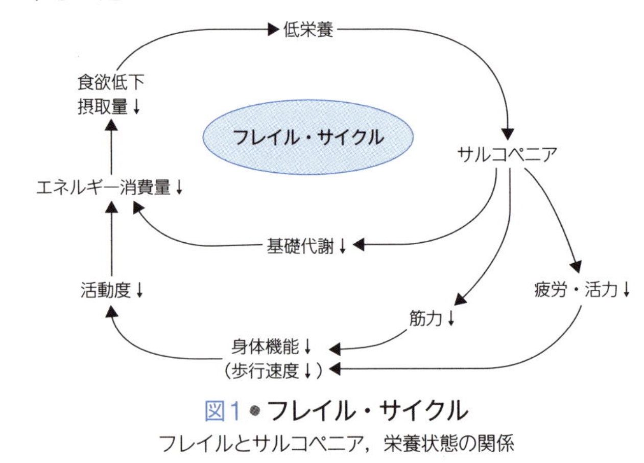


図1●フレイル・サイクル
フレイルとサルコペニア，栄養状態の関係

### 2. フレイルの診断基準

Friedらの定義によれば，体重減少，主観的疲労感，日常生活活動量の減少，身体能力の減弱，筋力の低下の5項目のうち3項目以上に該当する場合をフレイル，1～2項目でフレイル予備軍と

表1 ● フレイルの診断基準

| |
|---|
| ①体重減少（年間5kg以上減少） |
| ②主観的疲労感 |
| ③日常生活活動量の減少 |
| ④身体能力（歩行速度）の減弱（<1m／秒） |
| ⑤筋力（握力）の低下（<30kg：男性，<20kg：女性） |

上記の5項目中3項目以上該当すればフレイル



している（表1）.

### 3. オーラル・フレイル[2)]

近年，加齢に伴う歯・口腔機能の虚弱はオーラル・フレイルと呼ばれている．オーラル・フレイルは，歯科口腔機能における軽微な衰え（滑舌の低下，食べこぼし，わずかのむせ，噛めない食品が増えるなど）として，サルコペニアや運動機能低下（運動器不安定症），要介護状態の前段階と考えられている．

**オーラル・フレイルの目安**

＊以下の3項目のうち，2項目以上該当する場合

①滑舌の低下（オーラル・ディアドコキネシス「ta」<6.0回／秒）

②お茶や汁物などでむせる

③さきいか，たくあんくらいの固さの食物が噛めない

## Ⅱ サルコペニア

### 1. サルコペニアとは[3)]

サルコペニアは，加齢による筋肉量減少を意味する言葉としてRosenbergによって提唱された．その後，European Working Group on Sarcopenia in Older People（EWGSOP）により，サルコペニアは「進行性，全身性に認める筋肉量減少と筋力低下であり，身体機能障害，QOL低下，死のリスクを伴う」と定義されている．サルコペニアは，原因により原発性サルコペニアと二次性サルコペニアに大別される（表2）.

高齢者において，嚥下関連筋にサルコペニアが存在すると，咀嚼筋群，舌筋，咽頭筋群，舌骨上・下筋群などに筋力低下が生じ，嚥下運動の出力低下により食物残留や誤嚥を引き起こす可能性がある．

### 2. サルコペニアの診断基準[3, 4)]

EWGSOPによるサルコペニアの診断基準には，筋肉量低下（若年者の2SD以下），筋力低下（握力：男性 <30kg，女性 <20kg），身体機能低下（歩行速度：<1m／秒）の項目を挙げている．サルコペニアの嚥下障害には，明確な診断基準はないが，第19回日本摂食・嚥下リハビリテーション学会のシンポジウム「サルコペニアと摂食嚥下リハ」（座長：藤島一郎，若林秀隆）において，サルコペニアの嚥下障害の診断基準（案）が提唱されているので参照されたい（表3）.

表2 ● サルコペニアの分類

| 原発性サルコペニア | |
|---|---|
| 年齢が関与したサルコペニア | 年齢以外明らかな原因なし |
| **二次性サルコペニア** | |
| 活動量に関連したサルコペニア | ベッド上安静，不活発な生活習慣，体調不良，無重力状態 |
| 疾病が関与するサルコペニア | 進行した臓器不全（心臓，肺，肝臓，腎臓，脳）<br>炎症性疾患，悪性腫瘍，内分泌疾患 |
| 栄養が関与するサルコペニア | 摂食不良，吸収不良，食思不振 |

表3 ● サルコペニアの嚥下障害：診断基準（案）（2013）

①嚥下障害が存在している
②全身のサルコペニアと診断されている（全身の筋力量と筋力の低下）
③画像検査（CT，MRI，超音波エコー）で嚥下筋のサルコペニアと診断されている
④嚥下障害の原因として，サルコペニア以外の疾患が存在しない
⑤嚥下障害の原因として，サルコペニアが主要因と考えられる（ほかに嚥下障害の原因疾患：脳卒中，脳外傷，神経筋疾患，頭頸部癌，膠原病などが存在しても）
definite diagnosis：①，②，③，④
probable diagnosis：①，②，④
Possible diagnosis：①，②，⑤

## III フレイルとサルコペニアの対応[4, 5]

フレイルの診断項目には，身体機能の減弱や筋力の低下が組み込まれており，サルコペニアとフレイルは密接な関連がある．高齢者の嚥下機能におけるフレイルの対応は，嚥下関連筋の筋力維持，筋力低下の予防と栄養管理である．しかしながら，フレイルやオーラル・フレイルは比較的新しい概念であるため，社会的認識は乏しいのが現状であり，また嚥下障害は存在しない，あるいは顕在化していない段階であるので，自覚症状を訴えて受診することは少ないと思われる．フレイルの考えと予防の必要性の啓蒙が課題であるが，オーラル・フレイルなど口腔機能の軽微な衰えの段階で気づき，早期に対応することが，フレイルやサルコペニア，栄養障害の予防につながる．

サルコペニアによる嚥下障害は，原因別による対応が必要である．加齢のみが原因の原発性サルコペニアの場合は，嚥下筋の筋力トレーニングを行う．舌背挙上訓練，頭部挙上訓練，嚥下おでこ体操など自主トレーニングを行うのが効果的である．筋力トレーニングの直後に分岐鎖アミノ酸を含む栄養剤を摂取することも有用である．活動や疾患が原因の場合は，嚥下機能の廃用を改善することを目的に，不要な安静臥床や絶食を見直す必要がある．誤嚥性肺炎で入院する高齢者に対し，肺炎治療期間中の長期臥床，長期禁食を行うと，嚥下筋のサルコペニアはさらに悪化し，重度の嚥下障害に陥ることがあるので注意が必要である．経口摂取しないことのリスクを考え，適切な栄養管理の下，少量からでも早期経口摂食の開始，早期離床による廃用症候群の予防，低負荷からの筋力トレーニングを行うことが重要である．

### 文献


1）鳥羽研二：フレイルの概念と予防．Jpn J Rehabil Med 52：51-54，2015．
2）飯島勝矢：口腔機能低下予防の新たな概念：「オーラル・フレイル」．Geriat Med 53：1177-1182，2015．
3）若林秀隆：高齢者と栄養－フレイル・サルコペニアを知る．薬事 57：29-33，2015．
4）若林秀隆：老嚥(presbyphagia)とは．臨床栄養 124：12-13，2014．
5）若林秀隆，藤本篤士・編著：サルコペニアの摂食・嚥下障害．医歯薬出版，2012．


（福岡 達之）

# 49 認知症



**要旨** 認知症の摂食嚥下障害は，脳血管障害等による摂食嚥下障害をベースにした対応法では奏功しないことが多く，原因疾患とその症状の理解，生活全体の中で「食べること」をとらえる視点が必要となる．そして認知症の進行とともに重度の咽頭期障害や拒食などにより，本人の意思表明が困難な状況で「食べられなくなったときどうするか」という判断をいかに行うか．アドバンス・ケア・プランニングやエンド・オブ・ライフ ディスカッションなどの意思決定支援を推進し，地域での患者・家族の意思をつなぐ連携が求められている．

## I 認知症の摂食嚥下障害

認知症の摂食嚥下障害は，原疾患および経過・重症度，症状を踏まえて対応する．疾患による特徴として，アルツハイマー病（AD）は初期から嗅覚障害が認められるとされている．平野[1]は，AD症例の約4年半の日常生活機能低下を後方視的に調査し，自立摂食機能低下（義歯管理困難，食物のもてあそびなど）から1年ほど経過してから嚥下機能低下（貯め込み，液状物による頻回のむせなど）が顕在化し，栄養状態（BMI）も低下するという経過を報告している．こういった経過は臨床的にも経験し，ADの嚥下障害の特徴と考えられる．また前頭側頭型認知症は食欲の亢進や嗜好の変化，常同的食行動が報告されている．血管性認知症では障害部位にもよるが偽性球麻痺や球麻痺による嚥下障害を考慮すべきである．レビー小体型認知症はパーキンソニズムや意識の変動などにより嚥下障害が起こりやすいと考えられる．しかし実際には疾患別の診断まで確定していない場合も多く，症状や行動から対応法を検討する必要がある．

山田[2]は，認知症の人にみる摂食嚥下障害の特徴を，
①失行や失認による摂食開始困難（一口目を介助，茶碗と箸を手に持たせるなどの支援により摂食開始のきっかけを作ることなどが有効），
②雑音や動体物などの過剰刺激による注意維持困難や疲労，誤嚥，便秘など体内環境の変化による摂食中断（観察により認知症者のサインに気づき，体内外の環境における刺激の質と量を調整し，食事に専心できるように環境を整える），
③適切な一口量をすくえない，早食いなどの食べ方の乱れ（一口大にカットする，食具のサイズ調整などが有効），
の3つに分類している．いずれの問題も生活および食事場面をよく観察し「こうしたら食べられるのでは？」と気づく必要がある．また食行動に関する代表的な障害・症状として，記憶障害，失行・失認，視空間認知障害，遂行機能障害，不安・焦燥感，興奮・攻撃性，うつ状態，幻覚・

妄想，異食，拒食，過食・盗食などがあり，適切な評価と個別対応が必要となる．

実例ではADの進行により感覚性失語，拒食（咽頭期障害軽度）などを呈した症例に対し，器を手で触ったときにはっきり温かいと分かる程度に温め，両掌で把持してもらうことで器・食事への注意を促した．そして，介助で口腔内に取り込まれたときも食塊の温度の刺激により咀嚼が開始されやすくなり，Stage Ⅱ transportにより中咽頭へ送り込まれ，スムーズに嚥下が可能となった．様々に工夫し支援する重要性を再認識した症例であった．

「狭義の嚥下障害＝咽頭期障害」が問題になる場合は，脳血管障害等による嚥下障害をベースにした対応を検討する．

## Ⅱ 「認知症」だからできること

認知症はある日突然発症するわけではなく，一定の経過をたどる．また原因疾患によっても症状にある程度特徴があり，次に問題となることが予測可能な場合もある．そして，認知症が他の疾患と異なる特徴の一つに「（周辺症状などにより）本人と周囲の人との心理的関係性を悪くする」という点が挙げられるが，これはICF（国際生活機能分類）で示される環境因子の重要性を示唆している．つまり本人の能力だけでなく，周囲の認知症への理解の程度と対応能力により「食べ続けることができるか」が大きく左右される．

### 1. 口腔機能の維持

軽度から中等度の認知機能低下の段階においては，口腔清掃にむらが生じ，衛生状態に注意を払わなくなる傾向がある．このような状況は移動や排泄などのADLがある程度保たれていると見逃されがちである．認知症が進行してからでは新たな口腔ケアの指導の受け入れは困難となるため，より早期に口腔清掃の自立維持への働きかけを開始し，歯科受診・義歯調整など専門的な介入を定期的に行い良好な口腔機能を維持する．また介護者には口腔機能維持の重要性をよく説明する（認知機能・コミュニケーション能力や栄養状態の維持に不可欠）．

### 2. 栄養管理

小原ら[3]は，認知症グループホーム入居高齢者を対象に，臨床認知症評価法-日本版（CDR-J）による得点別に口腔機能と栄養状態（MNA®）について検討したところ，MNA®スコア，SMI（Skeletal Muscle Mass Index），BI（Barthel Index）は認知症が高度な者ほど有意に低い値を示していたと述べている．栄養状態の悪化による骨格筋量の減少は身体活動性の低下に直結し，嚥下機能や認知機能低下の悪循環に陥る．言語聴覚士は物忘れ外来等で軽度認知機能低下の段階から患者に接する場合があり，栄養アセスメント，習慣的な体重計測の提案，配食サービス導入の検討などの視点が求められる．

### 3. 介護者教育

介護者には，認知症は病気であるという理解を促し，原因疾患による特徴や病期による症状と対応方法など見通しを持てるように説明する．医療・介護サービスの導入には適切な時期と内容があり，認知症の進行に関し注目すべき行動や症状を伝えることが重要となる．また拒薬による疾患治療への悪影響を防ぐため確実に内服できているかを確認する（口腔内も見る），内服薬の優先順位を知ってもらうことも必要である．錠剤を吐き出すなどの場合は剤形の変更を検討する（主治医や薬剤師の協力）．また，言語聴覚士は地域の医療，介護，福祉等のスタッフに向けて，認知症の食行動に関する問題は環境調整や関わり方で改善できる場合があり，アセスメントの重要性を伝えるべきである（食事場面の観察，睡眠・排泄・活動性など生活全体の中で食行動をとらえる，疼痛や倦怠感などの健康状態や栄養状態を把握する，など）．そして，困ったときに相談できるネットワーク作りを行うことも必要である．



## Ⅲ 食べられなくなったときどうするか

嚥下機能の専門的かつ全般的な評価と介入を行っても，咽頭期障害や拒食あるいは食事への無関心があり実用的な経口摂取量を確保できないケースがある．これらの「食べられなくなった」場合に人工的水分・栄養補給（AHN；artificial hydration and nutrition）の導入が検討されるが，認知症患者の多くは意思表明が困難で，関係者は方針決定に苦慮する．そして現在の日本ではAHNの導入および終了の意思決定をいつ，誰が行うのかというコンセンサスは得られていない．栄養摂取方法の決定は生き方に関わる問題であり，本人にとって何が最善か議論を尽くす必要がある．これらの状況を鑑み日本老年医学会は「高齢者ケアの意思決定プロセスに関するガイドライン」，「高齢者に対する適切な医療提供の指針」を作成している．また意思決定には，アドバンス・ケア・プランニングとエンド・オブ・ライフ ディスカッションの2つがあり，嚥下障害の専門職として言語聴覚士がこれらの導入方法と意思決定支援に必要なコミュニケーションスキルを学ぶことが望まれる．そして意思決定のプロセスおよび今後の医療・ケアへの意向などを多職種，多施設で引き継げるように，患者の意思をつなぐ連携が必要である．

### 文献

1）平野浩彦：認知症患者に対する摂食・嚥下障害と口腔ケアの視点．老年精神医学雑誌 20：1370-1376，2009．
2）山田律子：摂食・嚥下障害を持つ認知症の人に対する看護の実際．老年精神医学雑誌 20：1377-1386，2009．
3）小原由紀，高城大輔，他：認知症グループホーム入居高齢者における認知症重症度と口腔機能及び栄養状態の関連．日栄学誌 9：69-79，2015．

（萩野 未沙）

# 50 高次脳機能障害

**要旨** 摂食嚥下障害に高次脳機能障害が合併した場合，摂食嚥下障害単独よりも，症状が重度化し，訓練や代償法に制限を加え[1]，改善が滞ることを経験する．摂食嚥下障害に影響を及ぼす高次脳機能障害として，注意障害，半側空間無視，記憶障害，失行などが挙げられる．これらの高次脳機能障害を評価し，それぞれに合った対処を行っていくことが必要とされる．本項では，摂食嚥下障害に関連する高次脳機能障害の症状とその対処法について述べる．

## I 高次脳機能障害と嚥下障害

### 1. 高次脳機能障害

高次脳機能障害には，従来から知られている脳血管障害に伴う失語，失行，失認，視空間認知障害がある．また，近年では，広範囲の脳損傷やびまん性の脳損傷が原因となる，記憶障害，注意障害，遂行機能障害，情緒や行動の障害なども加えられ高次脳機能障害として総称されている．

### 2. 高次脳機能障害と摂食嚥下障害

摂食嚥下障害に高次脳機能障害が合併することは，重症度は様々であるが，臨床ではよくみられている．表1に摂食嚥下障害に影響を与えることが多い高次脳機能障害の症状を挙げた．高次脳機能障害の症状は多彩であるため，注意深く観察や評価を行い，対処していくことが必要である．摂食嚥下障害に関わる高次脳機能障害の症状の評価は，多くは観察場面からなされることが多い．しかしながら，可能な限り，机上検査や行動評価表などの標準的評価法を定期的に行い，摂食場面の観察の変化と比較することが効果の判定としてより理解しやすいと考える．

表1 ● 高次脳機能障害による摂食・嚥下への影響

| 障害の種類 | 症状 |
|---|---|
| 注意障害 | 少しの刺激に気が散る．食事に集中できない |
| 失行 | 箸，スプーンなど道具の使用が困難，飲み込むことができない |
| 半側空間無視 | 片側を食べ残す |
| 記憶障害 | 食べる際の注意点が覚えられない |
| 脱抑制 | 次々に口へ食べ物を運ぶ |
| 感情コントロールの低下 | 食事中に笑ったり，泣いたりして集中できない |
| 失語 | 摂食嚥下についての指示理解が困難．本人が他者へ症状の詳細を訴えることが困難 |

## Ⅱ 高次脳機能障害の症状と嚥下障害の対処法

### 1. 注意障害

**症状** 周囲の刺激に過敏となり，少しの刺激に注意が向き，食事に集中できない，手が止まり，摂取が進まなくなる．口腔内に食物があっても，刺激のある方へ顔を向けたり，咀嚼や送り込みの動作を途中で止めてしまうため，誤嚥の危険がある．また，適度な一口量を考慮せず，スプーンに山盛りの食事を口腔へ詰め込むことがある．

**対応例** 食事に集中できる環境を作る．テレビはつけず，なるべく大きな音がしない場所で摂取する．食堂などの，多人数で食べる場合は，人通りの多い通路側ではなく，壁向きの席にする．介助者の声かけに対しても注意がそれるため，介助者は声をかけるタイミングや介助する位置に注意する．注意の持続が難しく，むせが増えたり，食事動作が進まなくなる場合は，口へ運ぶ動作を介助に切り替えて摂取を行う．また，毎回同じ環境や方法で摂取できるよう，介助方法や摂取場所の統一を図る．一口量に関しては，スプーンを小さいサイズにする，一口大にあらかじめ切った食事を提供することで工夫する[2]．

### 2. 失行

**症状**

**道具の使用に関する失行**：観念失行や肢節運動失行では，箸やスプーンを使用して摂取することが困難となる．箸やスプーンを逆向きで把持することや，把持したまま上肢を動かせないといった症状が現れる．また，御飯茶碗や皿を，汁物を飲むかのように直接口に近づけて傾ける様子がみられる．

**嚥下失行**：口の中に食物を貯めたまま，咀嚼が十分行われない，送り込みが困難であり食物を飲み込まないといった症状がある．これは，口腔顔面失行やアパシーの重症例（発動性低下）に合併して起こる嚥下失行と考えられている[3]．

**対応例**

**道具の使用に関する失行**：食事に集中できる静かな環境を作り，訓練を行う．訓練方法は，道具の正しい使用方法を繰り返し練習することが基本である．数回介助者が手を持って誘導することにより，その後，正しく道具が操作可能となることがある．また，食器を直接口へ持っていく動作がみられる例では，個々の食器の食物を弁当箱や大皿に一つにまとめて移し替えて提示する

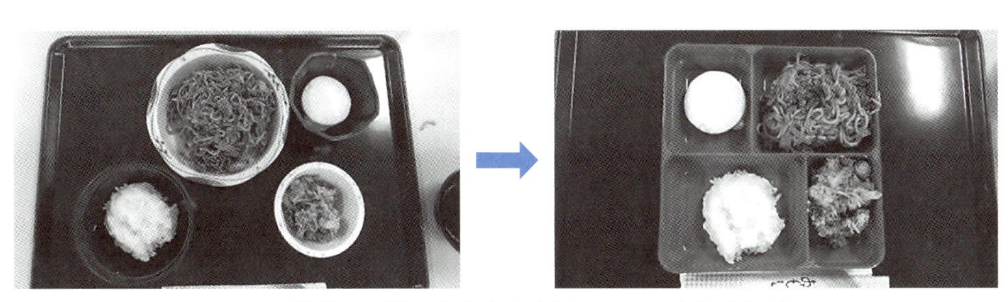

図1 ● 複数の品数の食事を弁当箱に一つにまとめた例

と，口に直接食器を持っていく動作は軽減される（図1）．弁当箱や大皿で摂食訓練行った後，通常の食器に移行していく．

**嚥下失行**：道具の失行と同じく，繰り返しの動作訓練を行う．模倣や動作を図で説明することが有効であったという報告がある[4]．発動性低下に伴う嚥下失行では，発動性向上に伴い嚥下機能が改善していくため，発動性を高めるリハビリテーションも有効である．

### 3. 半側空間無視

**症状**　左側の空間無視が多い．片側の食事に気づかず，食べ残すことが典型的である．

**対応例**　重症例では，介助で食事を促したり，皿を患者が気づくことができる空間内に移動させる．また，食事の膳を中心より左右の方向へ（左側空間無視の場合は右側へ，右側空間無視の場合は左側へ）10cm～20cmずらして置き，摂取を促す．改善に伴って食事を徐々に正中に近づけていく．軽症例は，一側への認識が低いという自覚があるため，食事時に見落としがないか確認するよう声かけを行うことで改善される．また，食事動作そのものの指導・訓練だけでなく，机上課題のペグ操作，模写，書字などの訓練を食事場面以外で行い，半側空間無視へ働きかけることも必要とされる．

### 4. 記憶障害

**症状**　自身の摂食嚥下障害の症状の説明や，摂取の際の注意点の指導が覚えられず，訓練効果が表れにくい．また，食事をしたことを覚えておらず，繰り返し食事を要求することもある．

**対応例**　指導する内容を最低限の量で簡潔にまとめ書面にして，食事時に見える場所に提示する．書面の存在を忘れる場合は声かけを行う．生活のリズムを作るため，日課をスケジュール表などにして，食事の時間やリハビリテーションの時間を確認することを促す．書字が可能であれば，食事内容を書き留めることや回想を行い，介助者と食事を行ったことの確認を行う．

### 5. 脱抑制

**症状**　食物を次々に口に運び，咀嚼不十分なまま飲み込むというペーシングの障害がみられる．食塊形成が不十分なまま口の中へ次々入れ，むせが出ても食べ物を口へ運び続ける．なお，ペーシングの障害は注意障害でもよく表れる．

**対応例**　咀嚼不十分であることを考慮し，嚥下調整食や軟菜食，一口カット食などの食べやすい食形態に変更する[2]．食事を1食分すべて目の前に提示するのではなく，1品ずつや小分けにして提示し，少しずつ食べるよう促す．落ち着いて食事ができるよう環境を整えることや，一口量を少なくすることは注意障害への対応例と同じである．誤嚥や窒息のリスクがあるため，職員の目の届きやすいところや吸引器の設置がある場所で摂取してもらうことを検討する．

**文献**


1）熊倉勇美：高次脳機能障害者と摂食・嚥下障害．高次脳機能研究，32：15-20，2012．
2）矢守麻奈：嚥下障害のリハビリテーション―高次脳機能障害合併冷について―．失語症研究 21：169-176，2001．
3）椿原彰夫：大脳損傷による摂食嚥下障害の病態―嚥下反射を取り上げて―．高次脳機能研究 34：175-192，2014．
4）後藤一貴，常見泰弘，他：「嚥下失行」が疑われた1症例．耳鼻咽喉科展望 57：198-204，2014．


（渡邉 光子）

# 索　引

【お】



【か】



【き】



【く】



【け】



【こ】

【さ】



【し】



【す】



【せ】



【そ】

編著者略歴


**福岡 達之**

2002年3月　名古屋文化学園医療福祉専門学校言語聴覚学科 卒業
2002年4月　兵庫医科大学篠山病院（現・兵庫医科大学ささやま医療センター）リハビリテーション室
2013年4月　兵庫医科大学病院リハビリテーション部
2014年3月　兵庫医療大学大学院医療科学研究科摂食嚥下リハビリテーション学修士課程修了（医療科学）
2016年4月　広島国際大学総合リハビリテーション学部リハビリテーション学科言語聴覚療法学専攻 准教授
2018年11月　兵庫医科大学大学院医学研究科高次神経制御系リハビリテーション科学博士課程修了（医学）

日本嚥下医学会 評議員・認定相談員
日本摂食嚥下リハビリテーション学会 評議員・認定士
日本言語聴覚士協会 認定言語聴覚士（摂食・嚥下障害領域）
日本ディサースリア臨床研究会 理事
日本老年療法学会 評議員



**言語聴覚士のための 摂食嚥下リハビリテーションQ&A**
**臨床がわかる50のヒント**

2016年 6 月20日　第1刷発行©
2022年 4 月 1 日　第4刷発行

編著者　福岡 達之

発行者　中村 三夫

発行所　株式会社 **協同医書出版社**
東京都文京区本郷3-21-10　〒113-0033
電話(03)3818-2361　ファックス(03)3818-2368
URL　http://www.kyodo-isho.co.jp

印　刷　永和印刷株式会社
製　本　有限会社永瀬製本所

ISBN978-4-7639-3052-1　　定価はカバーに表示してあります